当代中医皮科流派临床传承书系

吴门孟河
皮科流派

管汾　吴淞　闵仲生◎主审

谭城　郭顺◎主编

中国健康传媒集团
中国医药科技出版社

内 容 提 要

　　吴门孟河皮科流派肇始于江南之地，具有顺应节律、因时制宜，卫气营血、辨证施治，用药轻灵、醇正和缓，辨证细腻、治法灵活，中西汇通、优势互补的流派特点，是中医皮肤病学的主要流派之一。本书分为概述、学术体系及学术特色、用药经验、常用方剂、特色技法与优势病种诊治经验六章，系统地介绍了吴门孟河皮科流派的学术思想和临床经验，内容丰富，理法方药齐备，具有一定的临床价值，可供皮肤科临床医师及中医药院校师生阅读参考。

图书在版编目（CIP）数据

　　吴门孟河皮科流派 / 谭城，郭顺主编 . -- 北京：中国医药科技出版社，2025.1. --（当代中医皮科流派临床传承书系）. -- ISBN 978-7-5214-4921-1

　　Ⅰ. R275

中国国家版本馆 CIP 数据核字第 2024Q83S90 号

美术编辑　陈君杞
版式设计　也　在

出版　**中国健康传媒集团** | 中国医药科技出版社
地址　北京市海淀区文慧园北路甲 22 号
邮编　100082
电话　发行：010-62227427　邮购：010-62236938
网址　www.cmstp.com
规格　710×1000 mm $\frac{1}{16}$
印张　15 $\frac{1}{4}$
字数　281 千字
版次　2025 年 1 月第 1 版
印次　2025 年 1 月第 1 次印刷
印刷　河北环京美印刷有限公司
经销　全国各地新华书店
书号　ISBN 978-7-5214-4921-1
定价　**55.00 元**

获取新书信息、投稿、为图书纠错，请扫码联系我们。

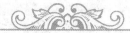

《当代中医皮科流派临床传承书系》
编委会

总 主 编 杨志波

执行总主编 周冬梅

副总主编 段逸群　刘　巧　李元文　李铁男

　　　　　　李　斌　曾宪玉

编　　　委（按姓氏笔画排序）

　　　　　　王一飞　艾　华　　叶建州　刘红霞

　　　　　　闫小宁　杜锡贤　　李　凯　李红毅

　　　　　　李咏梅　李领娥　　李福伦　杨素清

　　　　　　邱桂荣　张　苍　　张丰川　张晓杰

　　　　　　张理涛　欧阳晓勇　段行武　贾　敏

　　　　　　唐　挺　黄　宁　　黄　港　龚丽萍

　　　　　　崔炳南　谭　城　　魏跃钢

编写秘书 张　苍

本书编委会

序

中医本无学术流派。上自伏羲一画,而分天地,阴阳肇始,要本一家。而后黄帝推演,问道于天师。神农尝百草,日遇七十二毒。乃有针药之分,其用针者,调神化气,以通神明,以虚无之术治有形之身。其用药者,浣涤脏腑,调剂水火,以有形之药而治无形之气。流派之分肇始于此。

《汉书·艺文志》载医学有房中、导引、经方、医经四家,其经方十一家。隋唐之际江南诸师秘仲景之书而不传,门户之见生,而医道遂晦。虽有真经在前,而用药之道著于时者自仲景、隐居、之才、元方、孙真人以降,十数人而已。

两宋南渡,文兴兵弱,禅、道并起,儒亦随之。乃有理学之盛,乃有鹅湖之辨,儒乃有门户之分,而格致之学为一时之选,时人共识。乃有巨富如东垣者、乃有名儒如丹溪者,由文学而入医学,以格致之学格天地而解病康,乃有思辨之学,乃有门户之分。故曰:儒之门户分于宋,医之门户分于金元,乃有四大家之说,易水、河间、东垣、丹溪。实一而四,四而一也。其理皆本于《内经》,其治皆本于仲景。流派也者,非各见道之一隅而已,须知一派之宗师,必得道之全貌而后乃可就其一端而阐扬。若未窥全豹而欲成一家之言语,开一派之先,未尝闻矣。

中医皮肤病内治源于外科消托补三法,复借鉴于内科脏腑经络之说,由学士儒生内观脏腑,思揣生克制化生旺休囚而有所见,实乃由学问而阅历者也。其外治法则,则传自民间匠人之手,出于临床实践,真由阅历而后成学问者也。

皮外科肇始神农。《本经》所言大半为外伤、疮疡、疥癣之用。后世刘涓子、陶隐居、巢元方、孙思邈,代有新出。而尤以元方《诸病》所论最详。然元方所论实乃一脉专精之术,而中医皮科流派,实则三派并存:元方其一也,外科东垣之术其二也,脏腑经络之术其三也。以此观之,今日流派,并无第四法门。

然皮外科之门开而未久:百年之前民病唯伤寒及疮疡求治于医,以其害人性命于朝夕，余则无论矣；食尚不足以果腹，衣不足以蔽体，疥癣皮毛非所得虑、所能治者。唯升平日久，民生富足，方有中医皮科产生，而燕京赵氏皮科流派为其发轫。1954 年，赵炳南先生在当时的"中央皮肤性病研究所"建中医研究室开始，计算至今，中医皮肤科已历 68 载，庶几近乎知规矩也。众多外科名医、内科名医因使命之感召走入中医皮科行业。复有众多西医开中西结合一派，张志礼、秦万章、边天羽皆一时之选。各个医家互相切磋，如琢如磨。学术交融，互相渗透，而因其所处之时空不同，所治之患者各异，所用之学术模型各别，延绵六十年，各成家法，而成不同流派。

今者，中华中医药学会皮肤科分会专门组织国内专家编写《当代中医皮科流派临床传承书系》，经系统梳理，反复论证，确有独特学术体系且传承三代以上者，定为待扶持的中医皮科学术流派，曰：燕京赵氏皮科流派、燕京金氏皮科流派、盛京皮科流派、龙江皮科流派、齐鲁杜氏皮科流派、北京广安皮科流派、长安皮科流派、海派夏氏皮科流派、黔贵皮科流派、岭南皮科流派、天山刘氏皮科流派、石门皮科流派、吴门孟河皮科流派、盱江皮科流派、湖湘皮科流派、闽山崐石皮科流派、汉上徐氏皮科流派、津门皮科流派、四川文氏皮科流派。

世界之大，以变化为不易之理。从没有流派走向流派产生，是中医皮科学术发展的必经阶段。所谓流派者，非见解互相诋忤，实为各得乎中道，而就所见之患者，自医道之海略取一瓢，以解一方患者之疾苦者也。非为各得一道，道道不同。当知万本一源，众流归海。海也者，神农黄帝之学也，仲景华佗之术也。

众多流派的推出将使学术进一步繁荣，并将促进更广大的医生群体的学术交流，互融互通，互相激发。经过一定时间的充分交流，若干流派，必将再次融汇，产生更高级别的中医皮科学术共识，并带领中医皮科在更高的层面上开创新的学术流派。

作为本书的总主编，在此谨祝丛书能够充分展示各家学术思想，促进中医皮科学术传播与交流，祝愿在不久的将来，我们能够在流派碰撞的基础上，推动中医皮科学术水平达到新的高度。

杨志波

2022 年 10 月

前　言

　　岐黄之术，源远流长，历千载而不衰，博大精深，独具特色，令世人敬仰。中医皮肤科作为中医学重要一脉，已成为一个独立学科。中医皮肤科在多种疑难皮肤病的治疗中独具优势，深受广大患者喜爱。中医皮肤病学历经长期积累、发展，形成了许多具有地方特色的学术流派，吴门孟河皮科流派便是其中之一。

　　吴门孟河医派作为江苏地域性医学流派，肇始于江南之地。吴门、孟河地区以儒从医者为多，或承其家学，或授于师门，得天独厚的社会文化氛围和自然地域特点为吴孟医派的形成和发展创造了优越条件。吴门医派自金元时期的朱丹溪开始，经戴思恭、薛立斋、王维德等名家传承发展，至清代温病学派兴盛，至今历经数百年而不衰。孟河医派则以费伯雄、马培之、丁甘仁、巢渭方四大家为代表，尤其马培之对内外科的发展做出了重要贡献，使孟河医派在中医界声名远播，其门生如邓星伯、丁甘仁等，更是将孟河医派发扬光大。

　　吴门孟河医派促进了近现代泛江苏地区中医院中医皮肤学科的学术兴盛及医学繁荣。江苏省中医院在建院之初就荟集了叶橘泉、承淡安、许履和、干祖望等大批吴孟医家。管汾、吴淞是江苏省名中医，在学术思想上也长期受到了吴门、孟河思想的熏陶，特色鲜明而守正创新。本学术流派主要特征如下：①顺节应律，因时制宜；②卫气营血，辨证施治；③用药轻灵，醇正和缓；④辨证细腻，治法灵活；⑤中西汇通，优势互补。吴门孟河皮科流派，不仅根植于江苏地区，在全国范围内也广泛传播，已成为中医皮肤科最主要的流派之一。

　　为进一步传承及发扬吴门孟河皮科流派的相关临证经验，本书系统梳理了流派的产生背景及学术渊源，深入探讨其独特的学术体系和学术特色，详细介绍了用药经验、常用方剂、特色技法及优势病种诊治经验，力求全面挖掘学术优势与专科特色，充分展现流派的学术指导价值和临床应用价值，从而更好地应用于临床。需要说明的是，本书部分方剂涉及犀角、穿山甲等禁用中药，为保留方剂原貌，未予修改，临床使用时应选择相应的替代品。此外，某些方剂含有有毒药物，在临证中需根据患者病情灵活、谨慎应用。

　　本书从2020年启动开始，倾全科之力，历经四年，数次易稿，但因内容范围广，时间跨度大，加之成书在即，难免存在错漏之处，望各位同道不吝指正。

书稿的出版得到了江苏省第四批省名老中医药专家吴淞传承工作室及江苏省中医流派研究院开放课题（JSZYLP2024025）的资助，在此一并感谢！

谨以此书，致敬吴门孟河皮科流派及其学术传承者，愿《吴门孟河皮科流派》一书，为广大中医皮肤科医师及患者提供宝贵之参考，推动中医皮肤科事业进一步发展。

编者

2024 年 8 月

目 录

第一章　流派概述

第二章　流派学术体系及学术特色

第三章 流派用药经验

第四章 流派常用方剂

第五章 流派特色技法

第六章　流派优势病种诊治经验

第一章
流派概述

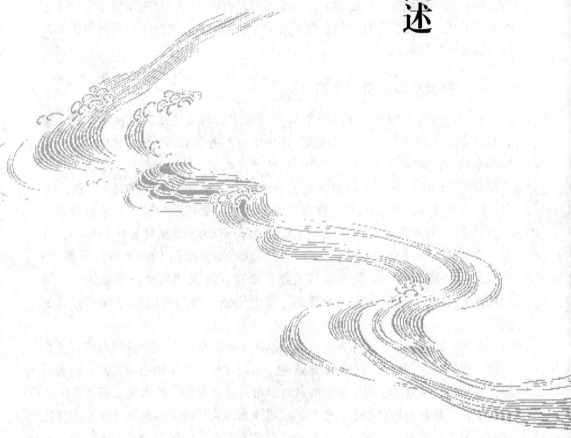

第一节　流派产生背景

"古之苏北盛于江南"，苏北与中原接壤，受中原经济、文化影响，自然比江南更为发达。西晋晚期，中原战乱，王朝南迁，大量北方人民南下，给江南地区带来了大量的劳动力及先进的科学技术；连年征战多发生在西北边陲及中原地带，江南因社会环境的相对安定而获得持久稳定的发展；沿江、沿海水利工程有序开展形成便捷的水利交通；江南本身土壤肥沃，气候适宜，物产丰富。经济发展促进人口激增，人们对健康有了更高的要求，势必推动江南地区医学的发展。尤其颇具地方特色的吴门、孟河两大流派，不仅促进了周边中医事业的繁荣兴盛，且随着专科分化，向不同学术领域渗透，对整个中医学科传承及发展具有重要影响。

一、得天独厚，资源丰富

吴门，乃苏州旧称，主要包括以苏州为中心的苏南地区及浙西地区，地处长江之滨、太湖之畔，河道纵横，湖塘密布，街道临河而建，水陆并行，房屋临水而造，前巷后河，具有"小桥、流水、人家"的独特韵味，被誉为"东方威尼斯"。其地貌以平原为主，土地肥沃、四季分明、气候宜人、物产丰富，素有"鱼米之乡"之称。独特优越的自然环境和地貌特征非常适合各类中草药的种植栽培。吴门中草药资源丰盛，主要分布在穹窿山、东山、西山、灵岩山、天平山、七子山，苏州境内现有动植物药1000余种，分属249科。吴门经济发达，中医学的昌盛势必推动其药业的发展。早在宋代，吴门就出现了官办药业民营化的转制，这也佐证了吴门的经济发展一直处于前沿。

孟河，武进县（今江苏省常州市新北区）西北角的小镇。孟河南接京杭大运河，北临长江，西接润州，南瞰毗陵，东望三吴，处宁镇山脉东麓，峰峦纵横，森林覆盖率达14.8%。其境内湖泊密布，河塘纵横，淡水渔业资源及矿产资源丰富。良好的地理位置，便利的水道交通，发达的漕运经济，深厚的文化底蕴，为孟河医派的形成与发展奠定了坚实的基础。中医与中药密不可分，孟河地区素来医药资源丰富。明清鼎盛时期，当时仅两百余户人家的孟河小镇就有十几家中药铺。每当药材收获季节，孟河镇上车载舟运，药贩云集，无论是药铺还是医馆均能得到充足的中草药源供给。

此外，"一方水土养一方人"，不同地区有其独特的自然环境和人文特点，不仅风土人情、传统习俗、生活方式不同，人的体质、性格亦不尽相同。吴门、孟河同处水网密布之处，"水自为患"，气候湿热，人口稠密，疫病极易流行。患者大量涌现和医疗资源急缺，客观上为吴孟医家提供了更多的医疗实践机会，推动了吴门、孟河医派的形成与成熟。且南方人性格多沉稳细腻、儒雅温和，遂吴孟医家选药多轻灵，药量多轻薄，药性多平淡，药力多和缓，不以炫奇、猛峻求功！

二、文化深厚，学术争鸣

苏州山灵水秀，人文荟萃，2500多年的文化熏陶，形成了绚丽多彩的吴文化，孕育了"吴文化"的重要分支——吴门医学。吴门医家以儒医居多，多具备丰富的天文、地理、哲学等多学科的知识，且善于总结经验、提炼观点，重视著书立说、刊行医籍，进一步促进了医学流派的继承与发展。学派产生的根结在于见解不同，不同的见解势必引起争鸣，争鸣既是一种现象，也是一种动力。乾隆年间，苏州府医学正科唐大烈辑吴中40余名医家、百余篇文章为一书，出版了中国最早的医学刊物——《吴医汇讲》，开医学杂志之先河。《吴医汇讲》作为学术交流与争鸣的园地，选材丰富，内容广泛，一再强调创新之说，"各抒心得，析疑赏奇，不袭老生恒谈"。此外，该书亦提倡学术争鸣，"集众说以成书，不免或有互异，若存此而去彼，窃恐印定人眼目，非所以云讲也，苟能各通一理，不妨两说并采，惟在阅者之取舍"，其意义就在于集思广益，扩充学术，避免"印定人眼目"。"纵观中医各学派，始发于创新，迭见于群体的继承。"吴门医派亦然。既有对传统学术的传承和发扬，又有新学说的诞生和流传。新学说的理论或方法，能够填补同时代其他医学流派某方面的空白，开辟崭新的研究领域，从而推动了整个吴门医学的发展。

"吴中名医甲天下，孟河名医冠吴中。"孟河医学肇始于常州，又兴盛于常州。其地域流派的形成与常州繁荣昌盛的文化氛围密不可分。明清时期，常州人口密集，文风兴盛，英才辈出，涌现出许多具有非凡学术成就的团体，如常州学派、阳湖文派、常州词派、常州画派，孟河医派也随之应运而生。明末清初，随着经济的南移与漕运的兴盛，以孟河为代表的常州地区成为重要的文化中心。清代诗人、散文家——袁枚曾赞曰"近日文人，常州为盛"。据统计，唐代以来，武进历史上曾出过进士1546名（其中状元9名，榜眼8名，探花12名，传胪6名）。文化的繁荣促进了医学的进步，在"不为良相，即为良医"的思想指导下，孟河镇也以儒从医者甚众，或承其家学，或受于师门，而且受儒学影响，同业之间互相切磋，不断探索医方古籍之奥秘，逐渐形成了"师古不泥、和缓醇正、博采众长、寒温兼融、诸科皆精、治法灵活"的孟河医学之风。此外，孟河医派择徒无门户之见，无派别之歧，无性别之偏，凡自愿拜师者，均一视同仁，择善而从，传道授业。

第二节　流派学术渊源

中医皮肤病学历史源远流长，其内容均散见于中医外科学专著中。但早在殷商时期，甲骨文中就有皮肤病名的记载。明清时期，《霉疮秘录》《疯门全书》等皮肤病专著的问世进一步体现了中医皮肤病学的内容。如今，中医皮肤科更是蓬勃发展，早已成为一门独立专科，逐渐形成完整的理论体系，并在治疗疑难皮肤病方面发挥着强大优势。同时，地域、人文、师承等差异使之形成了众多皮肤科流派。1954 年，在党和政府的关怀下，汇集了江淮名医、御医后代，以及吴门、孟河医派传人的江苏省中医院成立了。1974 年，江苏省中医院皮肤科也正式创科。在皮肤科的创建过程中，吴门医派和孟河医派在学术继承及发展方面发挥着至关重要的作用，其中马培之、邓星伯、钟道生、干祖望、许履和、管汾等多位医家功不可没！

马培之，字文植，武进孟河人，著有《马评外科证治全生集》《医略存真》《外科传薪集》《外科集腋》等外科著作，"以外科见长而以内科成名"。13 岁随其祖父马省三习医，尽得其学，后又师承费伯雄、王九峰，融会贯通。1880 年应诏进京为慈禧治疾，慈禧称赞他"脉理精细"，赐御笔匾额"务存精要"，自此名震四方，成为孟河马家造诣最深、技艺最精、影响最远的一代名医。孟河两位名家巢渭芳与丁甘仁皆受业于马培之，外族出色门人亦多，如邓星伯、贺季衡、钟道生、沈奉江等。内科方面，马培之尤重脾胃之治，提出调营畅中、甘温治痞、调补中宫等多种调治大法，用药平和，反对滥用峻猛之药；外科方面，主张"凡业疡科者必先究内科"，要"既求方脉而刀圭益精"，强调内外兼修，融会贯通，四诊合参，审症求因，治法上擅长刀针但不滥用。此外，马培之还创造性地将运气学说融入实践中，认为长夏乃湿土司令，太阴用事之时，暑必兼湿，治必分暑、湿之孰重孰轻，分别选用辛开清泄或辛开苦泄等法施治，实属创举。世人称马培之为"江南第一圣手"，与费氏同为"孟河医派之中坚"。

邓星伯，清末吴门御医，幼习经史，继承家学，时人其"揆阴阳、辨五色、施方术、一锤定音，着手成春"。师从孟河名家马培之。三年跟师学技，邓星伯不仅亲眼目睹马培之行医，而且阅读了大量马培之的私藏书，其中包括一些秘籍，深得业师诊治之精粹。清代摄政王载沣患病，朝廷御医束手无策之时，邓星伯经朝廷钦差彭玉麟推荐，应诏入京，诊病5次，留京10天，摄政王即病愈。从此，邓星伯名声大噪，全国各地患者纷至沓来。此外，浙江嘉善西塘镇，马培之关门弟子——钟道生亦成为一方名医。1992年，钟老在浙江嘉善西塘镇，按古方并结合自身临证经验，创制八珍糕，至今仍为当地特产。1929年至1933年钟老将所学传授于弟子干祖望。师承的生涯中，钟道生和干祖望约法三章：一要勤读书，二要勤练功（擒拿功），三要勤干活。正是这份刻苦勤奋、自强不息的决心与恒心，造就了一代国医大师。

干祖望，中医耳鼻喉科学的奠基人，自幼寒窗苦读，13岁能吟诗作赋，18岁师从孟河传人钟道生，22岁悬壶济世，成为一方名医。世人称"马培之之徒是钟道生，钟道生之贤徒乃干祖望"。干老甘于寂寞，博览群书，孜孜不倦，崇古不泥古，创新而不离宗，治学严谨而灵活，风格独特而新颖。干老重视研读经典，善荟萃百家之长，穷极历代之变，推崇《内经》，重"天人相应"；创"中介"之说，脱"三因"窠臼；倡"四诊"为"五诊"，调整"八纲"为"十纲"；首次提出"十二纲阴阳表里寒热虚实标本体用之辨证"学说等。读书破万卷，下笔如有神，干老利用业余时间编撰《干氏耳鼻咽喉科学》《中医喉科学》《孙思邈评注》《干祖望医案》《干祖望医话》等35部书籍，发表学术论文及医话326篇。2014年6月，干老以102岁高龄获得"第二届国医大师"称号。

许履和，江苏江阴人，出身中医世家，曾拜邓星伯门下习外科，后又随上海名医朱少鸿攻内科，内外兼修。许老勤求古训，熟读《素灵类挤》《伤寒论浅注》《伤寒指掌》等大量医书。医典古籍的大量阅读为其医学生涯奠定了坚实的基础。1958年调至江苏省中医院主持外科工作，参编参审《常见病中医临床手册》《诸病源候论校释》《实用中医外科学》等多本外科基础教材，是南京中医药大学、江苏省中医院的中医外科奠基人，推动了整个苏南地区中医外科学的发展。

管汾，江苏省中医院皮肤科学术创始人，出身医学世家，受家庭氛围的熏陶，自幼刻苦学习，立志学医。1954年毕业于上海第一医学院（现复旦大学上海医学院），曾得到全国著名皮肤科泰斗杨国亮教授的指导和教诲。在皮肤科创立前，管汾一直在外科任职，期间得到干祖望、许履和两位前辈的临证指导，进一步提高了基础理论及诊疗水平，为后期开展皮肤科临床工作打下坚实基础。

关于中医皮肤病的病因病机，管汾认为皮肤病的产生不仅有六淫、虫毒、疫疠等外来因素作用，七情、饮食、劳倦等内部因素亦可影响。机体在各种内外致病因素的作用下，发生邪正消长，阴阳失调，气血、津液和脏腑功能紊乱或肌肤失常，表现在体表则为皮肤病。故治疗应遵循中医整体辨治的原则，方可取得预期疗效。此外，管汾认为皮肤病多难治，病情易反复，中西医治疗各有其弊端，故强调中西并重研究皮肤病。

早期吴门和孟河医派以师承及家传为主，近代以来，传承模式发生了重大变革，形成了师承、家传与院校教育并存的格局，出现了学院教育、函授教育、临证实习班、短期讲习班等多种传承形式。20世纪50年代，江苏省中医院在建院之初就荟集了叶橘泉、曹鸣高、承淡安、邹云翔、丁福华、邱茂良、马泽人、张泽生、许履和等一大批吴门孟河医家。后期，国医大师干祖望、徐景藩、周仲英、夏桂成，全国名中医单兆伟、刘沈林、徐福松等，江苏省名中医（名中西医）管汾、吴淞等在学术思想上都受到吴门、孟河医学的影响。中医人才的积淀奠定了江苏省中医院持续健康发展的基础并形成了多条学术传承脉络，如马培之→贺季衡→张泽生→单兆伟，马培之→邓星伯→许履和→徐福松，等等。江苏省中医院皮肤科作为省内最早成立的中医皮肤专科，创派祖师管汾师从孟河传人干祖望及许履和，自科室成立以来，曾多次组织学习班，聘请省内名医授课，充分发挥老带新的独特优势，高度整合人力资源，通过多种途径、多种方式实现了中医皮肤科临床诊疗水准的提升，先后培养出大量中医皮肤科优秀人才，如吴淞、谈煜俊、闵仲生、魏跃钢、陈力、谭城等，为吴门和孟河医派的学术继承提供了发展平台，对中医皮肤科学术传承及理论发展产生了深远影响。

第三节　流派传承代表人物

一、创派祖师

管汾，男，1930年8月出生于上海市的一个医学世家，其祖父为中医大夫，父亲为西医大夫。他深受家庭的熏陶，很早便立志学医。1948年高中毕业后考入圣约翰大学医学院。他自幼学习刻苦认真，此时对学医越发执着，学习亦更加勤奋。彼时医学人员还相当缺乏，在我国皮肤科事业的创始人之一的杨国亮教授倡导下，上海第一医学院开始自行培养新一代皮肤科专业人才。在全国范围内有一批优秀学生被遴选参加全国第一届皮肤科师资班，管汾便是其中之一。

学习期间，他得到了中国皮肤科泰斗杨国亮及秦启贤等著名教授的精心指导和悉心教诲，也学到了许多皮肤病专业知识和实践操作。

1954年，管汾大学毕业后进入江苏医学院附属医院（现江苏省人民医院）皮肤科工作。他发现皮肤科病种繁多，皮损多样，病情复杂，一些顽固性皮肤病更是迁延难愈，西医常束手无策。而在图书馆查阅资料的过程中，他经常看到中医古籍中关于治疗皮肤病的记载，加之从小受到中医熏陶，萌生了学习中医、将中西医融合的想法。1958年，这个愿望终得实现，当时正在句容农村进行巡回医疗的管汾突然接到医院通知去参加南京中医学院第一届西医离职学习中医班。在临床实习时，他不但学习了外科知识，也去内科实习，掌握了辨证施治的中医诊疗原则。1961年管汾以优异成绩结业，再次回到医院皮肤科工作。

管汾全身心地投入到工作中，在临床中采用中医、西医及中西医结合的方法治疗皮肤病，取得了很好的疗效，深受患者信赖。1966年管汾被调入江苏省中医药研究院外科工作，得到了中医外科前辈国医大师干祖望、全国名老中医许履和等吴门孟河医派名家的指点，使其中医基础理论和诊疗水平得到进一步提高。

在他的积极努力和院领导的支持下，1974年创建了江苏省内第一个中医皮肤病专科——江苏省中医院皮肤科，填补了省内空白。科室成立后，他立即着手研制皮肤科制剂。例如，消风冲剂不但用治风热型荨麻疹及皮炎湿疹类皮肤病，也被耳鼻喉科、眼科、儿科、呼吸科等科室用于一些过敏性疾病，疗效显著，该成果也获得了省市级科学进步奖。此外，研发的白疕合剂是治疗银屑病的有效方药；养生丸是以古方神应养真丹为基础研发的治疗脱发的有效药物；皮炎洗剂是根据三黄洗剂方制成的治疗湿疹、皮炎的外用洗剂；黄连膏是根据《金匮要略》中湿疹"用黄连粉主治"的观点，用黄连研末加凡士林调制而成的中药软膏，对湿疹有明显疗效，后因黄连药源紧张改用黄芩，并一直沿用至今，其间又将黄连膏加枯矾、青黛等制成加味黄连膏（现为加味黄芩膏）用于治疗慢性湿疹、银屑病等肥厚性鳞屑型皮肤病；藿黄浸剂是治疗顽固性手足癣的特效药物，特别是肥厚顽固的皮疹，夏季三伏天用药效果尤佳；自拟的白驳丸、白癜丸是治疗白癜风的有效方药；解暑合剂是治疗暑湿性湿疹皮炎的药物。这些药物在临床中都显示出了明显的疗效，得到了广大皮肤病患者的一致认可。

20世纪70年代末，管汾是国内最早将雷公藤用于临床治疗银屑病的专家之一，并针对该药可能降低白细胞水平的副作用，研制了"双藤合剂"，方中除雷公藤外还加入鸡血藤养血补血及甘草调和药性，治疗银屑病取得满意疗效。不仅如此，因他清楚地知道，药物的产地对临床疗效有着较大影响，如福建产的雷公藤就有疗效好、副作用小的优点，而安徽产的就疗效差、副作用大，所以他还主动提醒药剂科采购人员一定要采购福建所产雷公藤。在国内皮肤科，他率先开展激光治疗皮肤病，如氦氖激光治疗带状疱疹、运用免疫疗法治疗斑秃等，均取得满意疗效。

管汾经过数十年的探索与积累，提出了较完整的中西医诊疗方法论，这是本流派的一大学术特色。管汾临证强调辨证与辨病相结合，西医辨病、明确诊断，然后中医辨证论治，或以中医辨证为主，结合西医辨病治疗。在某些疾病中，"证"与"病"同时存在，可根据病情的轻重、矛盾的主次，分别采用"舍证从病"或"舍病从证"的方法。临证中亦有无"病"从证和无"证"从病的情况，管汾指出所谓"无"字并非真"无"，而是指在临床上，有些疾病往往症状不明显，或症状虽然明显，但由于种种条件限制暂时查不出阳性结果。此时可采用无"病"从证或无"证"从病的方法进行治疗。在疾病发展的不同阶段，或侧重于中医辨证用药，或侧重于西医辨病用药，或中西药同用，辨病与辨证结合，分阶段论治。同时管汾也十分重视皮损局部辨证，并提出一系列辨证方法与技巧，强调局部辨证和整体辨证各有侧重，重视局部辨证不代表忽视整体辨证，逐步形成了专科特色思想，是后期流派体系建立的基石。

管汾从事皮肤科学科建设 50 余年，精通中西医理论知识和实践操作，在皮肤科医疗、教学、科研方面积累了相当丰富的经验，成果令人瞩目。在 20 世纪 80 年代初，他编写出版了个人专著《实用中医皮肤病学》，此书在国内皮肤病领域有很大影响力，是早年许多人学习中医皮肤科学的必读之书。后来管汾又参与了多部中西医皮肤科著作的撰写，如《临床皮肤病学》《中西医结合皮肤病研究》等，并发表了中医、中西医结合相关论文数十篇。

长期以来，他一直担任南京医科大学、南京中医药大学及江苏卫生健康职业学院皮肤科课程的教学工作，并在临床带教了无数实习生，为培养皮肤科专业人才做出了巨大贡献。此外，为了尽快提高省内中医皮肤科医师的水平，1982 年他申请举办了第一届江苏省中医皮肤科医师提高班，招收省内各地级市中医院皮肤科医师十余名，进行脱产学习，不但自己负责许多重要课程，还聘请赵辨教授、倪容之教授、李凤岐主任等著名专家讲课，使学员们在理论及临床实践上都有飞速提高。

管汾谈到从医以来最深刻的体会主要有三点：其一，作为皮肤科医师必须热爱自己的专业，皮肤科在整个医学领域内是一门小科，但就其内涵而言，所涉及的交叉学科较广，病种已逾三千种，治疗手段也日趋多样化，对中医治疗皮肤病的挖掘也大有可为，发展前景十分广阔。所以，皮肤科医师一定要奋发图强、努力拼搏，方能在皮肤科领域有所发明、创造和作为。其二，作为一名中西医结合的皮肤科医师必须掌握和熟练应用中西医理论知识和实践本领，切不可偏废一方。中国中西医结合研究会章程明确提出："中西医结合就是运用现代科学（包括现代医学）理论知识和方法，加强中西医结合研究，继续发掘祖国医学遗产，取中西医药之长，融会贯通，促进医学科学的繁荣与进步。"因此，应将中西医学在实践中不断地加以相互渗透、融合、充实，逐步加以结合，为我国的医学事业作出更大的贡献，这也是中西医结合工作者的光荣使命和努力方向。其三，医者在行医治病过程中除了有高超的医疗技术外，还要树立起全心全意服务的思想，具备高尚的医德和良好的态度，具备"爱心、热心、细心、耐心"，才能成为一个真正合格的受人敬慕的人民医师。

二、流派发展者

（一）谈煜俊

谈煜俊（1938—2018），男，江苏无锡人，教授、主任中医师，曾任中华中医药学会外科分会、皮肤科分会副主任委员。

1991年，谈煜俊和管汾主任等一起创建了中国中西医结合学会医学美容专业委员会，并任首届常务副主任委员，同年举办了全国中医美容学术会议，会议云集了国内中医皮肤美容界的专业人士共同商讨中医皮肤美容事业。谈煜俊与江西中医药大学喻文球教授共同主编的《中医皮肤性病学》由中国医药科技出版社出版，全书1161千字，在当时具有较大的影响力，堪称中医皮肤科医生的"案头书"。

此外，在谈煜俊主持皮肤科临床工作期间，不断发扬中医美容特色，并根据患者需求开设了"除色素痣""生发"相关门诊。谈煜俊编写了多部医学著作，发表了多篇学术论文；主持多项皮肤科科研课题，如五妙水仙膏、蛇油膏、101生发水等药效学临床研究项目。其主持的省级课题"蛇油膏在皮肤科的应用"获1994年度南京中医学院科研成果三等奖。谈煜俊主持科室工作期间所推出的一系列举措显著增加了科室知名度和患者认可度，确立了中西医结合皮肤专科发展模式的基本雏形，也推动了吴门、孟河皮科流派的建设工作。

（二）吴淞

吴淞，1943 年出生，女，安徽桐城人，中西医结合主任医师。曾任江苏省中医院皮肤科主任、南京中医药大学教授，1995 年获"江苏省名中西结合专家"称号，2000 年获江苏省"巾帼建功十大标兵"、江苏省"三八红旗手"称号。曾任第二批江苏省优秀中青年中医临床人才高级研究班指导老师，中国中医药学会皮肤性病专业委员会委员，江苏省中医药学会皮肤科专业委员会主任委员，江苏省中西医结合学会皮肤科专业委员会副主任委员。

吴淞对儿童特应性皮炎有着较深刻的临床体会。她指出，儿童特应性皮炎的核心病机是肺脾虚弱，以脾虚生湿为基本特征，发作期易夹风邪，迁延期易出现阴虚、血虚。临证治疗主张治病求本，兼顾整体，三因制宜，根据患儿具体症状论治。发作期的病因病机主要为肺脾虚弱、心火亢盛、外邪侵袭，治宜健脾除湿、清热疏风；迁延期的病因病机主要是脾胃虚弱，血虚风燥，治宜肺脾双补、健脾除湿、滋阴养血、祛风止痒。

吴淞主任在诊治雄激素性秃发的过程中，强调肾气亏虚为本、气血失濡为标的病机特点，在辨证的基础上结合辨病，以标本兼顾、内外结合的治则灵活遣方选药。

吴淞治疗慢性荨麻疹常另辟蹊径，认为本病诱因为风邪客于肌表，或肠胃湿热郁于肌肤，或情志内伤、冲任失调、肝肾不足，故使风邪、气血相搏结于肌肤，抑或为气血不足，虚风内生。吴淞主张中西医结合治疗，早期选用西药快速控制病情以治标，而后逐渐减少西药用量至停，再以中医药善后以求本；常根据患者证候演变灵活用药，建议接诊时不能孤立地只关注病情，还需同时考虑患者的心理感受，立足整体，用心沟通、耐心倾听，设计出个体化的中医诊疗方案，以增强患者治疗的信心，提高其依从性。

吴淞继管汾主任、谈煜俊主任之后，将吴门孟河皮科流派学术发展进程推向了新的高潮，也为其后期迅猛发展创造了有利条件。

（三）闵仲生

闵仲生，1957 年出生，男，南京市人，主任医师，硕士研究生导师，曾任"十二五"国家中医药管理局重点学科及"十二五"江苏省中医重点专科学科带头人，中华中医药学会皮肤科分会常务委员，中国中西医结合学会皮肤性病专业委员会常务委员、顾问，江苏省中西医学会皮肤科专业委员会主任委员、荣誉主任委员、顾问；兼任《临床皮肤科杂志》《中国中西医结合杂志》编委及《中华皮肤科杂志》通讯编委。

闵仲生治学严谨，注重实效，立足整体，内外兼治，尤擅长治疗白癜风、黄褐斑、银屑病、自身免疫性皮肤病等，并有着个人独特见解，进一步丰富了流派理论体系。

对于白癜风，闵仲生认为其初由风湿袭表，蕴而化热，搏于肌肤，气血失和、气滞血瘀、经络阻隔而成；病久耗伤肝血、肾精，精血生化不足，不能荣养皮肤。临证擅从祛风除湿、补益肝肾、调和气血角度辨证用药，同时配合使用本科室白癜风特色制剂，如白驳丸、白癜丸、白斑酊、抗白灵软膏等，疗效显著。

闵仲生指出，黄褐斑的根本病因是脏腑不和、气血失调、女子冲任功能失调，治疗应根据黄褐斑的临床表现灵活辨证，谨守病机。临证施以疏肝解郁、补气养血、滋补肝肾、调理冲任之法，而将活血化瘀贯穿始终，则斑可渐退。

在银屑病的诊治方面，闵仲生亦颇有心得。传统中医多从血论治，闵仲生发现在寻常型银屑病进展期亦可出现脾虚湿蕴证，提出了"从脾论治"的观点。脾虚湿蕴型银屑病患者多体形肥胖、面色萎黄，其典型皮损表现为全身散在斑块、浸润肥厚、基底色淡红、上覆较厚银白色的鳞屑、自觉瘙痒、好发于四肢，常伴有纳呆、乏力、肢困、四肢不温，甚或便溏；舌质淡胖有齿印或水滑、中有裂纹，舌苔腻，脉多细滑。治疗多以健脾利湿、清热解毒为主。银屑病与代谢综合征及其并发症的关系是近年来皮肤病的研究热点，目前相关病机研究尚属不足，闵仲生指出银屑病和代谢综合征的病机有共通之处，痰、湿、瘀为二者共同病理产物，病位为肝、脾、肾，病理基础为痰、湿、瘀互结，病性为虚实夹杂。治疗上，可综合采取对应的治法，如清热解毒凉血、养血润燥、活血化瘀、开通玄府、温阳发汗、调和阴阳、驱毒外出等。

（四）魏跃钢

魏跃钢，1958年出生，男，祖籍浙江余姚，中国致公党成员，教授，主任中医师，博士研究生导师，曾任江苏省中医药学会皮肤科专业委员会主任委员、荣誉主任委员，中华中医药学会皮肤科分会常务委员，世界中医药学会联合会皮肤科专业委员会副会长，中国整形美容协会皮肤美容分会副会长，中国中医药研究促进会皮肤与美容分会副主任委员等。

魏跃钢1998年迄今担任南京中医药大学中医外科教研室副主任、皮肤科教研室主任，勤于笔耕，主编和参编了近50部教材和专业书籍。所著医书内容涉及专科教材、名医传承、教学实践、科普传播等，知识点面面俱到，受益人群广泛，保留了大量的中医皮肤科诊治内容，有关吴门及孟河流派相关理论亦散见其中。

魏跃钢认为雄激素性秃发应首重辨病辨证相结合，主要分为湿热蕴结证、血虚风燥证和肝肾不足证。湿热蕴结证多表现为头发脱落明显，头皮有大量脂性分泌物，多汗、口苦、大便干，舌红、苔黄腻，脉濡或弦数，常选龙胆泻肝汤加减；血虚风燥证多病程长，表现为头发稀疏、干燥枯黄，头皮出现鳞屑、瘙痒，脉细，常选祛风换肌丸加减；肝肾亏损证多病程长，表现为头发少、干燥无光泽，同时存在头昏目眩、失眠多梦、腰膝酸痛的症状，舌淡少苔，脉细数，常用六味地黄丸加减。其次，强调分阶段论治。早期以清利湿热祛脂为主，后期以补益肝肾生发为主。年轻患者以湿热型为多，湿热多伏藏于脾胃，可因饮食不节、调摄无度而致。心火君主不明，脾土易滋湿腻，肝气疏泄不利，则湿邪壅滞化热成浊。中焦升降失职，下侵肠腑，上犯头部，表现为头发油腻、发窍不清、发失所养则发落。湿热瘀滞下焦，发失所养，不可一味养血补肾，当祛腐生新、以泻兼补，遂自拟祛脂生发方，治以利湿清热、祛浊生发，方能奏效。

此外，魏跃钢强调临证治疗脱发性疾病不仅应注重脏腑辨治，还需兼顾情志及起居，且需密切关注患者血液流变学及糖脂代谢的情况，以期及早发现患者代谢异常的状况并及早干预。

（五）陈力

陈力，1960年出生，女，祖籍山东，中国农工民主党党员，主任中医师，曾任江苏省中医药学会皮肤病专业会副主任委员、江苏省中西医结合学会皮肤病专业会痤疮学组副组长、中华中医药学会皮肤性病专业委员会委员、江苏省医学会医学与美学分会委员、中国中西医结合学会皮肤性病专业委员会痤疮学组委员。

陈力从事皮肤科临床医疗、教学、科研工作30余年，工作之余跟随国医大师夏桂成教授抄方，学习阴阳调周法并将其应用到实际临床工作中，尤其对痤疮、黄褐斑、银屑病等中医皮肤科疾病研究颇深，积累了丰富的临床经验。

"夫人之体者五也，皮、肉、脉、筋、骨共则成形，五体悉具，外有五部，中有经络，内应脏腑是也。"陈力认为痤疮不仅仅为皮肤的病变，更与脏腑病变息息相关。"阴盛则阳病，阳盛则阴病"，脏腑阴阳失调、气血阴阳失常、冲任督带损伤、肾－天癸－冲任－胞宫生殖轴功能失衡等均会导致痤疮的发生。在中医"治未病"思想的指导下，陈力顺应时间节律，将应时论治思想贯穿始终，在痤疮起病、发展、演变的不同阶段，运用脏腑理论进行整体和局部的辨证论治，逐渐形成了女性痤疮序贯疗法，并在此基础上研制出本院制剂"痤疮灵颗粒",使用至今,广受好评。

陈力辨证论治黄褐斑除考虑传统的脏腑辨证外,还兼顾色斑的部位,分候法参考《灵枢·五色》所云"眉间属肺,鼻根属也,鼻巧属肝,鼻尖属脾,鼻翼属胃,沿鼻柱两侧至颊部,依次为胆、小肠、大肠、肾,人中属膀胱、胞宫"及《素问·刺热篇》所云"以额部候心、鼻部候脾,左颊候肝,右颊候肺,额部候肾"。陈力结合临床经验,认为女性黄褐斑与性激素和月经情况有着密不可分的关系,治疗时应先进行脏腑辨证,再结合月经周期调整用药,以国医大师夏桂成的"心-肾-子宫轴"理论为指导,将调周序贯法运用其中,临床疗效大为提升,进一步丰富了吴门、孟河皮科流派的理论体系。

(六)谭城

谭城,1972 年出生,男,湖南攸县人,主任医师、博士研究生导师,皮肤科科主任。美国辛辛那提大学访问学者。江苏省政府"333 高层次人才培养工程"第二层次培养对象,第八批江苏省"六大人才高峰"培养人才,江苏省第二批优秀中青年中医临床人才项目优秀学员,江苏省中医院第三批高峰学术人才第二层次培养对象。Chinese Medical Journal, Public Library of Science One, Medicine 及《临床皮肤科杂志》等期刊编委,任中华中医药学会皮肤科分会副主任委员、江苏省中医药学会皮肤科专业委员会常务副主任委员、中国整形美容协会中医美容分会色素疾病美容专业委员会副主任委员、科技部及国家自然科学基金评审专家。

谭城治疗皮肤病思路开阔、辨证灵活、用药简捷,主张中西医结合治疗。他从五行制化的角度阐述了"五行流通""调候"和"化泄"等中医特色理论的来源和意义,采用了"类象法""时间医学诊疗法"等辨证方法,亦融合了吴门孟河医派的辨证和用药特点;以理法之象推演银屑病等性皮肤病"火炎土焦""水多土流"等病机,阐述了其临床表现,亦提出了相应的治疗方法,自拟"坎离方"等,治疗"火炎土焦"型银屑病、脂溢性皮炎等红斑鳞屑性皮肤病常获佳效。这些探索既是中医皮肤科理论的创新,又丰富了当代吴门孟河医派的学术内涵。

谭城一直致力于色素障碍性皮肤病的研究,主持了厅局级以上课题 9 项,并陆续申请了"江苏省六大人才高峰"和"333 人才培养项目",至今已发表论文 175 篇,其中以第一作者或通讯作者发表 SCI 收录论文 70 篇。2015 年副主编《疑难皮肤病彩色图谱(第二版)》,该书中载疑难皮肤病达 478 种,图片 1386 幅;主编 Atlas of Skin Disorders:Challenging presentations of common *to rare conditions*，是国内皮肤科同仁第一次在该出版社出版全英文皮肤病学专著并比较全面地向世界同行介绍中国少见、罕见皮肤病；主编 *Atlas of pigmentary skin disorders*（《色素性皮肤病图谱》英文版），受到国内外同道广泛认可，对促进色素性皮肤病临床经验在全球传播和提升我国同行的国际影响力具有重要意义。

第二章
流派学术体系及学术特色

第一节　学术体系

一、顺节应律，因时制宜

人体表皮角质形成细胞由内向外分别为基底层、棘层、颗粒层、透明层和角质层。表皮基底细胞的分裂周期为 13~19 天，大致可分为 4 个阶段，即 DNA 合成前期（G1 期）、DNA 合成期（S 期）、DNA 合成后期（G2 期）和有丝分裂期（M 期）。部分基底细胞可停止在 G1 期而不进入循环，即静止期（G0 期），只有当表皮受到刺激时才会进入循环。角质层细胞在日常生活中不断地受到摩擦，变成不易察觉的鳞屑而脱落，同时又有新的细胞从基底层产生。基底层细胞分裂，逐渐分化成熟为角质形成细胞并最终由表面脱落，是一个受到精密调控的过程。新生的角质形成细胞由基底层自下向上移行到颗粒层最上层，这一过程称为角化，需要 14 天；这些细胞通过角质层最后脱落下来，又需要 14 天，所以一般认为正常表皮细胞的通过时间约为 28 天。与月亮盈亏时间大致相同。基底层细胞不断分裂和角质层细胞不断脱落构成动态平衡，如果这一平衡被打破，则表皮的新陈代谢周期发生改变。例如，"鱼鳞病"的表皮更替时间大于 28 天，而"银屑病"等疾病的表皮更替时间小于 28 天，通常只有 3~4 天。皮质醇是从肾上腺皮质中提取出的是对糖类代谢具有最强作用的肾上腺皮质激素，属于糖皮质激素的一种。在压力状态下，皮质醇一般会维持稳态血压和调控炎症反应，通常皮质醇代谢以 24 小时为一周期，皮质醇水平最高点在早晨 6~8 点出现，最低点在凌晨 0~2 点出现。常在上午 8 点至 12 点间骤然下降，此后全天都呈现出缓慢的下降趋势，直至凌晨 2 点左右皮质醇水平开始由最低点再次回升。根据皮质醇的变化特点，临床上使用外源性皮质类固醇激素时多嘱患者于早 8 点用药。年度复发性离心性环形红斑的临床表现为圆形或环形红斑，离心性扩散，多在每年夏季反复发作，有年节律。具有类似节律的皮肤病不胜枚举。

《黄帝内经》中阐述了人的营卫昼夜节律、脉象四季节律、冲任月节律、五脏精气活动节律，甚至更长的 60 年节律；《伤寒杂病论》中有疾病昼夜规律和 7 日节律，强调中医时相节律因素在皮肤病发病中有非常重要的作用。吴孟皮肤流派在长期发展过程中也形成了"顺节应律、因时制宜"的学术特点，表现在以下几个方面。

（一）按四时节律以"调候法"诊治

哈佛大学医学院有研究表明，与11月出生的女性相比，3月至7月出生的女性心血管疾病死亡率增加；4月出生的女性心血管疾病死亡率最高，12月出生的女性最低，最低风险月份与最高风险月份之间的相对差异为17.89%；春季和夏季出生的女性心血管疾病死亡率高于秋季出生的女性。皮肤科疾病也有类似研究，一项病例对照研究结果显示，12月出生的人患特应性皮炎的风险最高，其次是10月出生的人和11月出生的人；低收入、哮喘、过敏性鼻炎、银屑病、白癜风、荨麻疹及系统性红斑狼疮是与特应性皮炎相关的重要共存医疗状况。越来越多的研究结果显示，四时季节变化影响着人体各种疾病表型。

中医学很早就论述了这种相关性。《素问·厥论篇》云："春夏则阳气多而阴气少，秋冬则阴气盛而阳气衰。"四季变化与二十四节气更替都会对人体产生相应影响，而且人体阴阳随季节变化而出现规律的盛衰变化，人体气血也随四季交替呈节律性盛衰。《素问·金匮真言论篇》云："五脏应四时，各有收受。"《素问·六节藏象论篇》指出："心者……通于夏气；肺者……通于秋气；肾者……通于冬气；肝者……通于春气。"说明五脏之气以应四时，四时的气候变化与五脏之气有密切关系。

《素问·宝命全形论篇》云："夫人生于地，悬命于天，天地合气，命之曰人……天有阴阳，人有十二节；天有寒暑，人有虚实。"天地大宇宙，人体小宇宙。天道有寒暑、四季循环交替，阴阳消长，万物的生长化育都有其相应的寒暖气候。隆冬之时，水寒土冻，百草枯干，枝叶飘零，多喜火解冻；盛夏之时，烈日炎炎，最喜水滋润。人戴天履地，须调节其自身"气候"以适应自然，寒则宜暖，湿则宜燥，热则宜凉，燥则宜润，此乃尽享天年之理。

《道德经》云："人法地，地法天，天法道，道法自然。"又云："天得一以清，地得一以宁……万物得一以生。"天地是一个大宇宙，人是一个小乾坤，人的生命活动是自然的缩影。自然界木燥无水不生，寒而木湿难生。火燥而成烈易焚，寒则无火不长。土逢燥而成旱田，难育万物，寒而成冻土，万物不生。金逢燥而易损裂，逢寒而水冻难成淘洗。水逢旱而成干涸，逢寒而成冰凌。过寒过暖均不能舒展生发，天地寒暖适中，万物交泰乃兴。四季有春夏秋冬之分，候有寒暖湿燥之别，万物均不能与"候"过分抗争。人处于这个自然空间和时间里，无时无刻不受此"候"的影响，形成自身内在的气候、五行而有盛衰。人道气候调候，得中和之气，必滋润生发。调候者，调整气候也，即调控自身小的环境以适应自然界的万千气象。根据自然界气候特点。结合人体五行特征，综合疾病表现，调理人之内在气候，使得人体五行平衡，病乃悉除。调候总法为"寒用暖治，暖用寒治，湿者燥之，燥者润之"，以达到水火相济、燥湿平衡为目的。

四季"五行"调候有道。五行指构成宇宙的基本物质元素，宇宙间各种物质都可以按照这5种基本物质的属性来归类，强调整体概念，描绘了事物的结构关系和运动形式。自然界气候有阴阳寒暑四季变化，万物随之而有生、长、化、收、藏。根据自然界事物的发展特点，木火土金水五行欲求长期稳定发展，必须拥有适合其生长的小环境，四季气候不同，五行寒暖燥湿生理及病理特点亦不同，譬如木性腾上而无所止，春月之木，余寒犹存，喜火温暖，不宜水盛，阴浓湿重，则根损枝枯，不可无水，阳气烦躁，则根干叶萎；夏月之木，根干叶枯，水盛而有滋润之功，火旺则招自焚之患；秋月之木，喜水土相滋，霜降后不宜水盛，水盛则木漂，寒露后又喜火炎，火炎则木实；冬令之木，恶寒水盛以忘形。炎炎真火，位镇南方，故火无不明之理，春月之火，喜木生扶，旺则火炎，欲水既济，火盛燥烈；夏月之火，遇金则作良工，得土遂成稼穑，无水则金燥土焦；秋月之火，遇水克而损灭；冬月之火，遇水克而殃。

此外，燥湿因寒暖而成，天气过寒，地气必湿，天气过暖，地气必燥。人体阴阳内合于五脏六腑，外合于筋骨、皮肤，十天干、十二地支分别与人体内外结构有着相互配属关系，即"甲胆、乙肝、丙小肠、丁心、戊胃、己脾、庚大肠、辛肺、壬膀胱、癸肾脏"，地支配脏腑则为"寅为胆、卯为肝、巳为心、午为小肠，辰戌为胃，丑未为脾，申为大肠，酉为肺，亥为肾、心包，子为膀胱、三焦"。脾胃为后天之本，五行属土，根据十二地支理论，辰戌丑未属土，有厚薄燥湿之分。辰为湿土，虚而薄；丑为冻土，冷而寒；未为干土，厚而暖；戌为燥土，重而干。丑辰之土有培木泻火蓄水之功，而有生成之义；未戌之土，反助火之烈，暖而愈燥。例如，冬令之金，金寒水冷，未戌之土可除湿暖身。丑辰之土以其阴土之质，非但不能制水，反有助水增寒之嫌。因此，可通过调理土质，使燥湿得宜。以上均为临证总结，五行偏盛明显者，可望而知之，或结合四诊权衡，切不可墨守成规。

皮肤病发病于不同节气，各有其性。人受命于天，脏腑气血津液功能随季节变化不同以应大自然变化。根据自然界节气变化规律，传统中医学有"司岁备物"理论，因岁物享天地专精之气，故根据不同年份主司气运的变化特点而采收、储备相应药物，可提高用药疗效。不同年份主司气运偏寒凉或偏温热，各种植物药材的生长、发育、成熟也随之变化，因得司气、主岁之气以助之而药力倍厚。人体五行因岁月不同而偏盛偏衰。生理上《素问·脉要精微论篇》指出："春日浮，如鱼之游在波；夏日在肤，泛泛乎万物有余；秋日下肤，蛰虫将去；冬日在骨，蛰虫周密。"此外，人体阴阳消长节律、人气生长收藏节律、卫气周行节律、经脉气血流注节律、人体机能的月节律、五脏主时节律、脉象变化节律、色泽变化节律等均与自然界季节变化相应。病理上，不同时期的天地寒热偏性不同，人体禀赋的天地专精之气有异，疾病的转归亦不同。《素问·脏气法时论篇》云："病在肝，愈于夏，夏不愈，甚于秋，秋不死，持于冬，起于春，禁当风……病在心，愈在长夏，长夏不愈，甚于冬，冬不死，持于春，起于夏，禁温食热衣……病在脾，愈在秋，秋不愈，甚于春，春不死，持于夏，起于长夏，禁温食、饱食湿地濡衣……病在肺，愈在冬，冬不愈，甚于夏，夏不死，持于长夏，起于秋，禁寒饮食、寒衣……病在肾，愈在春，春不愈，甚于长夏，长夏不死，持于秋，起于冬，禁犯淬。"烈日炎炎，火盛土焦，天气偏热，调候宜寒；天寒地冻，金寒水冷，土冷木凋，天气偏寒，调候宜暖。总之，寒则暖医，暖用寒治，湿用燥医，燥用湿治。

出生秉气，道法自然。《灵枢·邪客》曰："天圆地方，人头圆足方以应之。天有日月，人有两目；地有九州，人有九窍；天有风雨，人有喜怒……此人与天地相应者也。"《中西汇通医经精义》记载："皮毛属肺，肺多孔窍以行气。而皮毛尽是孔窍，所以宣肺气，使出于皮毛以卫外也。"肺脏通过宣发肃降运动，一呼一吸与自然界连为一体，其中卫气凭借肺气之宣发作用行于脉外。正如《素问·痹论篇》所云："循皮肤之中，分肉之间，熏于肓膜，散于胸腹。"细胞跨膜信号传导相关研究发现，外界信号通过引起细胞膜结构中某种特殊蛋白质分子的变构，以新的信号传入膜内，再引起靶细胞相应的功能改变。推而广之，在宏观水平可以认为，人体外在五行寒暖燥湿信号作用于皮腠卫气，其'配体'营气内以应之，故其内也有寒暖燥湿之痕，故能进一步影响脏腑气血经络运行。正如《灵枢·痈疽》云："夫血脉荣卫，周流不休，上应星宿，下应经数。"此外，人体因其孕育生存时机不同，患病后会有相应寒暖燥湿内症可循。人秉天地之气，受四时之化，太虚气化不仅影响人体，而且作为孕育人体时的生命参数而赋予人体，出生时为人体脱离母体而开始独自沟通天地的重要时间节点，这一时间点的天地之气信息烙印在人体而为可因循之"先天"，影响生命生长壮老已的整个过程。如生于夏季火旺木多，则为暑热；火旺土多，则为湿热；火旺金多，则为燥热；若火独旺，则为热邪。生于冬季水旺木多，则为风寒；水旺土多，则为寒湿；水旺逢金盛或水独旺，则为寒邪；若水独旺又逢火多，则为寒火。

人体五脏六腑通气于天地，而能映射天地万物。肺为华盖，皮毛卫外首当其冲，感应天地万物变化。自然界万物受四时春温、夏热、秋凉、冬寒影响，形成了春生、夏长、秋收、冬藏的变化规律。北方阴极而生寒，寒生水；南方阳极而生热，热生火；东方阳散，以泄而生风，风生木；西方阴止，以收而生燥，燥生金；中央阴阳交而生温，温生土。生理上，《素问·四时刺逆从论篇》云："是故春气在经脉，夏气在孙络，长夏气在肌肉，秋气在皮肤，冬气在骨髓中。"自然气候影响人体气血运行的趋势不同，在脉搏上也就形成了四时脉象。病理上，四季有其五行、阴阳属性，冬为水、太阴，夏为火、太阳，均为峻烈，此阴阳两端对自然万物影响颇剧，寒冬冻土凝结无以生发、万物蛰伏。如黄褐斑患者，取象比类之法将黄褐斑类比乌云浮于面部。众所周知，乌云是因为地表聚集过多的水分，遇烈日蒸发再与尘埃结合而形成，患者多夏季发病或加重，其本质为寒水体质遇到热性气候，水热互结、湿热气化乃成，且患者多生于立冬至大寒之间者，治以温阳暖土、甘温调候为大法；炎夏火球当头，土地燥裂、禾木不生，临床上银屑病患者表现为红斑、白色鳞屑、皮损肥厚者如西北高原燥土，病理检查显示角化不全细胞、Munro 微脓疡。此外，患者多腹部便便，生于立夏至大暑之间的火土当令之时。上述宏观及微观之象均提示其"火炎土焦"的病机，以泻火滋阴、甘寒调候为治疗大法。

自然界有春生、夏长、秋收、冬藏的变化，人之一生有生、长、壮、老、已的演变。把人的一生细分，青少年属春夏，素体阳热偏盛，如升腾之木气，通明之木火，营血渐热，炎炎向上，蕴阻面部、胸背，而生红色丘疹，内含脓疱，伴小便短赤、苔薄黄、脉弦滑。痤疮好发于青少年，可予枇杷清肺饮以金水之性清泻肺火，纠其偏性。在临床实践中，还可将其用于青春期后痤疮，喜获良效。此类患者多为中年女性，皮损多为下颌、口角处及颈部的炎性丘疹。中年应秋，五行属金，如自然界之阴长而阳消，草木凋零，萧条肃杀，以收敛为性，此时人体机能呈下降趋势。人体之肺脏清肃下行，亦属金，故肺与秋同气相求，肺在时应秋，中年女性则多为金水一气的表现。若秋气不及，中年女性仍如二七之年，木火过旺，阴少阳多，阳气不敛，则易致火气上炎，燥实乃生，血热蕴蒸于玄府，发于面及胸背则为粉刺病。此时不妨结合秋与肺经的关系进行治疗，多选用入肺经之药物，借肺经之气盛，以金刑之，促肺气之肃降，助气机之收敛。临床可用枇杷清肺饮加减，另可加野菊花，改人参为党参。野菊花为秋冬采摘之品，泻肺清热而不燥，且入肺、肝二经，用之以平衡金木。人参性微温，略偏刚烈，且如和璧隋珠，寥寥可数，不妨取甘平之党参代之。

基于调候这一思想，临床实践体会到，人体有其气候特点，并受自然气候寒暖燥湿影响。出生于立冬至大寒之间者，多寒水当令，土冻柴少火微，体质偏阳虚阴盛；出生于立夏至大暑之间者，多属火土当令，五行火重水死，偏阴虚火旺。临证中可适当询问患者出生月令以岁气，结合四诊判断其体质有无寒暖燥湿偏颇。如生于炎夏、火旺水竭者以水调候，使燥土得灌、万物生长，可予本流派所创坎离方以泻火滋阴、甘寒调候，而使燥土得润，化泄生金，五行流通，皮损尽除。生于寒冬、水土冻结者，治以温热，但不可辛温燥烈，用药温煦应如春日暖阳，冻土渐融则万物复苏，自拟麻黄升降汤，以麻黄3g为君药，取轻提阳气之性，以达暖化冻土之功，屡获良效。

皮肤病有别于内科，其病在表，如果仅按脏腑、阴阳、气血等传统方法辨治常令医者一筹莫展。中医皮科皮损辨治方法也有其局限性，临床效果时有不佳。调候之法是经过多角度、多层次临床经验总结所得，对于其他专科也有可借鉴之处。

（二）按月之节律以调周法诊治

月之盈亏与人体机能变化相关，《素问·八正神明论篇》云："月始生，则血气始精，卫气始行；月郭满，则血气实，肌肉坚；月郭空，则肌肉减，经络虚，卫气去，形独居，是以因天时而调血气也。"女性的月经周期便是月节律变化的体现，临床中部分银屑病患者随月经周期出现节律性改变，且许多痤疮等皮肤病患者之皮损变化与月经周期明显相关。

人体是一个有机整体，痤疮不仅仅是皮肤的病变，更与脏腑病变相关，不少痤疮患者都伴有月经推后、经前皮疹加重，甚至有多囊卵巢综合征，与其体内性激素水平异常相关，而性激素由下丘脑 – 垂体 – 卵巢 – 子宫内分泌轴调控，与中医学肾 – 癸 – 任 – 胞宫生殖轴相应。《素问·阴阳应象大论篇》云："阴盛则阳病，阳盛则阴病。"脏腑阴阳失调、气血阴阳失常、冲任督带损伤、肾 – 癸 – 任 – 胞宫生殖轴功能失衡等均会导致痤疮。西医学认为，雄激素的水平、雄激素受体的数量和敏感性、雄激素和雌激素受体的比例，以及 5α- 还原酶的活性等因素发生异常改变，则会影响雄激素对皮脂腺作用，从而影响皮脂的分泌。而雌激素可通过抑制脑垂体功能抑制皮脂的分泌，并可减少卵巢间质细胞和肾上腺皮质雄激素的分泌，刺激肝脏合成性激素结合球蛋白，从而间接地降低有生物活性的游离睾酮的浓度，减少皮脂的分泌。中医学认为，痤疮患者素体多肾阴不足、相火过旺，或因肾阴不足，不能上滋肺胃之阴，以致肺胃阴虚血热，上熏于头面则发为粉刺；若忧思郁怒，肝失疏泄，致肝气郁结，郁而化火，耗伤肝阴，阴血不足，冲任失养或经产房劳损伤冲任，以致月经不调、痛经、经前乳房胀痛等，日久气血郁滞蕴结于面部肌肤，亦可发为粉刺。痤疮可分为脾胃湿热型、肾阴不足型、肺经风热型及肺胃血热型等，临证可分别以茵陈蒿汤、知柏地黄丸、枇杷清肺饮和皮肤一号方（江苏省中医院院内协定方）

为基础方加减用药。在此基础上，将月经周期序贯疗法（调周法）运用到女性痤疮的治疗中，可获良效。

调周法是一种系统而序贯的月经周期调理方法，由国医大师夏桂成原创。既可按月经周期的全程进行系统调治，亦可根据病情病变进行半程或某一阶段的局部治疗。调周法是在调经的基础上，基于对月经周期各阶段生理特点的深入认识，洞悉月经各期阴阳消长、转化的特点而形成的，可通过对病理状态下气血阴阳的变化辨证分析，因势利导，推动月经周期的正常转化，达到规律月经周期、协调气血阴阳的目的。①行经期：血海满盈而溢，泻而不藏，则重阳必阴，经血排出，通过转化运动，让位于阴，开始阴长，旧的月经周期运动结束，新的月经周期运动开始。此期可因排经不畅，经血留滞成瘀，留于颜面而成痤疮；也可因排经太过，正气耗失而不能滋养皮肤，日久气虚毒恋，使病情缠绵难愈。治当活血调经，以促进转化为主，根据虚实情况予以化瘀或固本治疗。②经后期：血海空虚渐复，藏而不泻，则阴长阳消，属于消长期，是新周期演变建立物质基础的时期。此期阴血不足，易致肌肤失养，邪毒蕴于肌表而生痤疮。治当滋阴养血，维持阴长。③经间期：阴阳特点在于重阴必阳，是月经周期演变中的转折时期，称"氤氲之时"，此期由阴转阳，结束转化运动，开始阳长。若转化不利，易引起阴阳失衡，气血郁阻局部而成痤疮。治以补肾活血，重在促新，调复阴阳。④经前期：阴阳特点主要是阳长阴消，以阳长运动为主。此期可因阳长不及而阳虚，失于温煦，肌肤失养；亦可因阳长过盛而火热愈发，热毒内蕴或火热循经上泛，致颜面胸背等部位发生痤疮。前者治以补肾助阳，维持阳长为主；后者予以清热泄阳或滋肾清火，选用滋肾清肝饮加减。

（三）按日、时等节律诊治

对日节律的认识是从昼夜阴阳消长转化关系与人体经脉气血循行流经盛衰相互印证所得。《灵枢·营卫生会》云："卫气行于阴二十五度，行于阳二十五度，分为昼夜，故气至阳而起……日中为阳陇……平旦阴尽而阳受气，如是无已，与天地同纪。"说明阴阳在昼夜中各有盛衰变化，而人体阴阳昼夜的交替变化与自然界的昼夜阴阳变化是同步的。

时相与阴阳的关系颇为重要，尤其是日相。《灵枢·卫气行》中提到"岁有十二月，日有十二辰，子午为经，卯酉为纬"，指出了十二地支、十二个月及十二时辰的相应关系，进而把昼夜12个时辰分为4个主要时间，即子午为经、卯酉为纬的说法。华佗所著《中藏经》中说："阳始于子前，末于午后，阴始于午后，末于子前，阴阳盛衰，各有时，更始更末，无有休止。"《素问·金匮真言论篇》云："阴中有阴，阳中有阳，平旦至日中，天之阳，阳中之阳也；日中至黄昏，天之阳，阳中之阴也；合夜至鸡鸣，天之阴，阴中之阴也；鸡鸣至平旦，天之阴，阴中之阳也，故人亦应之。"把昼夜划分为4个时期，乃阴阳的两仪分四象之意也，对应十二地支与十二时辰，则每一象期对应3个地支与3个时辰，如平旦至日中对应辰、巳、午，以午为主，为阳中之阳，是阳渐盛至盛极；日中至黄昏对应未、申、酉，以酉为主，乃阳中之阴，说明阳盛转阴，渐至阴长；合夜至鸡鸣对应戌、亥、子，以子为主，为阴中之阴，说明阴渐盛，至盛极；鸡鸣至平旦对应丑、寅、卯，以卯为主，乃阴中之阳，说明阴盛转阳，开始阳长。阴阳盛衰的转换与更替，即子午为经、卯酉为纬的昼夜时辰变化，亦为阴阳钟的特点。现代研究认为，人体的血压、脉搏、体温、血糖、基础代谢率等均存在昼夜性节律变化。

人体的生理活动随昼夜变化而出现适应性调节，疾病也有"旦慧、昼安、夕加、夜甚"的轻重演变。古人以十二脉的流注走向来描述人体之气血应昼夜节律而往复循环，产生盛衰的变化。每一经脉之脏腑皆有一个时辰相应，如子丑时流注肝胆、寅卯时流经肺与大肠等，如此循环不已，并各有盛衰之时。若在某一时辰感受病邪或本脏自虚，就易出现某一时辰定时发作之证。古人创"子午流注针法"，按日、时取穴针灸，以有效协调阴阳五行而诊治疾病。临床上亦可据经脉循行流注的时间特点，判断所属脏腑的所主之时，从而因时用药。慢性特发性荨麻疹常无明证可辨，疗效欠佳。但临床发现部分患者的发病时间很有规律性发病，譬如常在申酉时发病，此时肺经值旺，若患者本身肺气不足，难主皮毛，则易在此时发病，治疗上不妨以枇杷清肺饮加减强金荣肤，常获良效。

（四）因时应律，气从以顺

中医整体思维就是要认识到人体自身、自然环境和社会环境在特定时空的内在联系，包括"五脏一体""形神一体"和"天人相应"等内容。"五脏一体"观认为，正常人的生命活动有赖于各脏腑功能的正常发挥并与他脏相互协同，作为有机整体发挥功能。在"形神一体"观中，人体之神指精神意识思维活动，体指神为形之用。只有五脏、形神各司其守，顺其生理特性，整体的气机升降才能得当。人与外在环境是有机统一的，许多疾病，特别是皮肤病，亦与环境密切相关，如手足癣、湿疹在潮湿闷热的环境中容易反复发作。情志因素与社会环境直接相关，《素问·疏五过论篇》云："暴怒伤阴，暴喜伤阳……诊有三常，必问贵贱，封君败伤，及欲侯王。故贵脱势……身必败亡。"所以在诊病过程中应将中医放到传统文化的大背景下，顺应患者所处的社会环境，因地、因人、因时制宜。

综上所述，临床诊疗皮肤病时需注重上述因素，使"气从以顺"。"气从以顺"即以人体自身气血津液和经络脏腑等生理功能活动，以及因时应律，与外界之阴阳消长、五行生克制化有机协调，取得动态平衡。"顺天之时而病可与期，顺者为工，逆者为粗。""气从以顺"，内则要求经络之气、脏腑之气及一身之宗气顺畅条达，外则要求风寒暑湿燥火各安时令而不致非时亢进而外感机体，人即安和。

二、中西医结合，融贯层次特点明晰

（一）中西医结合辨证

1. 皮肤病微观辨证

微观辨证是指在临床上收集辨证素材的过程中引进现代科学技术并发挥该技术微观层面可视化优势，以在阴阳五行理论微观层面审视机体的结构、代谢和功能为特点，更完整、更准确、更本质地阐明证的物质基础，从而为辨证微观化奠定基础。皮肤病学是以皮损形态学为特征的临床学科，直观性较强，如果仅依赖四诊信息并不能完全阐明疾病的本质和现象之间的关系。而且许多色素性皮肤病，如白癜风、色素性玫瑰糠疹、皮肤黑变病等，证候并不明显，或病机复杂，缺少典型内科症状，往往无证可辨。随着现代皮肤组织病理学及无创性检测手段的进展，可以利用皮肤共聚焦显微镜、皮肤超声、皮肤镜等，从微观层面获知患者的病理状态，继而将辅助检查结果与中医理法方药相联系，从微观辨证角度确定相应中医证型，指导临床选方用药。

五行学说是中国传统文化的根基，古人将天地万物的生克制化纳入五行之中，如以季节之春、夏、长夏、秋、冬，分别对应木、火、土、金、水。先哲以五行理论为基础构建中医学。中医学理论认为，五行与人体五脏的对应关系为肝木、心火、脾土、肺金、肾水。在临证中运用"天人合一"的整体思维，将人与自然相参，从宏观及微观角度对人体生理及病理的五行特点进行阐释，将理法方药与五方、五季、五气、五脏、五色、五性、五味、五体、五官、五液、五常、五神等统一于五行之中。因此，人身之皮肤亦可按照五行分析，为中医皮肤病微观辨证提供理论支持。

《尚书·洪范》记载："五行，一曰水，二曰火，三曰木，四曰金，五曰土。水曰润下，火曰炎上，木曰曲直，金曰从革，土爰稼穑。润下作咸，炎上作苦，曲直作酸，从革作辛，稼穑作甘。"西医学认为，皮肤由表皮、真皮及皮下组织组成，表皮又可分为角质层、透明层、颗粒层、棘细胞层和基底细胞层。在组织病理学上，角质形成细胞位于表皮内，是一类具有产生角蛋白功能的细胞。据其由表皮、真皮交界处到体表自下向上的角化演变过程，可分为基底层、棘层、颗粒层、角质层四层。角质形成细胞从基底层的圆柱形细胞，分化为棘层的扁平栅栏状，再到颗粒层扁平或菱形细胞，最后到无定形细胞器的角质层，是角质形成细胞形态结构和功能不断分化、革新的过程，符合"金曰从革"中"从革"的变革、死亡之意。此外，钙离子构成人体的骨和牙，其化合物多质硬，取象比类属"金"，钙离子的浓度是金气的体现。同时，角质形成细胞在角化过程中，细胞器消失，形成无定形的细胞膜，构成富含角蛋白的坚硬的角质层。角蛋白因含有较多的胱氨酸（二硫键含量多，在肽链中起交联作用，化学性质稳定），具较高的机械强度。角蛋白机械强度高，也属"金"坚硬的特点，进一步支持角质形成细胞在五行属金的观点。

黑素细胞多定植于人表皮基底层及毛囊，所合成的黑色素经表皮黑素单元转运出人体。历代医家依传统四诊可察表现，已抽象出"五色理论"及"黑白反治"等中医色素病诊疗理论，但仍不能满足临床需要。黑素细胞为树突状细胞，而根据五行理论，可以认为其有风木之象，以疏泄为用。黑素细胞树突根据其大小、主次不同可分为Ⅰ~Ⅲ级。Ⅰ级主干树突在光镜下就清晰可见，Ⅲ级树突可借助原子力显微镜观察。分化正常的黑素细胞能以其树突粘连接邻的角质形成细胞，为黑素小体向角质形成细胞的转运在空间上创造了条件。成熟黑素小体在黑素细胞胞内通过微管等细胞内骨架转运至树突等处，通过胞吐、胞吞等方式将黑素转运至相邻的角质形成细胞。纵观黑素细胞树突婉约舒展、曲直有度的特点，取象比类当属"肝木"。合成黑色素、转运至角质形成细胞后降解并排出体外过程是肝主疏泄在细胞水平的主要表现之一。《类证治裁·肝气肝火肝风论治》云："凡上升之气，自肝而出。"黑色素经角质形成细胞转运代谢，赖肝疏泄之功。肝喜条达恶抑郁，若肝郁升发不及，内则郁郁寡欢，外可见黄褐斑形于面。治疗遵"木郁则达之"之义，疏肝以调畅郁结之气，黑色素转运正常、情志怡和，则黄褐斑等病症得除。

紫外线是指波长100~400nm光谱色紫部分，"紫气东来"以应东方震木。紫外线适度暴露，能促进黑素细胞增殖及黑色素合成，可用以治疗白癜风等色素减少或脱色性皮肤病。但过度暴露，黑素细胞受"肝"之气过补而为患，则黑素合成增加、代谢相对低下，从而形成或加重黄褐斑。

黑素细胞增殖、分化，以及黑色素的合成、代谢多受角质形成细胞的调节和影响，肺主皮毛是肺气宣发肃降之功的重要表现之一。角质形成细胞从基底层有丝分裂逐步形成角蛋白而逐步"燥化"、脱落的过程，如秋日树叶般肃杀凋零，五行与"金曰从革"之性相合。表皮黑素单元是指基底层的黑素细胞与其相应的10个基底层细胞或36个表皮角质形成细胞相接触而调节黑素代谢的功能，实际上恰是"肝-肺"之"升发-肃降""血-气"在表皮细胞层面上的具体体现。正常情况下黑素细胞升降有序而能定居基底层、合成适量黑素而呈稳态经角质形成细胞"肃降"之功排出体外。升发太过或肃降不及，则能造成白癜风中"黑素细胞经表皮丢失"；肃降太过或升发不及，黑素细胞则可掉落真皮形成嗜色素细胞，出现类似色素性扁平苔藓等病理改变。由此可见，黑素合成代谢过程是肺主皮毛的重要表现形式之一，体现了黑素细胞及角质形成细胞与肝、肺的对应关系，在细胞水平上升降相因、宣降有衡、气血调和，从而完成了黑色素正常代谢。因此，可以认为黑素细胞在体为肝，以应风木之象，能藏肾精所化黑色素并疏泄有度，则肝肾之"封藏、疏泄"有权，黑素细胞功能正常。若皮肤局部因氧化应激、机械应力等肺金肃杀之气殃及肝木，或肝肾藏泄失衡，则黑素代谢失常。

"土爰稼穑"，厚德载物，土有承载、孕育、生长、化生的特性，凡具有此类特性的事物或现象，均可归属于土。皮脂腺是由表皮衍生的附属结构，主要由腺体和导管组成。腺体在发育过程中积聚脂肪滴与细胞碎片组成皮脂，通过导管分泌至体表，进而滋润毛发、皮肤。皮脂腺承载受纳、生化滋养的特性符合"土爰稼穑"中的"稼穑"之意，取象比类则皮脂腺五行属"土"。皮脂是一种淡黄色黏稠液体，主要成分是甘油三酯、游离脂肪酸、蜡酯、角鲨烯及胆固醇。皮脂腺与毛囊组成的结构中含有各种微生物菌群。皮脂色黄质稠、成分丰富、藏菌纳垢的特点，正合"土"容万物之性。脾胃协同纳运水谷，生化气血津液，为"后天之本"。脾气升动，转输精微物质以滋养各脏腑。皮脂以约每3小时0.1 mg/cm^{2}的速度产生。皮脂的流动性及滋养皮毛的特性使之恰似"水谷精微"，皮脂腺合成、分泌皮脂并经导管向上输布的过程可类比为脾气主升与脾主运化的过程。脾运正常，则皮脂生成、转运有度；若运化失常，则易出现生化不足或潴留蓄积的现象，表现为皮脂缺乏或皮脂溢出性皮肤病。综上所述，皮脂腺五行属土，在体为脾，生化为用。

此外，皮脂的产生水平在新生儿期和青春期有两个高峰，其中雄激素起关键调控作用。雄激素是性激素的一种，主要来源于性腺和肾上腺皮质，对生殖系统的发育和功能有重要的调控作用。《素问·六节藏象论篇》记载："肾者，主蛰，封藏之本，精之处也。"肾藏先天之精，能促进生殖器官发育及性激素形成，肾精的强弱决定性激素的水平。而肾精化气，气分阴阳，结合雄激素对机体有促进、振奋作用，故可认为雄激素从属"肾之阳气"。皮脂腺是雄激素的重要靶器官，雄激素在皮脂腺细胞内经 I 型 5α– 还原酶作用转变为活性更高的双氢睾酮，再与特异性激素受体结合进而调控皮脂腺的增生、分化和皮脂分泌。皮脂腺五行属土，而火能生土，《素问·天元纪大论篇》中阐述，除心火外，各脏腑之火皆为"相火"，在生理状态下即为各脏腑之阳气，故雄激素从属"肾之相火"，生理情况下潜藏守位以温煦、推动皮脂腺分化。与此同时，皮脂腺也可以调节雄激素合成。皮肤内唯有皮脂腺细胞能表达所有雄激素代谢相关酶，因此皮肤内的活性雄激素主要来源于皮脂腺分泌；皮脂腺细胞还可以通过表达肽类物质在机体或皮脂腺局部受到创伤时调节雄激素水平。由此可见，雄激素与皮脂腺的关系恰是脾肾之互促互助、五行中火土互助的体现。两者相互资生、相互调控，共同参与皮肤屏障功能。《灵枢·决气》曰："上焦开发，宣五谷味，熏肤、充身、泽毛，若雾露之溉。"故皮脂需经肺之宣发，方能功似水谷精微润泽肌肤毛发。《素问·经脉别论篇》曰："脾气散精，上归于肺。"脾气化生水谷精微并转输于肺，肺气宣发将精微输注于肌表，因此脾肺之间主要体现在水谷精微的生化、输布上。取象水谷精微，皮脂生成、转运体现了脾主运化的功能，皮脂广泛均匀地散布于肤面体现了肺气的宣发作用。皮脂腺运化、输布皮脂的过程需要脾肺功能相协调。若肺气不调，致体表皮脂输布不足，土不生金，造成皮肤干燥，则外邪易侵，病原体易在皮肤上定植感染；若体表皮脂输布过剩，母强子弱，则可出现皮脂溢出。综上所述，皮脂腺和皮肤之间可演绎为"脾 –肺""土 – 金"关系。皮脂腺五行归于土，在体为脾，参与构成肾 – 脾 – 肺轴，与雄激素 – 皮脂腺 – 皮肤相应，三焦通利，五行流通，则机体平衡。若外感风邪，内蕴湿热或脏气不足致皮脂腺功能失常，则易引起皮脂腺相关性皮肤病。

"水曰润下"，是指具有滋润、下行、寒凉、闭藏等性质或作用的事物或现象，可归属于水。皮肤的血液供给系统包括动脉、静脉及毛细血管，血管潜行于真皮及皮下组织，其功能是为皮肤提供营养，调节体温等。其特点类似于"水"，故属水，在脏合肾。

中医皮肤微观辨证除了上述依赖经典阴阳、五行、象数推演外，还有更为广泛的途径。在此以皮肤共聚焦显微镜为例，探讨皮肤影像学指导下的微观辨证。反射式共聚焦激光扫描显微镜是 20 世纪 80 年代兴起的一种无创性皮肤成像技术，可以在生理状态下在细胞水平观察皮肤的正常组织结构及异常变化。现以白癜风反射式共聚焦激光扫描显微镜检查结果为例，具体阐述微观辨证的应用。

白癜风是一种进行性色素脱失性疾病，在多种因素的共同作用下，表皮功能性黑素细胞发生破坏。其发病机制为遗传因素、免疫应激、机械性摩擦刺激等所致黑素细胞功能异常。病理表现为基底层黑素细胞缺如，黑素细胞从基底层脱落至真皮层，导致皮损区色素脱失。通过反射式共聚焦激光扫描显微镜对白癜风患者皮肤表皮及真皮浅层进行扫描成像，可观察到如下特点：白斑区界限清晰，基底层色素明显缺失，基底细胞环大致存在，真皮乳头及浅层稀疏炎症细胞浸润。临床可以在明辨患者寒热虚实的前提下，结合反射式共聚焦激光扫描显微镜镜下黑素细胞在基底层脱落的客观指标，试用微观指标"辨证论治"。然而临证发现白癜风患者大多无明显的寒热虚实变化，即所谓的"无证可辨"。此时可按照"取象比类"原理，将皮肤基底层与子宫类比，黑素细胞附于基底层，恰如胎儿与子宫相连。故治疗可从补益肝肾入手，予寿胎丸加减，取顾护胎元之意，临床取得满意疗效。因此，在临床"无症可辨"时，基于皮肤的结构和功能特点，可试用微观指标认识疾病，同时结合取象比类为主的中医思维去认识和运用微观指标。

皮肤病的微观辨证结合了皮肤病理学、皮肤共聚焦显微镜、高频超声、皮肤镜检查结果等，将解剖学、生理学、病理学、医学影像学等纳入皮肤病中医辨证体系中。根据临证对皮肤科微观辨证理论进行探索，初步建立皮肤病微观辨证体系，以期拓展疑难性皮肤病的临证治疗思路。但尽管这些辅助检查数据未必可与中医证候完全对应，目前该理论尚处于探索阶段，仍需要进一步循证医学证据以确定微观指标与中医证候之间的关联。及相关微观辨证是整体辨证体系必要的补充，进一步拓展了临床治疗思路。

2. 病证结合

既辨证又辨病，是诊断学上的中西医结合。"证"是病变的部位、性质以及发病原因和条件等各方面因素的概括，"辨证"是中医治病的前提和依据，因此通过辨证就能够更了解疾病的本质，并针对其制定出正确的治疗方药。"辨病"是通过对疾病的详细观察和西医学检查手段来诊断疾病的方法，一般有较严格的客观指标，以治疗针对性强为其特点。中医皮肤科学散见于古代中医外科文献中，并没有中医皮肤科专著，到近代才逐渐形成专科。中医辨证治疗特点明显，但对病的认识较为模糊，对疾病的过程及预后的判断不十分准确。中医皮肤科学也必须吸取西医学的精华以利于学科的建设与发展，主张在明确皮肤病诊断的情况下，再准确辨证。主张病名以西医名为主，但必须掌握相对应的中医名，如荨麻疹，对应"瘾疹"等中医病名，在临床中应先诊断为荨麻疹，再以中医辨证为风寒外感或风热壅盛、热毒燔营、脾胃湿热、虫积肠脾等。对结缔组织疾病，如红斑狼疮、硬皮病、皮肌炎进行诊疗时，更要结合实验室检查、普通病理及免疫病理检查、物理检查，以明确诊断、判断预后，再进一步明确中药在治疗中所处的地位，辨清轻重缓急，以单独中药治疗，或以激素为主，中药为辅，或先以激素等西药为主，再辅以中药以利于激素的撤减，逐渐过渡到以中药为主治疗。

（二）中西医结合治疗

1. 中西药组方制剂

这是根据中西药各自的特点组合制成新制剂的一种方法，既能发挥中西药各自的优势又能克制他方的缺点，以增强药效、减少副作用。皮肤病大多表现为红斑、丘疹、水疱、血痂、鳞屑或苔藓样变，其病因不外乎风、湿、热、燥等，治法一般为清热、凉血、除湿、祛风，故方选消风散为宜。消风散首见于明代医家陈实功之《外科正宗》，由荆芥、防风、蝉蜕、牛蒡子、苦参、苍术、通草、知母、生地黄、石膏、当归、火麻仁组成，具清热凉血、苦寒祛湿、祛风止痒之功。管汾教授古为今用，将其研制成服用方便的消风合剂，又进一步加入西药成分制成新剂型消风冲剂，内含荆芥、蝉蜕、生石膏、生地黄、地骨皮、生甘草等中药，以及西药去氯羟嗪、氨茶碱等。现代药理学研究表明，荆芥、生石膏、生地黄、地骨皮、生甘草有促进皮肤血液循环和镇静的作用，并有抗炎、抗过敏及类肾上腺皮质激素作用；西药成分有抗组胺、扩张平滑肌的作用。本冲剂结合了中西药之长，并使之相辅相成，临床可广泛用于荨麻疹、丘疹性荨麻疹、皮肤划痕症、接触性皮炎、湿疹、皮肤瘙痒症、玫瑰糠疹、特应性皮炎等多种瘙痒性皮肤病，疗效显著。

许多中药均含有香豆素类光敏成分，结合自然光或紫外线照射可治疗白癜风。使用此类中药内服或外涂，并配合长波紫外线照射治疗白癜风的方法被称为中药光化学疗法。香豆素类化合物存在于补骨脂、无花果、白芷、独活、羌活、北沙参、防风、蛇床子等中药中；有较强光敏作用的中药有虎杖、茜草、决明子、南沙参、麦冬等。闵教授强调辨病与辨证相结合，治疗白癜风时多在中医辨证治疗的原则下结合现代药理学研究成果，使用补骨脂、白芷、羌活、独活、南沙参、北沙参、沙苑子、蒺藜等药，常常能够取得显著疗效。闵教授还以补骨脂、白芷、防风、甘草、乌梅组方，开发了外用制剂抗白灵霜，也取得了较好的疗效。

雷公藤是治疗皮肤病的常用中药。西医学认为雷公藤有抗炎、抑制免疫功能等作用。管汾教授创造性地将鸡血藤、甘草与雷公藤水提物或醋酸乙酯提取物配伍，研制了雷公藤Ⅰ号及Ⅱ号合剂，但在临床实践中逐步发现二者在取得疗效的同时仍存在不良反应。而后借鉴西药抗肿瘤药可治疗银屑病,在中药方剂中酌情加入有抗癌作用的中药,如青黛、菝葜、白花蛇舌草、乌蔹莓、半枝莲、山豆根等,可取得较好的疗效。菝葜治疗银屑病,若与山豆根、丹参同用,则可提高疗效。

2. 用药途径结合方法

为了更充分地发挥药物疗效、减少用药剂量、改善中药适口性、提高服用便捷性,可在用药途径上加以改革。临床上最常用的是以合剂、针剂、片剂等代替煎剂,这些剂型有用量小、疗效好、用法简便等优点。以古方凉血消风散加减配制成消风合剂,治疗以变应性皮肤病为主的各种皮肤病,如湿疹、荨麻疹、皮肤瘙痒症等共计 300 例,有效率达到 85.4%。以具有消炎杀菌作用的中药紫花地丁和半边莲配制成丁半合剂治疗化脓性皮肤病,以除湿合剂治湿疹、首乌合剂治斑秃,均有一定疗效。中药蟾酥具有清热解毒作用,但因其性毒,对心脏呼吸中枢等有抑制作用,故临床口服剂量极难控制,管汾教授使用蟾酥注射液治疗银屑病及掌跖脓疱病病,既可获较好的效果,又兼有安全之优点。

3. 理法上的中西医结合

皮肤科病种复杂,临床表现多样,需要灵活运用中西医理论指导临床。临床中多以中医理论为主导思想,如以中医学"治风先治血,血行风自灭"的理论治疗瘙痒性皮肤病,以"清热解毒法"治疗感染性皮肤病,以"扶正固本法"治疗免疫缺陷性皮肤病,以"活血化瘀法"治疗有血瘀证候的多种皮肤病,都是应用中医学"异病同治"理论指导临床治疗的范例。有时可以根据现代药理作用指导中药的使用。例如,应用抗真菌的茵陈挥发油治疗皮肤真菌病,应用有抗癌作用的山豆根、雷公藤等药治疗银屑病,都是这一思想的具体体现。再如,管汾教授用维生素 B12 注射液注射足三里治疗特应性皮炎;在治疗手部湿疹方面主张以普鲁卡因及泼尼松龙进行穴位注射,疗效显著。

4. 中医特色与西医优势互补

系统性红斑狼疮患者患病日久阴液亏损,无法滋润濡养,水不制火,不能制阳可出现一系列病理变化。临床上常表现为低热、手足心热、潮热、盗汗、口燥咽干、心烦失眠、头晕耳鸣、舌红少苔、脉细数等。在激素撤减阶段患者出现阴虚内热证时,管汾教授应用杞菊地黄汤或知柏地黄汤化裁,可有利于激素平稳撤减。白塞病属于炎症性皮肤病的一种,可侵害人体多个器官和系统,包括口腔、皮肤、关节、肌肉、眼睛、血管、心脏、肺和神经系统等,主要表现为反复口腔和会阴部溃疡、皮疹、下肢结节红斑、眼部虹膜炎、食管溃疡、小肠或结肠溃疡及关节肿痛等。许多中药富含抗炎成分，如丹皮酚，故治疗上可以徐长卿、牡丹皮等富含丹皮酚的中药为君药，配伍金雀根、土茯苓等治疗白塞病，常可取得良好疗效。

西医学对疾病发生发展的认识比较深刻，用药针对性强，所以用西医学理论指导中西医结合治疗也是一种很好的方法。抗疟药氯喹有增加皮肤对紫外线耐受性、抗炎及抗组胺等作用，可以治疗多形性日光疹、红斑狼疮、酒渣鼻、血管炎等光敏感及变应性皮肤病。从中药青蒿中提取出抗疟有效成分青蒿素，也可治疗盘状红斑狼疮及系统性红斑狼疮。银屑病是临床较常见的顽固性皮肤病，病因至今不明，但根据其病变处表皮角质形成细胞更替时间较正常皮肤快6~7倍的特点，目前国内外倾向于用抗肿瘤药物治疗。在此思想的指导下，临床中应用具有抗肿瘤功效的中药，如菝葜、山豆根等治疗银屑病均取得了良好效果，早期以雷公藤治疗亦取得了较好疗效。对于甲真菌病，西药采用口服伊曲康唑等抗真菌药足疗程治疗可以取得很好效果；对于甲癣，由于外用抗真菌药膏很难透过甲板，所以通常不推荐使用。但并不是说中医药外治甲癣无效，以中药藿香、大黄对真菌的抑制作用为依据所配制的藿黄浸剂足疗程使用治疗手足癣可以取得良好效果。

中国医学科学院皮肤病研究所以中药茵陈中提取的对羟基苯乙酮提高灰黄霉素治疗头癣的作用，也是中西医结合治疗皮肤病的一个较好的例子。自1958年临床应用灰黄霉素治疗各种皮肤真菌病以来，虽然其对头癣病有很好疗效，但灰黄霉素微粒不溶于水，在口服后仅45%左右为肠道所吸收，其余大部分由大便排出，而胆汁、胆盐等表面活性物质可增加其在水中的溶解度从而促进其吸收。考虑到中药茵陈有清热利胆的功用，尤其是其有效利胆成分对羟基苯乙酮在动物实验中显示出具有明显的利胆和增加胆汁分泌的作用。在临床上以对羟基苯乙酮加灰黄霉素常规用量的一半量，即每日7.5mg/kg，治疗75例中型及重型黄癣患者，并以相似类型的黄癣患者84例单独使用等剂量灰黄霉素作对比研究，结果前一组的疗效达86.7%，而后一组疗效只有54.8%，表明对羟基苯乙酮与灰黄霉素合用能够明显增强疗效。

中医学理论形成于两千多年前，常用取类比象的方法进行归纳推理，更依赖思维而对人体结构功能的认识存在不足。中西医理论体系虽然不同，但研究对象却是一致的，所以两者之间存在许多相似之处。中医是从宏观到微观的一览无余，是一种肤浅的全面；西医是从微观到宏观的一叶知秋，是一种深刻的片面。中医重宏观，西医重微观；中医重整体，西医重局部；中医重辨证，西医重辨病。这是中西医学的优势和特点。中西医结合需要谙练中医且精于西医的饱学之士使之进一步发展和升华。

第二节　学术特色

一、局部辨证与整体辨证结合，各有侧重

（一）重视"皮损"的局部辨证

皮肤病多为"形诸外"，故"视其外应，以知其内脏，则知所病矣"。局部辨证主要包括辨析皮损的类型、部位、分布特点、形态、色泽等。吴孟皮科流派从创派祖师管汾教授开始便非常重视通过皮损形态和特征辨证。

（1）斑疹：有红斑、紫斑、白斑及黑斑等。①红斑：多为热邪所致，热邪病位的深浅可以从红斑的颜色、分布及有无全身症状等测知。若颜色鲜红、分布散在稀疏，无身热者，则热在气分；若色显红赤、分布密集，并伴口渴、身热、舌红、脉数者，则为热邪入里，伤及营血。红斑尚可因热毒之邪浸淫肌肤而引起，如化脓性皮肤病、药疹等，其红斑除色呈鲜红或紫红外，可焮肿隆起、作脓溃烂。②紫斑：色呈紫红或紫黑，紫色可因寒邪外束，气滞血凝而引起，如冻疮；亦可因湿热阻于经络，气血郁滞而形成，如下肢结节性皮肤病。此外，由于血分热盛，迫血外溢脉络，积于皮下，或因脾气不足，摄血无能，致血溢络外而形成紫癜。③白斑：多因气血失和或气滞而起，如白癜风，系风邪外袭，气血失和所致。④黑斑：可因肝气郁结，血络瘀滞所致，或因脾阳不振，气血不能润泽皮肤而生，或因肾阳不足，命门火衰而发，或因肾阴不足，水亏火旺所致。如慢性肾上腺皮质功能减退、黄褐斑等。

（2）丘疹：急性者色红，多属风热或血热；慢性者呈正常肤色或稍暗，为气滞或血虚。

（3）疱疹：包括水疱、大疱及脓疱。一般水疱属水湿为患，深在性水疱多系脾虚湿蕴或寒湿所致；若水疱周围出现红晕或呈大疱，多为湿热；热毒炽盛可形成脓疱，如脓疱疮。

（4）风团：一般属风邪为患，风热所致者常为红色；风寒或血虚所致者则色淡；还与卫表不固、脾胃湿热、冲任失调等多种因素有关。

（5）结节：色紫红，按之疼痛者，属气血凝滞，如结节性红斑；皮色不变，质地柔软者，则为气滞、寒湿或痰核结聚，如皮肤囊肿或瘰疬性皮肤结核。

（6）鳞屑：在急性热性病后产生者，多为余热未清，如猩红热；慢性皮肤病

中见之，则多为血虚生风生燥，或肝肾不足，皮肤失养所致，如鱼鳞病。

（7）糜烂：多系水疱演变而来，故多为水湿或湿热所致。

（8）溃疡：边缘色红，疮面深陷，脓汁稠臭者，为热毒所致；慢性溃疡，边缘苍白，疮面浅平，脓汁稀薄者，为寒湿。前者如痈破溃后形成的溃疡，后者则如结核性溃疡。若溃疡经久不敛，肉色灰暗，则属气血两虚。

（9）痂：血痂为血热所致，脓痂为热毒结聚，浆痂或脂痂为湿热形成。

（10）皲裂：可因风寒外侵或血虚风燥所致，如手足皲裂、皲裂性湿疹等。

（11）抓痕：多因风盛、内热引起瘙痒，经搔抓形成。

（12）苔藓样变：多由血虚风燥所致，如神经性皮炎；亦可因气血瘀滞，肌肤失养而成。

（13）瘢痕：瘀血凝结不化所致，如瘢痕疙瘩。

（14）皮肤萎缩：系气血不运。

（15）脱发：肾"其华在发"，"发者血之余"，故血虚肾亏，均可使毛发失荣，以致毛发变白或枯槁脱落，如斑秃、白发症等；久治不愈的脱发，亦可因气滞血瘀、发失所养而成。皮脂过多系油脂溢出毛孔所致，如皮脂溢出症，或为脾胃湿热过盛所致。

（16）汗出：清醒时容易自行出汗者为自汗，系气虚不足，卫表不固所致；夜寐汗出湿衣者为盗汗，属阴虚之症；头汗出，多属湿热上蒸之候；手足汗多为脾胃湿蒸，旁达四肢所致；腋汗为少阳夹热使然；汗出偏于一侧者，为气血运行不调。

（17）爪甲病变：肝肾不足，则爪甲多薄而软；血燥可致甲面干燥而脆裂变形；气血瘀滞或虫蚀可引起爪甲变色。

（二）从局部辨证着手，兼顾整体辨证

皮损是患者主诉所在，是需要解决的主要矛盾，从局部辨证着手，对皮损的改善较直接。例如，痤疮皮疹表现为红色丘疹、脓疱，皮脂溢出明显，局部辨证为"热证"或"湿热证"，治疗以清热解毒或清热利湿，予"枇杷清肺饮"或"葛根橘叶汤"加减治疗，皮疹可消退。但部分患者皮疹消退后易反复，细察患者，大便黏滞或溏，舌淡、苔白或腻，脉沉细或弦，女性患者可出现月经推迟、月经量减少、痛经等症状，整体辨证多为脾虚湿盛、肝郁气滞或肝肾阴虚，在清热时需兼顾健脾益气、疏肝解郁、滋补肾阴。再如湿疹，皮损见红斑、丘疹、水疱、渗液，或有糜烂、结痂，局部辨证属湿热蕴结。若伴口苦而腻，小便短赤，大便干结，舌红苔黄腻，脉濡滑或滑数，整体辨证属湿热俱盛，

治疗宜清热利湿；若伴面足浮肿，胸闷纳减，口淡而腻，大便溏薄，舌淡、苔白而腻，脉濡缓，整体辨证属脾虚湿胜，治疗宜健脾除湿。又如四肢湿疹与胸胁部带状疱疹，局部症状虽均可为红斑、水疱、灼热、痒痛等湿热证候，但以脏腑经络辨证，可知四肢湿疹多系脾蕴湿热，而胸胁部带状疱疹多属肝经湿热，用药自当各有不同。

（三）以整体辨证为基础，兼顾局部辨证

整体辨证是中医整体观的体现，根据四诊所收集的资料，通过分析、综合，辨清疾病的病因、性质、部位及邪正关系，概括、判断为某种性质的证。临床常用的辨证方法有八纲辨证、脏腑辨证、六经辨证、卫气营血辨证、三焦辨证、气血津液辨证、病因辨证、经络辨证等。管汾教授根据皮肤病的特点，认为皮肤病的辨证以八纲辨证、脏腑辨证、气血辨证、经络辨证、病因辨证为主。

整体辨证是中医辨证论治的基础，在整体辨证论治的指导下多能取得良好的疗效。例如，针对黄褐斑患者，应询问全身症状、饮食、睡眠、二便、情绪等，女性患者更是详细询问月经周期、经色经量等，结合舌苔、脉象，才能辨为肝气郁结，气血瘀滞，或脾阳不振，气血不能润泽皮肤，或肾阳不足，命门火衰，或肾阴不足，水亏火旺。再通过观察局部斑疹表现，可以进一步保证辨证准确。辨证是治疗的前提和依据，只有基于正确辨证，采取适当的治疗方法，才能取得预期的效果。

一方面，皮肤病在发病的不同阶段证型可以有所相异；另一方面，不同的皮肤病，其临床证候在某个阶段又可有所相似。例如，剥脱性皮炎，全身表现为高热、口渴多饮、烦躁不安、小便短赤、舌红苔黄、脉滑数，皮损表现为全身皮肤红赤肿胀、灼热，或有糜烂渗液，证属热毒蕴结，治疗以清热解毒为主；待热毒渐退，全身表现为发热或轻或重、口渴、不思饮食，或口舌糜烂、饮食困难，舌绛无苔，脉细数，皮损表现为红肿渐退、渗出减少、表皮层层脱落，证属热盛伤阴，治疗需养阴清热。再如荨麻疹和玫瑰糠疹，起病较急，病程较短，并伴有不同程度的瘙痒，或兼有发热，微恶风寒，有汗不多，咽喉红痛，口干微渴，舌红、苔微黄，脉浮数，皮损表现为色泽较红，证属风热蕴肤，均可治以疏风清热。这就是基于整体辨证的"同病异治"和"异病同治"，兼顾局部皮损表现而治。

（四）局部辨证和整体辨证各有侧重

人体的生命活动主要依赖于脏腑功能，而脏腑功能活动所需的物质基础是气血。气血通过经络输送到各个脏腑及包括皮肤在内的全身组织。因此，脏腑、

气血、经络、皮肤之间的关系极为密切。外邪通过皮肤侵入机体，导致脏腑、气血功能失调，就可引起全身疾病。反之，脏腑、气血病变，亦可通过经络反映到体表。在临床实际使用过程中，八纲辨证、脏腑辨证、气血辨证、经络辨证和病因辨证不能孤立或分割对待，常须以1种为主，2~3种方法结合起来辨证。例如，湿疹的辨证，根据皮损干、湿、痒等不同，可分为偏于湿重、热重或湿热并重，或血虚风盛；还当结合经络辨证，发于面部、乳房部者与脾胃二经有关，发于耳部、胸胁、外阴部者则多属肝经湿热。

皮肤病的病变表现于外，皮损为其主症，但"局部是全身的局部，全身是局部的全身"，不能将局部与全身割裂来看。如荨麻疹，局部症状虽简，然病因复杂，可根据其全身症状表现的不同而分为不同证型。例如，同样表现为风团色红，若遇热增剧、得冷则瘥、恶风微热、口渴心烦、舌红苔薄黄、脉浮数，证属风胜热盛；若疹块弥漫全身并呈大片鲜红色，瘙痒剧烈，并伴高热恶寒、口渴喜冷饮，甚或面红目赤、心烦不安、小便短赤、大便秘结或溏薄，舌红苔黄、脉洪数，则证属热毒燔营；若发疹时脘腹疼痛难忍、拒按，甚则坐卧不安、不能进食、倦怠无力，大便溏泄、间或秘结，苔黄腻、脉濡数，则证属脾胃湿热。再如风团表现色淡红或白，若浸涉冷水或吹风受寒后加重，得暖则轻，自觉恶寒恶风、口不渴，苔薄白、脉浮缓，证属风寒外袭；若发疹不息、食纳锐减、夜寐欠安、神情疲惫、面色苍白、肢软无力、动辄气喘、唇甲色淡，舌体胖嫩质、淡，脉细弱，则证属气血两虚；若身体消瘦，面黄或有白斑，时有脐周疼痛，偏嗜零食，睡中磨牙，苔白或腻，脉濡，则证属虫积伤脾。

当局部病变表现突出或全身症状不典型时，以局部辨证为主，如色淡红而扁平隆起者，多为风热；皮疹粗糙干裂、蓬松枯槁如花蕊状者，多为血燥。再如扁平苔藓，根据其皮疹的色泽来辨证较为重要，皮疹色红者，以血热为主；色呈紫暗者，以血瘀为主；口腔黏膜发疹，多为干燥发涩，为肝肾阴虚。

总之，皮肤病的辨证应将局部辨证与整体辨证相结合，在不同疾病和疾病的不同阶段各有侧重，不同的整体辨证方法亦应灵活结合应用。

二、辨证与辨病结合，先辨病后辨证

管汾教授于1981年在《广州医药》杂志上发表的论文《中西医结合治疗皮肤病初探》中有关于辨证、辨病关系的论述。

"辨证"是中医治病的前提和依据，"证"是病变的部位、性质，以及发病原因和条件等各方面因素的概括，因此通过辨证就能够更接近了解疾病的本质，并针对它而制定出正确的治疗方药。"辨病"是通过对疾病各方面的详细观察和运用西医学各种检查手段来诊断疾病的方法，一般有较严格的客观指标，以治疗针对性强为其特点。因此，"辨病"与"辨证"相结合是当前中西医结合工作中较为常见的一种形式，具体可从以下几方面着手。

（一）西医辨病，中医辨证

湿疹为皮肤科多发病，临证屡见不鲜，根据其症状特点，西医"辨病"明确诊断并不困难，但治疗效果尚欠满意，若结合中医"辨证"，分型论治，则收效较佳。有研究将湿疹辨为热盛型、湿盛型、血热型、血虚风燥型，分别予以清热、利湿、凉血、润燥等法施治 100 例患者，结果痊愈率达 87%，好转率为12%。这种方法在临床上十分常用。例如，寻常型银屑病，首先根据其皮损特点、发病部位、好发季节及皮肤活检等先予明确诊断，然后加以中医辨证论治。银屑病多因感受风寒或风热之邪，郁于肌肤，久则化热生燥，导致肌肤失养所致，结合其临床特点，分为风盛血热和风热血燥二型，各予清热凉血、祛风止痒，以及养血润燥、祛风止痒法为治，共治疗 120 例，有效率为 85%。再如多形性红斑，曾多见于春秋季，近年来亦见冬季发病者，西医"辨病"固属不难，然无特效治法。但按中医"辨证"则可辨为湿热蕴结证和风寒血瘀证两型，分别以清热利湿和温经散寒法论治，收效较佳。由此可见，西医"辨病"结合中医"辨证"是中西医结合的一个方面。

在中医"辨证"的基础上，结合西医"辨病"以提高中医辨证疗效的方法，是"辨病"与"辨证"相结合的另一形式。例如，带状疱疹与传染性湿疹样皮炎的临床表现均有水疱、潮红、糜烂、渗液等湿热之象，均可以清热利湿从治。然按西医"辨病"，二者在症状上虽有相似之处，但发病原因不同，前者系病毒所致，后者则属病灶感染所致的变应性皮肤病，若在此"辨病"的基础上在带状疱疹的清热利湿方中加入板蓝根、大青叶、紫草等具抗病毒作用的中药，而在传染性湿疹样皮炎方中加入有消炎杀菌作用的中药，如紫花地丁、蒲公英、半边莲、重楼等，就可显著提高疗效，这种方法较好地体现了"辨病"与"辨证"相结合的优越性。

（二）舍证从病，舍病从证

在某些疾病中，"证"与"病"虽然同时存在，但可根据病情的轻重、矛盾的主次，分别采用"舍证从病"或"舍病从证"的方法。例如疣类皮肤病，其皮损表现可为多形的丘疹，自觉症状轻微，若按中医辨证，从祛风清热或养血柔肝论治，收效不著，但若"舍证从病"，针对其病毒性感染的病因，选用一些有抗病毒作用的中药治疗，效果较为满意。如以具抗病毒作用的由板蓝根、大青叶、薏苡仁、紫草四味中药组成的板蓝根合剂治疗扁平疣，有效率可达58.6%。有研究表明，以板蓝根注射液治疗各种病毒性皮肤病，对疱疹组病毒性皮肤病疗效满意，对赘疣组病毒性皮肤病，特别是扁平疣均有疗效。

在某些情况下，有的皮肤病诊断暂不明确，或诊断虽明而西医无法治疗时，则可采用"舍病从证"的方法。例如，下肢皮下结节性皮肤病是一组包括很多种皮肤病的疾病，其病因常不明晰，虽有时经各项检查诊断仍难以明确，但此际可暂舍"辨病"，而从"辨证"，抓住红肿、疼痛的症状特点，予以清热利湿、活血通络，可望收效。又如，神经纤维瘤为皮肤良性肿瘤，西医除手术切除外，别无良法，而根据中医辨证，则可试以消痰软坚、活血破瘀之法。

（三）无"病"从证，无"证"从病

无"病"从证，无"证"从病，所谓"无"字并非真"无"，而是指在临床上，有些疾病往往症状不明显，或症状虽然明显，但由于种种条件限制暂时查不出阳性结果。此时可采用无"病"从证或无"证"从病的方法进行治疗。带状疱疹是一种病毒性疱疹性皮肤病，中医辨证为肝经湿热或脾湿内蕴，经清热利湿或健脾除湿法治疗后，皮疹往往可以较快消除而痊愈。但某些老年性患者疾病虽愈，疼痛尚存，此时若施以无"病"从证法，按中医辨证，以疏肝理气、活血通络法，予柴胡疏肝饮或川楝子散加减，并配合针刺，收效颇佳。"疖病"一症，系化脓菌侵入毛囊及周围组织而引起的深在化脓性炎症，反复发病，不易痊愈。在发病严重时，中医辨证属毒热炽盛，当以清火解毒，予五味消毒饮从治，治疗后疖肿虽可消失，但不能防止其复发。因此，此时虽无症状，但当设法提高患者免疫功能，扶助其正气以免病之再发，故在清热解毒的基础上加入扶正之品，如黄芪、玄参、党参、麦冬、当归等药，此为无"证"从病之例。

（四）辨病辨证，分阶段论治

在疾病发展的不同阶段中，使用不同的中西药治疗，或侧重于中医辨证用药，或侧重于西医辨病用药，或中西药同用。例如，寻常性天疱疮是一种较为罕见，病情严重而预后不良的大疱性皮肤病，在疾病急性发作时，皮肤黏膜有多数大疱、糜烂，并伴发热、畏寒等全身症状，若单按中医辨证予以清热解毒或凉血清营法治疗，很难控制病情。为防止病情恶化，甚至危及生命，此时当急投大剂量类固醇皮质激素，并补充维生素及抗生素等西药以预防继发感染。待病情基本控制时，激素可渐予减量，或加用有类激素作用的生地黄、玄参、甘草之类中药以替代激素，待症状大部消退，再以中药清脾除湿或养阴益气调理。这种分阶段有重点地灵活施用中西药是中西医结合的一种较为优良的方法，

可相互配合而提高疗效。同样，在系统性红斑狼疮及某些红皮病等皮肤病中都可适当采用这种辨病与辨证分阶段论治的方法。

辨病是对疾病实质的进一步揭示，是认识疾病的主要矛盾，病因、病机相对恒定，也是该病区别于他病的不同之处，但如果只辨证不辨病，只是选取疾病过程中的一个横截面，是只见树木，不见森林，缺乏纵向全局观点；辨证是认识疾病主要矛盾的主要方面，证候特征相对灵活，而只识病不辨证，也不符合中医辨证方法。皮肤科临床十分强调"辨病"与"辨证"相结合，首在"辨病"，其次"辨证"，以病为纲，以证相辅，病证结合。如天疱疮皮损表现以水疱、大疱为主，疱破糜烂，边缘附着疱壁；脓疱疮亦可见大疱，疱液浑浊，疱壁薄而松弛，破后露出糜烂面。从中医辨证水疱均属水湿为患，若水疱周围红晕或呈大疱，多为湿热；热毒炽盛可形成脓疱。然天疱疮与脓疱疮并非一病，其轻重、预后及治则均各不同。

三、内治与外治结合，着重外治

（一）治外必本诸内

明代医家汪机在《外科理例》中提出了"治外必本诸内"的思想，在序中指出："外科者，以其痈疽疮疡皆见于外，故以外科名之，然外科必本于内，知乎内，以求乎外，其如视诸掌乎。"人体是一个矛盾统一体，各部分之间在生理上保持着密切的联系。在发病以后，局部病变必然会影响其他部分和整体，而整体变化也必然会对局部产生影响。因此，在治疗疾病时必须重视局部与全身密切联系的整体观念。皮肤病虽然表现在皮肤组织，但皮肤首先是整体的一部分，所以服药内治在皮肤病治疗中占有很重要的地位，所谓"治外必本诸内"，正是这一整体观念的体现。

管汾教授总结了十五种皮肤病常用的内治方法：疏风清热法、疏风散寒法、搜风止痒法、温阳祛寒法、清热凉血法、清热解毒法、清热祛湿法、清暑利湿法、养血润燥法、疏肝理气法、健脾化湿法、温补肾阳法、滋阴补肾法、益气补血法、活血化瘀法。

（1）疏风清热法：荨麻疹、玫瑰糠疹等，皮损表现为色泽较红、起病较急、病程较短、并有不同程度的瘙痒，或兼发热、微恶风寒、有汗不多、咽喉红痛、口干微渴、舌红苔微黄、脉浮数，可治以疏风清热。

（2）疏风散寒法：荨麻疹、冬季皮肤瘙痒症等，皮损表现为色泽较淡或苍白，因寒加重，得热则缓，有瘙痒及皮肤干燥感，或伴恶寒、发热、无汗、头痛，舌苔薄白，脉浮，可治以疏风散寒。

（3）搜风止痒法：神经性皮炎、结节性痒疹等久治不愈的皮肤病，皮损瘙痒无度、浸润肥厚、抓痕累累，可治以搜风止痒。

（4）温阳祛寒法：冻疮、寒冷型多形性红斑、肢端动脉痉挛病等，皮损颜色苍白、青暗或发绀，局部温度偏低，有麻木、疼痛等自觉症状，或伴恶寒、肢冷、不发热、口不渴、小便清长、苔白滑、脉沉迟，可治以温阳祛寒。

（5）清热凉血法：药疹、过敏性紫癜、剥脱性皮炎、系统性红斑狼疮等，皮损呈鲜红色斑或紫癜，抚摸局部有热感，多伴有发热心烦、口干唇燥、小便短赤、大便干结，舌红苔黄、脉数，可治以清热凉血。

（6）清热解毒法：毛囊炎、疖、痈、丹毒等急性疮疡，皮损潮红、肿胀、化脓、灼热，伴发热恶寒、口渴喜冷饮、烦躁不安、小便红赤、大便干或秘结，舌红绛，脉洪大而数，可治以清热解毒。

（7）清热祛湿法：急性湿疹、带状疱疹等，皮损有红斑、水疱、糜烂、渗液，或伴胸胁满闷疼痛、口苦而腻不欲饮、小便短赤或黄浊、舌苔黄腻、脉弦数，可治以清热祛湿。

（8）清暑利湿法：红色粟粒疹、夏季皮炎等，因暑邪易于夹湿，故除皮肤损害外，可伴发热烦渴、胸脘痞闷、小便不利，苔黄腻，脉濡数，可治以清暑利湿。

（9）养血润燥法：慢性湿疹、神经性皮炎、老年性皮肤瘙痒症、鱼鳞病等，皮损表现为干燥、脱屑、肥厚、皲裂，毛发枯落、爪甲污浊，或伴头目眩晕、视物不清、面色萎黄等，舌淡苔白，脉沉细或缓，可治以养血润燥。

（10）疏肝理气法：带状疱疹、瘰疬性皮肤结核、结节性脉管炎等，伴有胸胁胀痛、胸闷不舒、不欲饮食、口苦善呕、头晕目眩、女子月经不调等，舌苔白滑，脉弦，可治以疏肝理气。

（11）健脾化湿法：湿疹、疱疹性皮肤病等，皮损表现为水疱、糜烂、肿胀、渗水，部位多见于四肢，伴面色萎黄、疲乏无力、肢体浮肿、食欲减退、小便不利、大便溏薄等，可治以健脾化湿。

（12）温补肾阳法：慢性肾上腺皮质功能减退、系统性硬皮病，皮肤呈黑色或棕褐色，皮温降低或伴有肢端动脉痉挛现象，疮疡色暗而淡、久不敛口，或形成窦道瘘管，伴精神萎靡、形寒肢冷、耳鸣重听、腰膝酸软、小便清长、大便溏薄，舌淡苔白，脉沉细，可治以温补肾阳。

（13）滋阴补肾法：黄褐斑、黑变病症见面色黧黑，或系统性红斑狼疮症见两颧红斑、皮肤瘀点，或斑秃症见毛发脱落，伴头目眩晕、咽干唇燥、面烘耳鸣、虚烦不眠、骨蒸潮热、腰膝酸痛、盗汗遗精、尿黄便干，舌红苔光，脉细数，可治以滋阴补肾。

（14）益气补血法：慢性荨麻疹、结核性溃疡、老年性皮肤瘙痒症、脱发等，皮损暗淡无光、反复发作，疮口溃不收口或形成萎缩瘢痕等，伴面色苍白无华、头晕眼花、神疲乏力、毛发稀疏，舌淡苔少、脉细而无力，可治以益气补血。

（15）活血化瘀法：酒渣鼻、结节性红斑、慢性盘状红斑狼疮、硬皮病、瘢痕疙瘩、脉管炎、紫癜等，皮损表现为瘀斑、浸润斑块、结节、瘢痕、局部肿胀、疼痛，或伴面色晦暗、口唇色紫、舌有瘀斑或紫气、苔白，脉缓或涩，可治以活血化瘀。

（二）外科之法，最重外治

在皮肤病的治疗方法中，外治法占据相当重要的地位，正如清代医家徐灵胎在《医学源流论》中所说："外科之法，最重外治。"一方面，外治法直接作用于病灶部位，直达病所而快速奏效；另一方面，可以通过作用于穴位、经络而达到内调脏腑、气血的目的；此外，可减少药物对内脏的不良刺激，为药效峻猛的药物提供较安全的用药途径。外治法的运用，要根据各种皮肤病的不同皮损及自觉症状，分别使用不同的药物，互相配伍，随证加减。

1. 外治药物的选择

皮肤病的外治药物种类很多，按其主治功用，大致可归纳为以下十类。

（1）祛风止痒药：薄荷、冰片、樟脑、地肤子、白鲜皮、荆芥、防风等。

（2）温寒通阳药：乌头、艾叶、干姜、天南星，川椒等。

（3）收敛燥湿药：熟石膏、炉甘石、滑石、枯矾、鱼石脂、海螵蛸、儿茶、苍术等。

（4）养血润肤药：当归、生地黄、紫草、蜂蜜、胡麻仁、杏仁、猪油、麻油等。

（5）清热解毒药：黄连、黄柏、大黄、山栀、青黛、紫花地丁、蒲公英、马齿苋、车前草等。

（6）杀虫攻毒药：轻粉、硫黄、雄黄、铅丹、蟾酥、土槿皮、百部、大枫子等。

（7）生肌活血药：乳香、没药、血竭、红花、三棱、莪术等。

（8）腐肌蚀肤药：鸦胆子、乌梅、石灰、卤碱等。

（9）皮肤刺激药：斑蝥、巴豆等。

（10）止血定痛药：地榆、紫草、白及、侧柏炭、三七、蒲黄、血余炭等。

2. 外治药的剂型及治法

药物外治法主要由中药和药物载体组成，掺药法直接外扑则不用药物载体。药物载体通常包括水、醋、酒、油、蜜、蜡、鸡蛋清、乳汁、纸捻、棉纱、线等。外治法尚需要借助一定温度和湿度的调节发挥功效。剂型包括散剂、洗剂（振荡剂）、溶液、油剂、酊剂、醋剂、乳剂、软膏、硬膏、烟熏剂、丸剂、药捻剂等。常用药物外治法大致可归纳为膏药法、软膏法、箍围消散法、熏洗法、掺药法、药捻法、吹烘法、热熨法、烟熏法、湿敷法、摩擦法、擦洗法、浸渍法、涂擦法、蒸汽法、点涂法等。

（三）发扬、创新特色外治技术

中医外治法历史悠久，在我国现存最早的医书《五十二病方》中，已有痈、疽、创伤、痔疾、皮肤病等许多外科病记载，并叙述了砭法、灸法、熨法、熏法、角法、按摩等治疗方法。

管汾教授一直重视皮肤病的特色疗法，不仅花费了大量心血收集和挖掘各类皮肤科的有效方药，将之应用到平时的诊疗中，还积极开展皮肤病的特色治疗，如体针疗法、梅花针疗法、三棱针疗法、耳针疗法、艾灸疗法、拖灸疗法、火针疗法、穴位注射疗法、穴位埋线疗法、划耳疗法、割治疗法、挑治疗法、放血疗法、烟熏疗法、热烘疗法、磁穴疗法等。

熏药疗法是一种古老的中医学疗法，最原始的方法就是将药物直接投入火盆中使用，但此时的熏烟不易集中。为了使药物作用加强，管汾教授发明了两头熏炉、卧熏炉和坐熏炉。20世纪50年代中期，管汾教授使用烟熏法治疗神经性皮炎，疗效显著。一般在熏2~3次后，瘙痒及皮肤紧张感开始减轻，能控制4~5小时不痒，此后每次治疗后瘙痒时间不断缩短以至完全消失。局部皮损客观变化较缓，熏5~6次后开始，至1周时可见浸润减退，皮肤变软，皮纹不著，丘疹变为更扁平或消失，损害边缘亦模糊而移行于健皮，最后可以完全变为正常皮肤。患者在熏后常诉局部有舒适感，有的患者并诉食欲亢进、睡眠良好、精神奋发、信心倍增。

穴位注射疗法是在穴位或特定部位注入药液（或注射用水）以治疗疾病的一种方法，以经络学说为指导，将经络、腧穴、药物效应有机结合起来使临床疗效得以大幅提升。穴位注射疗法将经络、腧穴、药物效应进行了有机结合，是中西医结合临床应用的成功范例，由此可推断药效的高效性与腧穴功能不可分割，穴位注射具有穴效、药效整合效应，这正是因为腧穴参与了对药效的整合，最终使药效呈现出高效性的特点。

早在 20 世纪 90 年代初，临床中在治疗泛发性神经性皮炎、湿疹、银屑病、带状疱疹、结节性痒疹等患者时便普遍使用穴位注射疗法，根据发病部位选取合谷、内关、神门、曲池、血海、足三里等穴，一般选取 3~4 个穴位。使用普鲁卡因、利多卡因及中药注射液等，每日 1 次，左右侧交替注射，5~10 次为 1 个疗程。此法既可发挥针刺穴位的作用，又有药物本身的作用，二者协同以增强疗效。

第三章

流派用药经验

葛根

【一般认识】葛根味甘、辛，性平，入胃、脾经。本品轻扬升发，能发表散邪、解肌退热，用治外感发热头痛、项背强痛之症。与柴胡等配伍可用于表热证，如葛根柴胡汤；与麻黄、桂枝、芍药同用治风寒表证而见项背强痛、无汗、恶风者，如葛根汤。葛根还可通过升发脾胃清阳之气，而升阳止泻、生津止渴，用于治疗脾虚泄泻、湿热泻痢、热病口渴、阴虚消渴等症。与黄连、黄芩配伍，常用治湿热内蕴大肠所致泄泻、痢疾，如葛根黄芩黄连汤；与党参、白术配伍，常用治脾虚所致大便溏泻、食少乏力，如七味白术散。《本经逢原》云："葛根清轻，生用则升阳生津，熟用则鼓舞胃气。"故生用、煨用当视病情而定。此外，葛根还有一定的醒酒作用。

【皮科应用】葛根能疏表透疹，引内陷之邪外出，而治麻疹透发不畅等症。如升麻葛根汤。葛根辛开透散，内能清脾肺热邪，外能开泄腠理，发三阳之郁火，助痈结消退。现代研究表明，葛根具有雌激素样作用。江苏省中医院协定方葛根橘叶汤以葛根、橘叶、覆盆子、白花蛇舌草、制大黄、丹参等组方，治疗痤疮、脂溢性皮炎疗效显著。此外，葛根解表清里，可用于治疗外感表邪，营卫不和，兼有腹泻、呕吐等邪入阳明症状的胃肠型荨麻疹，如葛根汤、葛根黄芩黄连汤。

外用葛根素可促进黑素细胞合成黑色素，对白癜风有一定的治疗作用。

【配伍应用】配伍升麻、桂枝等，可解肌发表透疹，用治麻疹初起不透；配橘叶、丹参、大黄、丹参等，可治疗痤疮、脂溢性皮炎、酒渣鼻、毛囊炎等；配伍黄芩、黄连等，用治胃肠型荨麻疹。

【剂量要点】用以升阳止泻，治脾虚泄泻等，葛根用量多为 10~30g；用以解肌退热、生津止渴，治疗消渴、感冒发热、项背强痛等，用量多为 30~50g。葛根用量大于 30g 时可致心动过缓、血压过低等，在使用时应注意。

【各家论述】

（1）《本草纲目》云："散郁火。"

（2）《神农本草经》云："主消渴，身太热，呕吐，诸痹，起阴气，解诸毒。"

（3）《名医别录》云："疗伤寒中风头痛，解肌，发表，出汗，开腠理。疗金疮，止痛，胁风痛。"

（4）张元素云："发散表邪，发散小儿疮疹难出。"

【常用方剂】秦伯未常用葛根芩连汤加减治疗夏秋之际受暑热时邪所致湿热泄泻。

江苏省中医院院内制剂"痤疮灵颗粒"以协定方"葛根橘叶汤"为基础进行改良，主要成分为橘叶、葛根、补骨脂、覆盆子、白花蛇舌草、丹参、蒲公英、大黄等，治疗寻常痤疮临床效果显著。

荆芥

【一般认识】荆芥为唇形科植物荆芥的干燥地上部分，为临床最常用的中药之一。最早以"假苏"之名载于《神农本草经》，此后多部本草著作均以"假苏"为其正名收录。首载"荆芥"者，为唐代《新修本草》，其中描述："假苏……此药即菜中荆芥是也，姜，荆声讹矣。"

荆芥的应用历史悠久，为我国常用大宗药材之一，主产于江苏、浙江、江西、河南、山东等地。原植物荆芥生于山坡路旁或山谷林缘，喜温暖湿润气候，喜阳光充足，怕干旱，忌积水。荆芥有着丰富的药用价值，古代医家普遍选取茎穗入药。荆芥味辛，性微温；归肺、肝经，功效解表祛风、解毒透疹、炒炭止血。临床上十分常用，主要用以治疗外感表证，麻疹不透、风疹瘙痒、疮疡初起兼有表证，以及吐血、衄血、便血、崩漏等多种出血证，效果十分显著。

【皮科应用】荆芥不仅是治疗表证的常用药，在皮肤科中也使用良多。最常与防风相须为用，具有祛风散风的功效，多用于荨麻疹、湿疹、银屑病等存在瘙痒症状的疾病。中医学认为"痒"多由湿热蕴于肌肤不得疏泄，血虚肝旺，生风生燥，肌肤失养所致，治以清热化湿、凉血祛风、养血平肝、润燥止痒为法。现代药理研究证实，荆芥具有抗过敏作用，临床可用于治疗过敏性疾病，如过敏性皮炎、过敏性哮喘、过敏性紫癜等，常与清热凉血药同用，单用作用较弱。因荆芥辛散能助麻疹透发，又常与薄荷、蝉蜕、牛蒡子等配合应用于出疹疾病早期以透疹外出。荆芥还常用于治疗疮疡初起有表证者，可配伍防风、金银花、连翘、赤芍等同用，既退寒热，又消痈肿。此外，有研究发现荆芥用于寻常疣、扁平疣、跖疣患者的治疗，效果显著，并且一定浓度的荆芥水煎液可作为一味效果很好的促进表皮渗透剂。部分医家使用荆芥水煎外洗，亦能起到祛风止痒的作用。

荆芥无明显不良反应，在《本草纲目》中属于无毒类，现代临床应用中亦未发现荆芥有明显毒性，未见出现不适反应的相关报道。荆芥的药力比较平和，即使是阴虚血热的过敏性疾病和出血性疾病也可以通用。

【剂量要点】常规剂量为5~10g，水煎服。

【各家论述】有报道表明，以江苏省名中医许履和经验方治疗手足多汗症，疗效颇佳，外用祛风渗湿、收敛止汗，内服补阴敛阳、收敛止汗。刘爱民教授认为，荆芥乃风中和缓温润者，有风药开散之性，而无其燥烈之弊，取升散、透达、疏导、宣通之法治疗面部皮肤病，如痤疮、激素依赖性皮炎、湿疹、日光性皮炎等，效果显著。

【常用方剂】临床常用消风散、防风通圣散、川芎茶调散、荆防败毒散等。荆芥连翘汤由荆芥、连翘、白芷、生地黄、白芍、当归、川芎、甘草、黄连、黄柏、栀子和黄芩等组成，具有清热解毒、活血化瘀和托毒生肌的功效，与其显著的抗菌作用，促进皮肤组织毛细血管内皮细胞、淋巴细胞、浆细胞和纤维细胞的增生，促进肉芽组织生长，改善微循环的作用有关。还有报道称荆芥连翘汤可通过调节免疫系统及减轻炎症反应起到治疗慢性湿疹的作用。

菊花

【一般认识】菊花为菊科植物菊的干燥头状花序，为药食同源类中药，其药用记载最早见于《神农本草经》。归肺、肝经，根据《中国药典》（2020 年版）记载，其功效为清热解毒、疏散风热、平肝明目。善治各类疮痈肿毒、目赤肿痛，还可治疗风热感冒、头晕目眩等。

菊花品类较为丰富，根据色泽可分为黄菊、白菊，一般认为黄菊善疏散风热，而白菊可平肝明目。菊花产地丰富，有三千多年的栽培历史，《神农本草经》载"生川泽及田野"，而随着培育技术的发展逐渐形成了五大主产区，分别是河南的怀菊、浙江的杭菊和安徽的亳菊、滁菊、贡菊。

现代药理学研究发现，菊花的主要成分为挥发油、黄酮、氨基酸、微量元素等，具有扩张冠状动脉、降血压、预防高血脂、抗菌、抗病毒、抗炎、抗衰老等多种生理活性。

【皮科应用】《神农本草经》中记载菊花可"轻身耐老"，民间也有重阳节饮菊花酒，食菊花膏、菊花肉、菊花鱼的习俗，说明菊花为药食同源之品。现代药理学研究发现，菊花中的腺苷、氨基酸、胆碱、黄酮和微量元素，可养肝肾、利头目、抗早衰、悦颜色等。动物实验也证明了菊花的有效成分可显著升高模型动物超氧化物歧化酶水平、总抗氧化能力及还原性谷胱甘肽含量等，增加皮肤Ⅰ型胶原蛋白、Ⅲ型胶原蛋白的含量，降低脂褐素含量，提示其对皮肤起到一定的抗衰老作用。有专家认为菊花也可以广泛应用于皮肤科临床各类疾病，如寒冷性多形性红斑、结节性红斑、荨麻疹、湿疹等变态反应性皮肤病。

【配伍应用】杞菊地黄丸为中医眼科经典方剂，其中菊花 – 枸杞子药对可滋补肝肾、益精明目，已广泛应用于糖尿病视网膜病变，研究证实其中所含槲皮素、β-谷甾醇及柚皮素等活性成分可作用于 AKT1、IL-6、VEGFA、TNF、TP53 等关键靶点，进而通过调控 AGE-RAGE、IL-17、HIF-1、TNF、PI3K-AKT 等信号通路，调节机体氧化应激、炎症反应、糖脂代谢等，发挥抗炎、抗氧化的作用。菊花与苍术合用，可起到滋肝益肾、疏风明目之效，二者配伍煎汤外洗可促进眼部泪液循环、改善眼部组织的营养状况。麦冬菊花清音爽喉茶是民间验方，可缓解咽炎、声带息肉等引起的咽部不适，具有清咽润喉的作用。麦冬、菊花、绿茶均属于药食同源之品，三者配伍可协同增效，具有抑菌、抗氧化及提高免疫功能的功效，黄酮为其主要活性成分，有明显的镇咳和祛痰的作用。

【剂量要点】入汤剂常用 5~30g，入丸散剂多用 1.25~2.76g。还可根据疾病种类选择合适剂量，如感冒等呼吸系统疾病，常用 10~15g；高血压、脑梗死等心脑血管疾病，剂量则为 15~30g；焦虑或抑郁症等情志类疾病，常用 12~30g；治疗火毒疮疡类疾病常用 15~30g。

【各家论述】《神农本草经》中认为久服菊花有利于气血运行，可令人长寿，并可治疗头目、肌肤等疾患。后南北朝医家陶弘景在《本草经集注》中提出，菊花还可治疗腰痛、胸中烦热、肠胃不安、五脉不利等。明代医家李中梓在《雷公炮制药性解》中对菊花的性味归经进行了详尽介绍，认为其入肺、脾、肝、肾四经，除可治疗头、心胸、肌肤等疾患外，还可补阴气、聪耳明目。近代中药学记载，菊花味甘、苦，性微寒，可疏散风热、明目、清热解毒、平肝阳，治疗各种皮肤病、五官疾病及心脑血管疾病等。

【常用方剂】桑菊饮、杞菊地黄丸、羚角钩藤汤等。

薄荷

【一般认识】薄荷主产于江苏太仓及浙江、湖南等地。《本草纲目》载"今人药用，多以苏州者为胜""苏州所莳者，茎小而气芳，江西者稍粗，川蜀者更粗，入药以苏产为胜"。本品以色深绿、叶多、气味浓者为佳，为江苏太仓道地药材。

本品味辛、性凉、气温，入肺、肝经。辛能发散，宣太阴肺经之气，用于治疗风热感冒或温病初起而有发热、微恶寒、无汗、头身疼痛等症者。凉能清热，且薄荷气味俱升，故能清利头目、咽喉，治风热头痛、目赤多泪、咳嗽失音、咽喉肿痛、口齿诸病。薄荷气温，禀春天升之木气，入足厥阴肝经，故能解郁散滞，可用于治疗肝郁气滞所致胸胁疼痛等症。此外，本品芳香辟秽，兼能化湿和中，还可用治夏令感受暑湿秽浊之气所致脘腹胀痛、呕吐泄泻。吴门医家薛生白以薄荷、六一散治疗湿热暑邪郁闭腠理之证，可清暑退热、解肌发汗。

【皮科应用】薄荷走表，可宣泄皮毛、散邪透疹，用治痘疹、麻疹初起不透及风疹瘙痒，如银翘散、桑菊饮，又可治瘾疹、皮肤疮疡初起等症。吴孟医派用药轻灵，善用透法。如吴门医家叶天士之《临证指南医案·癍痧疹瘰》云："江温邪自利，瘾疹（温邪内陷）。黄芩、连翘、牛蒡子、桔梗、香豉、薄荷、杏仁、橘红、通草。"此案当为里湿兼外感温邪，而见自利、瘾疹。以薄荷等辛凉轻清之品宣透风热，使邪气由表而解。《马培之医案》云："黄鼓疗，走黄疗毒，散温肿及胸颈内热，便闭，防其内陷，拟化疗解毒。地丁草、银花、赤芍、大贝、连翘、黄芩、花粉、人中白、元参、薄荷、桔梗、淡竹叶、野菊花。"薄荷疏肝解郁，也可用治黄褐斑等色素性疾病，如逍遥散。

现代药理学研究表明，薄荷外用于皮肤，能通过刺激神经末梢之冷觉感受器而产生凉感，有消炎、止痒、止痛、抑菌、抗过敏作用。煎汤外洗或局部外涂可用治各种疮疖瘙痒、蜂蜇蛇伤。使用海艾散治疗脂溢性皮炎，将薄荷与荆芥、防风、菊花、海艾等配伍，收效甚佳。

【配伍应用】用于治疗麻疹不透，可配伍金银花、连翘、牛蒡子、蝉蜕等同用，如银翘散、竹叶牛蒡汤；用于治疗风热袭表所致的荨麻疹、湿疹等瘙痒性皮肤病，可配伍荆芥、防风、麻黄等；用于治疗肝郁气滞所致色素性疾病，如黄褐斑，常配合柴胡、白芍、香附、当归等疏肝理气调经之品；用治夏令感受暑湿秽浊之气所致皮肤病，如脓疱疮、夏季皮炎等，常配伍金银花、绿豆、藿香、佩兰、青蒿、白扁豆等同用。

【剂量要点】常用剂量为3~10g，后下。丁甘仁在《药性辑要》中云："薄荷辛香伐气，多服损肺伤心。"

【各家论述】

（1）孙思邈曰："煎汤洗漆疮。"

（2）《本草纲目》云："利咽喉、口齿诸病。治瘰疬，疮疥，风瘙瘾疹。"

（3）《医学衷中参西录》云："又善消毒菌，逐除恶气，一切霍乱痧证，亦为要药。为其味辛而凉，又善表瘾疹，愈皮肤瘙痒，为儿科常用之品。"

【常用方剂】叶天士创"甘露消毒丹"，主要组成药物为薄荷、滑石、黄芩、茵陈、石菖蒲、木通、藿香、连翘、白豆蔻、射干等，主治湿温、时疫，邪留气分，湿热并重之证。择其利清热、解毒、利湿之功效，可治疗皮肤病，如痤疮、唇炎、手足口病等，证属湿热毒邪者。

苍术

【一般认识】苍术可燥湿健脾、祛风散寒，常用于治疗湿阻中焦所致脘腹胀闷、呕恶食少、吐泻乏力等症，亦可用于风湿痹证及风寒夹湿之表证。现代研究表明，苍术的有效成分为苍术素、茅术醇、β-桉油醇、羟基苍术酮等，其挥发油有明显的抗副交感神经递质乙酰胆碱引起的肠痉挛，亦可抑制大肠埃希菌、枯叶芽孢杆菌、结核杆菌、铜绿假单胞菌等致病菌。

【皮科应用】苍术燥湿健脾，可治疗多种因湿所致皮肤病，如与龙胆草、黄芩等同用，可治疗湿热下注之湿疮等；亦可祛风，故可与荆芥、防风等合用，治疗风寒夹湿之荨麻疹。苍术味苦性温，其寒热特征不突出，故通过合理的配伍，寒湿或湿热证型的皮肤病均可用之。管汾教授认为皮肤是整体的一部分，总结并列举了皮肤病常用的内治法十五种，其中健脾化湿法可用于治疗脾虚失运，水湿内滞，泛于肌表之皮肤病，多表现为面色萎黄、疲乏无力、肢体浮肿、食欲减退、小便不利、大便溏薄等，皮损特点为水疱、糜烂、肿胀、渗水，部位以四肢为多，如湿疹、疱疹性皮肤病等。在此类皮肤病的治疗上，苍术具有十分重要的地位，并常与茯苓、猪苓、白术、薏苡仁等配合使用。例如，管汾教授以除湿胃苓汤合茵陈蒿汤加减治疗脾胃湿热型荨麻疹，可清肠泄热、利胆化湿，亦常重用苍术、黄芪等治疗湿盛型结节性红斑及关节病性银屑病等，屡获良效。

苍术外用偏于收敛燥湿、杀虫解毒，管汾教授常将其与石膏、炉甘石、滑石、枯矾等外用治疗湿疹疮疡；亦将其与黄柏、苦参、防风等共研粗末，点燃烟熏，发挥除湿祛风、杀虫止痒的作用，可治疗神经性皮炎、慢性湿疹。苍术抑菌作用强，谭城教授常用苍术与苦参、白矾、蛇床子、白鲜皮等煎汤外洗治疗足趾间皮肤真菌或细菌感染。

【配伍应用】配厚朴、陈皮，治疗湿阻中焦所致脘腹胀闷、呕恶食少、吐泻乏力；配茯苓、泽泻、猪苓等，治疗脾虚湿聚，水湿内停的痰饮、泄泻，或水湿外溢之水肿；配薏苡仁、独活等祛风湿药，治痹证湿胜；配羌活、白芷、防风，治风寒夹湿表证；配龙胆草、黄芩、栀子，治湿浊带下、湿疮、湿疹；配苦参、白矾、蛇床子、白鲜皮外用，杀虫解毒疗疮。

【剂量要点】内服常用剂量为 5~10g，有燥湿健脾、祛风散寒的作用。外用剂量为 10~30g，煎汤熏洗，可解毒杀虫，治疗疮疡癣疥。

【各家论述】

（1）《本草纲目》云："大风痹，筋骨软弱，散风除湿解郁。汁酿酒，治一切风湿筋骨痛。"

（2）《本草从新》云："燥胃强脾。发汗除湿。能升发胃中阳气。止吐泻。逐痰水。"

（3）《本草纲目》云："治湿痰留饮，或挟瘀血成窠囊，及脾湿下流，浊沥带下，滑泻肠风。"

【常用方剂】管汾教授常用除湿胃苓汤、平胃散，治疗脾虚湿盛所致皮肤病；常用当归四逆汤或附子理中汤加减，治疗风寒血瘀型多形性红斑；常用清脾除湿饮加减治疗心脾湿热型天疱疮。此外，江苏省中医院院内制剂消风冲剂亦含有苍术。

黄芩

【一般认识】黄芩具有清热解毒、泻火燥湿、安胎和止血等功效，主治湿温、暑湿、胸闷呕恶、湿热痞满、黄疸泻痢、肺热咳嗽、高热烦渴、血热吐衄、胎动不安。现代研究表明，黄芩中主要含有黄酮类成分，包括黄芩苷、黄芩素、汉黄芩素、汉黄芩苷等，具有抗炎、抗肿瘤、抗菌、降血压等多种药理作用。黄芩味苦、性寒，入肺、大肠、胆、胃经。其寒能清热，苦能燥湿，为清热燥湿、泻火解毒之品。内服外用均可，适用于多种湿热型皮肤病，如痤疮、湿疹、足癣、皮肤瘙痒症、银屑病等。

【皮科应用】黄芩在皮肤科临床应用较广且疗效颇佳。刘复兴教授认为皮肤病的发生多与火、热、毒有关，"诸痛痒疮，皆属于心"，对于皮损密集、色红灼热、体质相对壮实者，治以清热凉血、解毒止痒，予自拟荆芩汤（荆芥、黄芩、生地黄、牡丹皮、赤芍、紫草、炒青蒿、土茯苓、昆明山海棠）。在面部皮炎的治疗中，黄芩的使用频率很高，常配伍黄柏、甘草、苦参等使用，亦可广泛用于治疗面疮、湿疮、漆疮等。

黄芩外用于患处，可调节机体燥热之气，具有显著的凉血及解痉作用，同时止痒作用显著，以免患者抓挠导致患处和周围皮肤感染。马国腾在临床上外用黄芩治疗急性湿疹，发现其治疗效果确切，临床可行性良好，症状明显改善，且安全性显著。许铣教授独创"四季汤"（黄芩、马齿苋、何首乌、柿蒂）外用治疗痤疮皮肤病，疗效颇佳。许老认为，黄芩为清热、燥湿、解毒药物，故尤善治疗皮肤病，可逐一化解痤疮之湿、热、毒三邪，且可抑制细菌增殖，进而减轻局部炎症。

【配伍应用】黄芩配白豆蔻、滑石、通草可泻火解毒，治皮肤湿烂、瘙痒；黄芩配桑叶、地骨皮可泻肺热，治疗系统性红斑狼疮、皮肌炎引起的颜面红肿；

黄芩配生石膏、栀子、金银花、连翘可清气分实热解毒，用于治疗丹毒、蜂窝织炎、皮肤感染引起的高热；黄芩炭配白茅根、地黄可凉血止血解毒，治毒热引起的出血、发斑；黄芩配黄连可解热中之湿；黄芩配白术可安胎，治疗妊娠引起的皮肤病；黄芩与金银花配伍制成煎剂，可用于治疗睑腺炎。

【剂量要点】内服：水煎服，常用剂量为3~10g，起到清热泻火、燥湿解毒的作用。外用：适量，煎汤外洗或研末调敷，起到清肺泻火的作用，常用于治疗湿热引起的皮肤病，如湿疹、皮炎或其他红斑类皮肤病。

【各家论述】

（1）《神农本草经》云："主诸热黄疸，肠澼，泄痢，逐水，下血闭，恶疮，疽蚀，火疡。"

（2）《日华子本草》云："下气，主天行热疾，疔疮，排脓。治乳痈，发背。"

（3）《本草正》云："枯者清上焦之火，消痰利气，定喘咳，止失血，退往来寒热，风热湿热，头痛，解瘟疫，清咽，疗肺痿、乳痈发背，尤祛肌表之热，故治斑疹，鼠瘘，疮疡，赤眼。"

【常用方剂】龙胆泻肝汤、枇杷清肺饮、黄连解毒汤等。

苦参

【一般认识】苦参具有清热燥湿、杀虫、利尿的功效，主治湿热泻痢、便血、黄疸、湿热带下、阴肿阴痒、湿疹湿疮、皮肤瘙痒、疥癣、湿热小便不利。现代研究表明，苦参的主要化学成分是苦参碱和苦参素，具有抗肿瘤、抗病毒、抑菌、抗炎等多种药理作用。苦参既可内服，也可外用，临床常配伍白鲜皮、地肤子、明矾、蛇床子、苍术等，治疗皮肤瘙痒、脓疱疮、疥癣、麻风、银屑病、湿疹等症，尤其对于临床中病机为热毒炽盛、湿热蕴结者往往疗效显著。

【皮科应用】苦参治疗湿疹和特应性皮炎，主要通过抑制异常的免疫反应达到抑制致敏淋巴细胞活化及炎症因子表达的目的，从而发挥其抗炎、抗变态反应的作用。李斌教授结合长期的临证经验，认为治疗湿疹既要辨病更要辨证，针对湿热困脾的患者，常以苦参清苔浊厚腻。此外，苦参素注射液更是治疗急性、亚急性湿疹的高效药物，有效率高达94%。苦参还广泛应用于银屑病内服中药方剂中，银屑病常用的中成药消银颗粒中就含有苦参，具有清热解毒、凉血消斑的功效。王玉玺教授认为，银屑病的病机较为复杂，寻常型银屑病的皮疹以下肢为主，症状较重，与"湿性趋下"相关，当以利湿清热为治法，并自拟燥湿苦参汤治疗寻常型银屑病湿热证患者，取得了良好疗效。

【配伍应用】配蛇床子、鹤虱，治湿热带下、阴肿疮疡等症；配黄柏、蛇床子、车前子，治带下阴痒、湿疹湿疮；配枯矾、硫黄，治疥癣；配皂角、荆芥、蛇蜕，治皮肤瘙痒等症。

【剂量要点】内服常用剂量为4.5~9g，有清热燥湿、利尿的作用。外用适量，煎汤洗患处，可杀虫止痒。

【各家论述】

（1）《滇南本草》云："凉血，解热毒，疥癞，脓窠疮毒。疗皮肤瘙痒，血风癣疮，顽皮白屑，肠风下血，便血。消风，消肿毒，疹毒。"

（2）《药性论》云："治疗热毒风，皮肌烦躁生疮，赤癞眉脱之症。"

（3）《新修本草》云："治胫酸，疗恶虫。"

【常用方剂】苦参汤出自《疡科心得集》，由苦参、蛇床子、白芷、金银花等组成，具有"一切疥癞疯癣，洗之并佳"之功效。魏秀兰等观察苦参方加减的抗微生物作用，与2%酮康唑洗剂外洗分别治疗头部银屑病，其中苦参方加减外洗疗效优于酮康唑洗剂组，同时还可降低不良反应发生率。消银药浴方（苦参、大黄、蛇床子、乌梅、白鲜皮等）是由苦参汤加减化裁而来，加强其解毒杀虫、止痒润燥的功效。相关研究表明，消银药浴方配合口服消银方（苦参、漏芦、大青叶、白花蛇舌草等）治疗寻常型银屑病临床有效率高达90.9%。苦参在皮肤科应用中亦多见于消风散、当归拈痛汤等。

夏枯草

【一般认识】夏枯草能清肝明目，为治疗肝火上炎所引起的目赤肿痛之要药，常配菊花、石决明等同用，如治疗肝虚目珠疼痛可与当归、白芍等养血补血之品配合应用；又能平降肝阳，用于治疗肝阳上亢之头痛、眩晕（如高血压），可配苦丁茶、野菊花、钩藤等；还可清热散结，用于治疗痰火郁结所致瘰疬、瘿瘤、结核、慢性咽喉炎、乳腺炎及癌肿，常配伍玄参、贝母、牡蛎、昆布等软坚散结之品，或连翘、蒲公英等清热解毒之品。

此外，夏枯草可治失眠。《重庆堂随笔》载："夏枯草，微辛而甘，故散结之中，兼有和阳养阴之功，失血后不寐者服之即寐，其性可见矣。"治不寐常与半夏配伍，半夏得阴而生，夏枯草得阳而长，二药共奏平衡阴阳、交通季节、引阳入阴之效。孟河名医朱良春自拟"半夏枯草煎"治疗顽固性失眠，基本方由姜半夏、夏枯草各12g、薏苡仁（代秫米）60g、珍珠母30g组成。

【皮科应用】本品泻火解毒、消肿散结，可用治痤疮、毛囊炎、疖等痰火湿热凝结之症；又入肝胆经，清肝泄热，可治带状疱疹、皮炎湿疹、多形性红斑、黄褐斑等各种皮肤病证属肝经郁热者。管汾教授以夏枯草、白花蛇舌草等清热解毒药配伍枇杷清肺饮治疗肺胃积热型痤疮，对于风疹、麻疹、带状疱疹等感染性疾病伴有淋巴结肿大、疼痛者，往往在辨证施治的基础上加夏枯草、煅牡蛎等以消肿散结。有研究表明，夏枯草乙醇提取物可明显增加黑色素含量，并明显提高酪氨酸活性，或可用于白癜风的治疗。

夏枯草外用有抗菌、抗病毒作用，煎汤外洗或捣碎外敷可治烫伤、疔痈、手足皲裂、湿疹、疣等多种皮肤病。

【配伍应用】疗痤疮疖肿可配伍贝母、昆布、生牡蛎、玄参，加强泻火散结之功；治疱疹可伍用龙胆草、山栀、牡丹皮、牡丹赤芍等；治皮炎湿疹等瘙痒性皮肤病可伍用荆芥、防风、苦参、薏苡仁等；治黄褐斑可伍用百合、郁金、合欢皮、蒺藜等。外用治疗跖疣可配伍白花蛇舌草、土茯苓、马齿苋、大青叶等共奏解毒除湿之效。

【剂量要点】内服常用剂量为9~15g，外用适量。

【各家论述】

（1）《神农本草经》云："主寒热、瘰疬、鼠瘘、头疮，破癥，散瘿结气，脚肿湿痹。"

（2）《生草药性备要》云："去痰消脓，治瘰疬，清上补下，去眼膜，止痛。"

（3）《得配本草》云："合香附、贝母，治头疮、瘰疬。"

【常用方剂】清代医家费伯雄所著《医醇剩义》中记载了治肝诸方，其中加味丹栀汤主要由牡丹皮、山栀、赤芍、龙胆草、夏枯草、柴胡、当归、生地黄、木通、车前子、灯心草组成，可清肝泻火，主治因肝胆火盛，症见胁痛、耳聋、口苦、筋萎、阴痛，或淋痛、尿血者。在皮肤科临床中可将此方用于治疗带状疱疹、痤疮等疾病之肝胆火盛证。

白鲜皮

【一般认识】白鲜皮可清热燥湿、祛风解毒，治疗湿热疮毒、湿热黄疸、风湿热痹。现代研究表明，白鲜皮的主要活性成分为白鲜碱、梣酮、黄柏酮，具有抗菌、抗炎、抗过敏、神经保护及免疫调节等多种药理活性。白鲜皮味苦，性寒，能燥能泄，燥为燥湿，泄为清泄，泄去体内多余热邪，内服外用均可。

【皮科应用】白鲜皮可降低毛细血管通透性、抗组胺、减少炎性渗出。故可治疗湿热疮毒，及多种过敏性皮肤病。吴孟医派管汾教授认为清热燥湿、健脾除湿、滋阴养血是湿疹内治的三大治法，并常用白鲜皮、苦参为药对治疗湿热下注型湿疹，常获良效。另有文献研究表明，在湿疹的中医处方中白鲜皮的使用频率很高，常配苦参、地肤子、防风、茯苓、苍术、鸡血藤、甘草作为拟方的基本构架。白鲜皮可祛风解毒，清热止痒效果较好，管汾教授常用土槐饮加白鲜皮、薄荷等治疗银屑病风盛血热证，对疹色鲜红、焮热、瘙痒难忍者疗效甚佳。此外，管汾教授自拟清热祛脂汤治疗酒渣鼻，鼻部痒者加白鲜皮则祛痒之功倍增。

白鲜皮水浸剂对多种致病真菌有不同程度的抑制作用，外用功效偏解毒杀虫、祛风止痒，谭城教授常将白鲜皮与苦参、蛇床子、大黄、川楝子、侧柏叶等组方，对足癣、湿疮、皮肤铜绿假单胞菌感染等皮肤病均有较好疗效。白鲜皮直接研末外用亦可治疗湿疹癣疥。

【配伍应用】配伍苦参、苍术、连翘，治湿热疮疡、肌肤溃烂、黄水淋漓者；配伍防风、地肤子，治风疹、疥癣；配伍薄荷，治掺风、丹毒、瘾疹瘙痒等症；配伍茵陈、金钱草，治湿热黄疸；配伍苍术、牛膝等，治风湿性关节炎；配伍生地黄、赤芍、当归，治阴血亏虚之皮肤瘙痒症。

【剂量要点】内服常用剂量为5~10g，有清热燥湿、祛风解毒的作用。外用剂量为10~20g，煎汤洗或研粉敷，可杀虫解毒、祛风止痒。

【各家论述】

（1）《本草纲目》云："气寒散行，味苦性燥，为诸黄风痹要药。世医止施之疮科，浅矣。"

（2）《景岳全书》云："尤治一切毒风风疮，疥癣赤烂，杨梅疮毒，眉发脱落。此虽善理疮疡，而实为诸黄、风痹要药。"

（3）《药性论》云："治一切热毒风，恶风，风疮、疥癣赤烂，眉发脱脆，皮肌急，壮热恶寒；主解热黄、酒黄、急黄、谷黄、劳黄等。"

【常用方剂】谭城教授常用苦矾浸足方，由白鲜皮配合苦参、白矾、侧柏叶、地肤子、蛇床子等组成，外用治疗足癣伴感染、足趾间铜绿假单胞菌感染，临床疗效显著。

地肤子

【一般认识】地肤子可利尿通淋、清热利湿、止痒，常用于治疗湿热淋证、阴痒带下、风疹、湿疹。现代药理研究表明，地肤子对表皮葡萄球菌、石膏样毛癣菌、红色毛癣菌、羊毛小孢子菌等多种真菌均有较好的抑制作用，地肤子水提取物可抑制单核巨噬系统的吞噬功能及迟发型超敏反应。

【皮科应用】地肤子味苦性寒，苦能燥湿、寒能泻热，可有效祛除皮肤湿热、缓解皮肤瘙痒，常与龙胆草、白鲜皮、苦参等清热利湿药配合使用，治疗湿热下注之皮肤病，如湿疹、荨麻疹、外阴瘙痒症等。管汾教授常以地肤子配伍槐花、白菊、款冬花、夜交藤，治疗湿热蕴结之多形性红斑，可清热利湿止痒，临床颇有验效。因地肤子具有较好的抗过敏作用，吴孟医派皮科医家常以地肤子组方，与荆芥、蝉蜕、苦参合用，治疗湿热型荨麻疹，亦可与黄柏、龙胆草等合用治疗湿热下注之肛周湿疹，均取效显著。又因地肤子有较强的抗真菌作用，因此常与蛇床子、白鲜皮、川楝子等联合外用治疗皮肤真菌感染性疾病。

地肤子外用功效偏于清热解毒、杀虫疗癣，可与黄柏、花椒、土茯苓、蛇床子等组方煎汤外洗，治疗"臭田螺"等皮肤真菌或细菌感染性皮肤病，取效甚佳，且以中医药代替抗生素可有效减少抗生素的滥用及耐药菌的产生。此外，以地肤子煎汤熏洗外阴部，可治疗湿热下注所致的肛周湿疹、阴囊湿疹和外阴瘙痒。此外，地肤子配等份白矾煎汤频洗可治疗肢体疣目。

【配伍应用】配伍木通、瞿麦等，治膀胱湿热之小便不利；配伍浮萍、木贼草、桑白皮，治肾炎水肿；配伍地榆、黄芩，治血痢不止；配伍白鲜皮、蝉蜕、黄柏，治风疹、湿疹；配伍苦参、龙胆草、白矾，治下焦湿热之外阴湿痒；配伍黄柏、苍术，治湿热带下。

【剂量要点】内服常用剂量为 9~15g，起到清热利湿、止痒的作用。外用剂量为 15~30g，煎汤熏洗，可解毒杀虫，治疗疮疡癣疥。

【各家论述】

（1）《滇南本草》云："利膀胱小便积热，洗皮肤之风，疗妇人诸经客热，清利胎热，妇人湿热带下用之良。"

（2）《神农本草经》云："膀胱热，利小便，补中益精气。久服耳目聪明，轻身耐老。"

【常用方剂】谭城教授常用苦矾浸足方，由白鲜皮、地肤子、苦参、白矾、侧柏叶、蛇床子等组成，外用治疗足癣伴感染、足趾间铜绿假单胞菌感染，临床效果显著。

徐长卿

【一般认识】徐长卿是萝藦科植物徐长卿的干燥根及根茎，最早载于《神农本草经》，味辛，性温，归肝、胃经，能祛风止痛、活血通络、止痒，能用于治疗风湿痹痛及其他各种痛症，治疗跌打损伤，治疗风疹、湿疹、顽癣及虫蛇咬伤。现代药理学研究表明，徐长卿中含有乙酰胆碱等成分，能止痛镇静，可用于治疗多种痛症，如风湿痹痛、痛经、腹痛腹泻、牙痛、胸痹等。徐长卿及其煎剂中还含有丹皮酚这一成分，具有抗炎、抗变态反应、调节免疫的作用，可用于治疗和预防过敏性鼻炎。

【皮科应用】徐长卿在湿疹、荨麻疹、银屑病、皮肤瘙痒症等多种瘙痒性皮肤病中有广泛运用。孟河医派管汾教授将湿疹辨为湿热俱盛证、脾虚湿胜证和血虚风燥证。湿邪停滞于肌肤，湿性重浊，往往侵犯下肢，表现为小腿出现水疱、渗液、糜烂。徐长卿祛风止痒、化湿利水。在湿疹的治疗中，管汾教授擅用徐长卿配伍地肤子清热除湿、祛风止痒。徐长卿浸酒后活血力增强，止痛效果佳，对于皮肤科关节病型银屑病，不仅可以祛风止痒，还能缓解关节疼痛。

徐长卿祛风止痛、活血通络，配伍石榴皮外洗，可去疥癣；配伍土茯苓外洗解毒利湿，可治疗湿疹。徐长卿煎汤外洗还可治疗风疹、湿疹，配合酒黄精外洗可治疗皮肤瘙痒、破溃。

【配伍应用】国医大师朱良春将徐长卿与乌梅、木瓜配伍，可化湿止痛，用于治疗因水土不服引起的腹痛腹泻。徐长卿与姜黄配伍，具有行气活血、通络止痛的功效，可治疗风湿痹痛。徐长卿入肝经，与月季花、郁金配伍，行气化瘀止痛，能治疗好痛经。徐长卿配伍土茯苓，祛湿解毒、活络止痛，可治疗关节疼痛。徐长卿配伍黄芪益气温阳，有升提托疮之功，能用于治疗疮疡。徐长卿配伍白鲜皮，消风祛湿、镇静止痒，既可以入煎剂口服，又可以外洗治疗湿疹、荨麻疹等皮肤病。

【剂量要点】内服一般以 3~12g 入煎剂，因久煎会破坏其有效成分丹皮酚，故宜后下。孟河医派用药灵动，不拘泥师古，对于临床上邪气久入脏腑、经络的疾病，如慢性关节炎及反复不愈的水肿，若用药量轻可谓杯水车薪，故对于病情顽固难以撼动者，徐长卿可加量至 30g，入煎剂，不必后下，与他药齐煎。

【各家论述】

（1）《生草药性备要》云："徐长卿，浸酒要药，能除风湿，最效。"

（2）《神农本草经》云："主蛊毒，疫疾，邪恶气，温疟，主注易亡走，啼哭，悲伤，恍惚。"

（3）《岭南采药录》云："治小儿腹胀，青筋出现。又治癫狗咬伤。"

【常用方剂】闵仲生教授治疗银屑病自拟中药外洗之活血解毒方（艾叶、侧柏叶、醋莪术、防风、蛇床子、徐长卿、苦参、野菊花、黄芩、蒲公英、生甘草），配合中药口服治疗银屑病可以显著提高临床疗效，明显缩短病程。

雷公藤

【一般认识】雷公藤来源于卫矛科植物雷公藤，最早记载于《神农本草经》，其味辛、苦，性凉，入心、肝、脾、肾经，能通十二经络，属祛风湿药。雷公藤具有祛风除湿、活血舒筋、清热消肿、通络止痛等功效，还具有解毒杀虫之功，在古代曾作为杀虫剂在民间流传。

雷公藤味辛能散，味苦能燥，祛风除湿、止痛除痹，是治疗痹证的常用中药。现代药理学研究表明，雷公藤红素、雷公藤甲素是雷公藤的重要成分，能通过降低趋化因子的表达、减少破骨细胞数量等途径治疗类风湿关节炎。朱良春认为慢性肾炎的病机为脾肾两虚，湿热瘀结，精气下泄，雷公藤归脾肾二经，能引药入经，具有清热祛湿活血的功效，联合温补脾肾之品可治疗慢肾风。现代研究亦发现雷公藤通过作用于淋巴细胞，抑制体液或细胞免疫，可以阻断炎性介质的释放，具有抗炎、调节免疫功能的作用，进而能治疗慢性肾炎、红斑狼疮、血管炎等免疫性疾病。

【皮科应用】雷公藤在皮肤病的治疗中处于重要地位。19世纪60年代，雷公藤曾作为麻风的有效治疗药物。雷公藤能祛风除湿、通络止痛、活血舒筋、清热解毒。雷公藤内酯醇对上皮细胞增殖有直接的抑制作用，且此作用与药物浓度及药物作用时间成正比。雷公藤多苷是从雷公藤根中提取并精制而成的脂溶性混合物，在保留了雷公藤较强的免疫抑制作用的同时，降低了毒性，现被广泛用于湿疹、银屑病、血管炎、荨麻疹、大疱性类天疱疮等疾病的治疗。孟河医派的闵仲生教授善用雷公藤治疗银屑病，雷公藤与青风藤、海风藤、鸡血藤配伍治疗关节病型银屑病颇具疗效。

经过西医学的洗礼，在口服给药之外，还开发了雷公藤外用给药途径。雷公藤经皮给药大大降低了药物肝毒性，极大拓展了雷公藤临床运用范围。常用外用剂型有雷公藤巴布贴、雷公藤软膏、雷公藤凝胶，能够实现药物缓释、控释，甚至脉冲释药。雷公藤利用微针、电离子导入等技术给药的安全性和有效性也已被证实。

【配伍应用】雷公藤有毒，通过配伍其他中药和调整剂量可以降低其毒性。佛手与雷公藤配伍可以降低雷公藤的溶解度；甘草可通过加速雷公藤在体内的代谢，从而减少雷公藤在肝组织中的分布，从而减少雷公藤的毒性；白芍入肝经，滋肝血、补肝阴，配伍白芍同用可通过其护肝补肝的作用降低雷公藤对肝脏的损害。

【剂量要点】雷公藤治疗银屑病水煎剂常用6~15g。此外，最常用雷公藤多苷片，一般成人剂量为60~80mg，分3~4次口服，常被用于治疗脓疱型、红皮病型、关节病型银屑病，以及寻常型银屑病的急性期。

【各家论述】

（1）《滇南本草》云："治筋骨疼痛，风湿寒痹，麻木不仁，瘫痪痿软，湿气流痰，暖筋，止腰疼。"

（2）《本草纲目拾遗》云："治鼓胀、水肿、痞积、黄白疸、疟疾久不愈、鱼口便度、跌打。"

【常用方剂】江苏省中医院院皮肤科在雷公藤制剂（513溶液）的基础上研制了双藤合剂，成分为雷公藤、鸡血藤、甘草，在研究中用其治疗银屑病193例，有效率高达86.20%。

艾叶

【一般认识】本品辛香行散，苦燥温通，专入足三阴经以散寒止痛，用于治疗下焦虚寒之腹中冷痛、经寒不调、宫冷不孕等症；炒用尚能温经止血，为治虚寒性出血之要药，用于治疗虚寒性月经过多、崩漏带下、妊娠胎漏等症；外用可治皮肤瘙痒。《本草正》记载："或用灸百病，或炒热敷熨可通经络，或袋装包裹可温脐膝，表里生熟，俱有所宜。"

【皮科应用】艾叶可温气血、通经脉、散寒湿，可内服或外用治疗脉管炎、硬皮病、雷诺病、寒冷性脂膜炎、冻疮、寒冷性荨麻疹、白癜风、黑变病等皮肤病证属寒湿凝结者。

本品调经开郁、理气行血，陈力教授将其用于女性痤疮的治疗。陈力教授认为，行经期如排经不畅，经血易留滞成瘀，胶结于颜面而成痤疮；也可因排经太过，耗其正气而不能滋养皮肤，致气虚毒恋，使病情缠绵难愈。治疗当以活血调经、促进转化为主。方用五味调经汤，以当归、赤芍、茯苓、五灵脂、泽兰、川续断、川牛膝、益母草等与艾叶配伍，随证加减。

艾叶外用可除湿止痒，且现代药理研究表明艾叶挥发油有抗菌、抗病毒及抗过敏作用，可清热解毒、除湿止痒，治疗痈疽肿毒及湿疮癣疥等各种瘙痒性皮肤病，如以鲜艾叶揉汁外涂或煎汤外洗治疗寻常疣。管汾教授之《实用中医皮肤病学》载："头癣外治，先将头发剃光，用10%明矾水或艾叶煎水洗净头皮，再涂雄黄软膏。"我科常用"海艾汤"，以海艾、荆芥、防风、菊花、薄荷煎汤外洗治疗头皮银屑病、头皮脂溢性皮炎，效果甚佳。闵仲生主任常以温经通络之艾叶、花椒，配伍白及、白芍、当归、透骨草、伸筋草、黄精等煎汤泡洗，治疗手足慢性湿疹，促进药物对肥厚性皮损的渗透。近年有研究发现，湿疹皮炎与患者皮肤携带的微生物密切相关，细菌、真菌及其代谢产物在湿疹皮炎的发生发展及持续过程中有一定作用。因此，艾叶的抗菌作用也有利于湿疹皮炎的治疗。

【配伍应用】治疗冻疮，可配伍葱白、花椒等煎汤外洗；治疗荨麻疹、湿疹、皮炎，可配伍蛇床子、地肤子、白鲜皮等外洗；治疗脉管炎，可配伍鸡血藤、当归、桂枝等活血通络之品；治疗硬皮病，可配伍白附子、川乌、独活等热敷。

【剂量要点】常用口服剂量为3~9g，外用适量。

【各家论述】

（1）陶弘景云："捣叶以灸百病，亦止伤血。汁又杀蛔虫。苦酒煎叶疗癣。"

（2）《仁斋直指方》云："治痈疽不合，疮口冷滞：以北艾煎汤洗后，白胶熏之。"

（3）《御药院方》云："治头风面疮，痒出黄水：艾二两，醋一升，砂锅煎取汁，每薄纸上贴之，一日三上。"

（4）《本草再新》云："调经开郁，理气行血。治产后惊风，小儿脐疮。"

【常用方剂】国医大师夏桂成教授创制之五味调经汤。

牡丹皮

【一般认识】牡丹皮为毛茛科植物牡丹的干燥根皮，味辛、苦，性微寒，归心、肝、肾经，具有清热凉血、活血散瘀之功。牡丹皮味辛行散，能清透血中之热，热宁则血归于经，可用于治疗各种血热妄行引起的出血，如鼻衄、齿衄、紫癜等。牡丹皮善入肝经，能清肝经之热、散肝经之瘀血，可用于治疗癥瘕积聚。此外，牡丹皮还常用于治疗虚热证及疮疡、肠痈等病。

现代药理学研究表明，牡丹皮的有效成分丹皮酚具有降血脂、抑制脂质过氧化、抑制平滑肌细胞增殖、抑制炎性细胞浸润和表达、促进胰岛细胞增殖和葡萄糖代谢、提高人体细胞和体液免疫等作用，因此牡丹皮还被用于治疗高脂血症、冠心病、糖尿病、中风急性期、出血热、急性肾衰竭、重型肝炎等疾病。

【皮科应用】牡丹皮是皮肤病急性期的首选治疗药物之一。丹毒、湿疹、银屑病、脓疱疮、紫癜等皮肤科常见病的发病多与火邪相关，火为阳邪，伤阴动血，故临床多见潮红、灼热、肿痛、脓疱、出血等症状，而牡丹皮能清热凉血、散瘀透热，是治疗此类疾病的优选药物。

此外，牡丹皮还是治疗慢性荨麻疹的良药。慢性荨麻疹患者因风热、风寒侵体，或饮食不洁、压力过大、五志过极发病，久病之后火邪入血伤阴，久伤成瘀，牡丹皮能清热凉、血散瘀养阴，故可用于治疗慢性荨麻疹，常与丹参配伍。

李时珍在《本草纲目》中提出"以皮治皮"。现代药理研究表明，牡丹皮可以抑制毛细血管扩张、降低血管通透性，从而减轻炎症反应。其提取物还可以抑制组胺的释放，且对多种细菌、真菌有抑制作用；水煎剂外用，可治疗真菌或细菌感染。由牡丹皮提取物制作的丹皮酚软膏等外用药也常用于治疗湿疹、皮炎等疾病。

【配伍应用】牡丹皮配伍浮萍等祛风药，行气凉血，可用于治疗荨麻疹；牡丹皮配伍生地黄、水牛角治疗过敏性紫癜。孟河医派的闵仲生教授在治疗阴邪病时，喜用犀角地黄汤加减，生地黄和牡丹皮配伍既能增强清热凉血之力，又可以减少伤阴之弊。

【剂量要点】牡丹皮在不同疾病的治疗中使用剂量存在差异。治疗慢性肝炎时，用量常为9g；治疗肠痈时，用量常为15g；治疗荨麻疹时，用量常为9~20g；治疗糖尿病及妇科病时，用量往往为10~30g；治疗过敏性紫癜时，用量可达到30g。

【各家论述】

（1）《神农本草经》云："主要治疗寒热、中风，可安五脏，去瘀血。"

（2）《本草纲目》云："可生血凉血和血，灭血中之火。"

（3）《滇南本草》云："破血行血，消癥瘕之疾、除血分之热。"

【常用方剂】牡丹皮被用于多个经典方剂中，如滋水清肝饮、加味三黄汤、地黄二至饮、青蒿鳖甲汤、桂枝茯苓丸、牡丹皮散、大黄牡丹汤、将军散、十灰散等。闵仲生教授常常以清瘟败毒饮化裁治疗红皮病型银屑病，以清火解毒、凉血护阴，组成常为水牛角、生地黄、牡丹皮、玄参、麦冬、金银花等。

功劳叶

【一般认识】功劳叶，味苦，性寒，入肺、肝、肾经，始见于《本经逢原》，具有清除虚热、燥湿解毒、补益肝肾的功效，可以治疗阴虚内热之咳嗽、风热感冒、骨蒸潮热、湿热黄疸、痈肿疮疡等疾病。功劳叶味苦，苦则能燥，清热解毒，热去湿化，大肠恢复其传化糟粕的功能则痢疾可止，现代药理学表明功劳叶不仅对金黄色葡萄球菌有抑制作用，对伤寒沙门菌、痢疾志贺菌、大肠埃希菌同样有效。此外，功劳叶在心律失常、高血压、肿瘤口腔面颌炎症的治疗中都有广泛的运用。

【皮科应用】功劳叶深受皮肤科大夫青睐，常用于治疗银屑病。功劳叶善入血分，可清血分之热，且苦寒燥湿，为银屑病的治疗奠定了基础。现代研究显示，功劳叶具有抑制IL-8的生成、清除氧自由基、抗补体、抗炎、抑制角质细胞增生的作用。有学者用功劳叶制成油膏外治银屑病，同样获效。

国医大师周仲瑛善用功劳叶治疗系统性红斑狼疮。功劳叶既清热解毒，又可补益肝肾、清虚热，周老认为红斑狼疮的病机以肝肾亏虚、气血失调为本，风毒痹阻、络热血瘀为标，并自拟狼疮肝肾方来治疗系统性红斑狼疮。闵仲生教授在治疗湿疹时常将功劳叶与徐长卿配合使用以清热祛湿止痒，安全有效。有研究表明，从功劳叶中提取的生物碱所具有的抗真菌作用与氟康唑和联苯苄唑相当，这为开发安全有效的新的抗真菌药品提供了有利条件。

【配伍应用】功劳叶配伍白薇，清热泄肺、凉血退蒸，可用于治疗肺痨或温病日久肺津耗损之咳嗽、骨蒸劳热；功劳叶配伍黄连，苦寒直折，解毒消肿，可用于治疗痈肿疮毒；功劳叶配伍栀子，清热凉血、除烦宁心，可用于治疗银屑病等疾病。

【剂量要点】一般用 6~9g，煎汤内服。

【各家论述】《神农本草经疏》云："此药兼能散风毒恶疮。昔有老妓，患杨梅结毒三十年者，有道人教以单服此药，疮愈而颜色转少，皆假其清热凉血之功耳。"

【常用方剂】《青囊秘传》中的吹耳散、《医宗金鉴》中的秦艽丸、周仲瑛教授自拟方狼疮肝肾方等都有功劳叶的存在。闵仲生教授治疗银屑病善在从血论治的基础上辨证治疗，以犀角地黄汤为基础加用功劳叶以加强清热之力，方剂组成包括水牛角、生地黄、知母、生石膏、玄参、牡丹皮、徐长卿、金银花、茜草、紫草、黄芪、甘草等。

侧柏叶

【一般认识】侧柏叶气味清香，可凉血止血、化痰止咳，多用于治疗吐血、衄血、便血等血热出血之证，亦可清肺热、化痰止咳。现代研究表明，侧柏叶有抗菌、抗炎、止血、抗氧化、抗肿瘤、保护神经、镇静等多种作用。

【皮科应用】侧柏叶善清血热，兼能收敛止血，是治疗各种出血证之要药，尤以血热者为宜，故可与大蓟、小蓟、槐花等凉血止血之品配伍治疗过敏性紫癜。管汾教授常取侧柏叶或侧柏炭治疗过敏性紫癜，如桑菊饮加侧柏叶、大蓟、小蓟、藕节炭等，可疏风清热、凉血止血，治疗风热外袭所致过敏性紫癜；临床常见的热毒伤络型过敏性紫癜。多因药物或高热引起，火盛气逆而致络脉损伤，管汾教授以犀角地黄汤加侧柏炭、仙鹤草等清热解毒、凉血止血，疗效显著。侧柏叶具生发乌发、清热杀虫之功，皮科常用于治疗脱发、须发早白及癣疥疮疡等。此外，侧柏叶及侧柏炭有较好的凉血止血功效，可用于治疗紫癜，侧柏炭对系统性红斑狼疮之皮肤瘀斑及肾型过敏性紫癜之尿隐血亦有较好疗效。

侧柏叶可生发乌发，因其性寒凉，故常用于治疗血热脱发及须发早白，可阴干后碾为粉末，和麻油外涂。侧柏叶有较好的抗菌作用，可去风湿诸痹、生肌杀虫，故常外用治疗癣疥疮疡、水火烫伤，如谭城教授常取侧柏叶与苦参、白矾、大黄等配伍治疗足癣伴感染，可取佳效。侧柏叶亦可与白矾以酒调制，敷于患处，治疗深部脓肿。

【配伍应用】 配伍生姜、艾草治吐血不止；配槐花、地榆治肠风痔血；配芍药治崩漏下血；配贝母、制半夏治肺热咳嗽；配大蓟、小蓟等治过敏性紫癜；配何首乌等治脱发及须发早白；配苦参、蛇床子、蒲公英等外用治癣疥疮疡；配牛膝可治白浊、尿道涩痛等。

【剂量要点】 内服剂量一般为 6~12g，可凉血止血、化痰止咳；外用杀虫疗癣则可大剂量使用，通常为 15~30g；

【各家论述】

（1）《本草求真》云："但涂汤火伤损、生肌杀虫，炙罨冻疮最佳。"

（2）《本草图经》云："侧柏叶，入白中湿捣令极烂如泥，冷水调作膏，涂敷于伤处，用帛子系定，三，二日疮当敛，仍灭瘢。"

（3）《本草正》云："善清血凉血，去湿热湿痹，骨节疼痛。捣烂可敷火丹，散疟腮肿痛热毒。"

（4）《岭南采药录》云："凉血行气，祛风，利小便，散瘀。"

【常用方剂】 矾浸足方：苦参 30g，白矾 6g，侧柏叶 30g，蛇床子 20g，白鲜皮 20g，蒲公英 30g，土荆皮 30g，麸炒苍术 15g，生大黄 15g。清热解毒、燥湿敛疮，外用治疗足癣伴皮肤感染。

荷叶

【一般认识】 荷叶，乃睡莲科植物莲的叶子，其味苦涩，性平，入心、肝、脾、胃经，具有清热解暑、降泄化浊、轻清升阳、化瘀止血的功效，广泛运用于暑湿、泄泻、淋浊等疾病的治疗。

【皮科应用】 荷叶也是皮肤科的经典常用药。痤疮是一种损容性的皮肤病，中医学认为痤疮主要是由风、湿、热邪结聚于肌肤胶着不化所致。荷叶色青，入脾胃二经，善健脾助运、化湿降浊，其升降之性与脾胃的升降之性相符合。此外，荷叶善清热散瘀，热清湿化则痰去瘀散，痤疮乃清。现代药理学研究表明，荷叶中的生物碱、黄酮等有效成分都具有明显的降脂作用。湿热熏蒸上焦，上蒸面口，可见面部油光，故荷叶在脂溢性皮炎、脂溢性脱发等油脂分泌旺盛的疾病中得到广泛运用。有研究表明，荷叶中的黄酮具有比维生素 C 更高的还原能力，能够有效地清除自由基，能为皮肤科中的色素性疾病，如黄褐斑、黑变病等，以及皮肤衰老的治疗提供新的思路。《圣济总录》记载治疗风瘙痒，可用茵陈、荷叶为散调服。

《圣济总录》中记载用干荷叶煎洗，后掺入贯众末，以油调涂可治疗漆疮。《疡医大全》中记载用干荷叶煎汤熏洗，或与吴茱萸、苍术水煎，加芒硝外洗可治疗肾囊风瘙痒。

【配伍应用】荷叶平和，不偏不倚，配伍茵陈、黄连清热燥湿，治疗泄泻；配伍山楂、苍术、决明子，用于降脂瘦身；配伍黄芪、柴胡，治疗脱肛、子宫下垂等中气下陷之症。《温病条辨》又以荷叶、丝瓜络、竹叶、西瓜翠衣、扁豆花、金银花等药物组成清络饮，为治疗暑湿证之佳品。《时病论》以荷叶为药引，配伍连翘、杏仁、瓜蒌皮、茯苓、半夏等治疗初秋之伏暑。

【剂量要点】荷叶在临床上有干、鲜之分，临床上鲜荷叶的用量多为全叶的四分之一至二分之一，干荷叶用量常为3~15g。孟河医派的丁甘仁继承了温热医派的学术思想，善用鲜品，剂量为15~30g。鲜品的寒凉之性较干品强，质润清火润燥效果更佳，且药汁制备更简便，吸收见效更快。在丁氏医案中，以汤剂最为常见，但常用荷叶鲜品捣烂外敷治疗外科疮疡。

【各家论述】

（1）《本草纲目》云："功略同藕及莲心，而入肝分，平热、去湿，以行清气，以青入肝也。然苦涩之味，实以泄心肝而清金固水，故能去瘀、保精、除妄热，平气血也。"

（2）《本草纲目》云："荷叶服之，令人瘦劣。"

（3）《滇南本草》云："上清头目之风热，止眩晕，清痰，泄气，止呕，头闷热。"

【常用方剂】荷叶在很多经典方剂中都曾出现，如清震汤、柴胡达原饮、加减升麻葛根汤、荷叶散、十灰散等。闵仲生教授在治疗过敏性紫癜时，善用十灰散加减，利用荷叶炭的收涩之性治疗出血性疾病。

川芎

【一般认识】川芎具有活血行气、祛风止痛的功效，主要用于心脉瘀阻之胸痹心痛、肝郁气滞之胁肋胀痛、肝血瘀阻之胸胁刺痛，以及瘀血阻滞之跌仆损伤、疮疡肿痛、月经不调、经闭痛经、产后瘀痛、恶露不行、头痛和风湿痹痛等。现代研究表明，川芎主要含苯酞及其二聚体、生物碱、酚酸、多糖、神经酰胺和脑苷脂等多种类型的化学成分，具有抗炎、镇痛、抗血栓形成、促血管舒张、抗哮喘、抗呼吸抑制、抗纤维化等多种药理活性。川芎辛香走窜，为"血中之气药"，可上行头目、祛风止痛，临证取其疏风之功，可随证加减治疗风邪为患的皮肤病，如皮肤瘙痒、银屑病、荨麻疹、脂溢性皮炎、湿疹等。

【皮科应用】川芎的有效成分洋川芎内酯 A、Z- 藁本内酯和新蛇床内酯，可抑制炎性信号的转录，并干预其下游因子的表达，从而有效发挥抗炎的功效。川芎具有抗炎、镇痛之效，可配伍他药用于治疗多种皮肤病。

川芎对多种革兰阴性肠道细菌，如变形杆菌、大肠埃希菌、铜绿假单胞菌、痢疾志贺菌、伤寒沙门菌、副伤寒沙门菌、霍乱弧菌有抑制作用，对痤疮丙酸杆菌有较强抑制作用，提示川芎对寻常痤疮和痤疮伴发的革兰阴性杆菌毛囊炎可能有治疗作用。川芎对皮肤真菌、细菌和某些病毒亦有抑制作用。

【配伍应用】可配伍鸡血藤、白芷、姜黄等治疗银屑病；配伍生黄芪、炒穿山甲、皂角刺，可透脓托毒，治疗痈疽诸毒，内脓已成；可配伍丹参、海藻、陈皮、枳壳等，治疗痤疮；可配伍丹参、桃仁、杏仁、桂枝、红花等，治疗硬皮病。

【剂量要点】内服：煎汤，3~10g；研末，每次 1~1.5g；入丸、散，起到活血行气、祛瘀止痛的作用。外用：研末外敷或煎汤漱口，可祛风止痒、止痛。

【各家论述】

（1）《本草要略》云："痈疽药中多之者，以其入心，而能散故耳。盖心帅气而行血，芎入心则助心，帅气而行血，气血行则心火散，邪气不留而痈肿亦散矣。"

（2）《日华子本草》云："川芎，治一切风，一切气，一切劳损，一切血，补五劳，壮筋骨，调众脉，破癥结宿血，养新血……脑痈发背，瘰疬瘿赘，痔瘘疮疥，长肉排脓，消瘀血。"

（3）《本草汇言》云："上行头目，下调经水，中开郁结，血中气药。凡散寒湿，去风气，明目疾，解头风，除胁痛，养胎前，益产后，又癥瘕结聚，血闭不行，痛痒疮疡，痈疽寒热，脚弱痿痹，肿痛却步，并能治之。"

【常用方剂】马栓全教授认为"气血阴虚、风燥致痒"为老年性皮肤瘙痒症的特点，并通过自拟益气活血、祛风止痒经验方（川芎、黄芪、当归、党参、鸡血藤等）进行内服治疗，并用该方外洗，临床疗效颇佳。陈绍宏教授结合临床经验，取"火郁发之"之意，采用川芎茶调散合龙胆泻肝汤治疗带状疱疹，诸药配伍使用，可明显减轻患者疼痛，缩短疼痛时间，且无不良作用，易被患者接受，获得较好疗效。

丹参

【一般认识】丹参是唇形科植物丹参的干燥根和根茎。其味苦，性微寒，具有活血祛瘀、通经止痛、清心除烦、凉血消痈的功效。在我国分布广泛，可产自山东、四川、河南、河北、山西等地。

现代化学及药理研究表明，丹参的有效成分可分为脂溶性和水溶性成分。前者主要包括邻醌型的丹参酮类二萜，是丹参主要有效成分，有较强的生理活性，含量较高的为丹参酮ⅡA；后者主要为酚酸类物质。丹参所含酮类成分具有抗炎、抗氧化、抗凝血、抗纤维化、抗肿瘤和保护脏器的作用，而酚酸类成分具有良好的抗氧化及抗炎活性，在心脑血管疾病治疗中应用广泛。

【皮科应用】丹参为活血化瘀之要药，可用于治疗斑秃。有医家认为，斑秃可从血论治，顽固性斑秃需重视凉血活血、化瘀通经。丹参善祛瘀活血、凉血安神，现代研究发现丹参可降低血液黏稠度、抑制血小板聚集等，从而改善斑秃患者皮损区血液微循环灌注障碍，增加头皮毛囊的营养及供氧状况，从而改善斑秃。

丹参可用于治疗黄褐斑。黄褐斑的病机多为肝郁气滞，郁久化热，灼伤阴血，"血瘀"为主要病因之一，以活血化瘀、调经养血为治疗原则。《本草汇言》言："丹参，善治血分，去滞生新，调经顺脉之药也。"《本草纲目》又载："一味丹参，功同四物。"故丹参为治疗黄褐斑之要药。丹参提取物也一直被用作化妆品原料，其机制可能与抑制 DPPH 自由基、非酶糖基化，以及提高超氧化物歧化酶活性相关。丹参所含的丹酚酸 B 具有很强的抗氧化性，可通过抗氧化机制抑制黑色素形成，治疗黄褐斑。

丹参可用于治疗瘢痕疙瘩。瘢痕疙瘩，中医学称之为"蟹足肿"，属瘀证，多为先天因素、外伤、余毒、外邪侵袭，致机体气血壅滞、经络痹阻、湿热搏结而成。治疗以活血化瘀、软坚散结为主。丹参为活血祛瘀、凉血消痈的代表中药。现代药理学研究证实，丹参对成纤维细胞的增殖起抑制作用，能有效抑制病理性瘢痕的发生发展。

丹参亦可用于治疗痤疮。丹参可清心除烦、活血祛瘀，丹参提取物能够明显抑制皮肤丙酸杆菌、对抗二甲苯的致炎作用，局部涂抹可显著改善症状。

此外，丹参的各种有效成分可应用于糖尿病足的修复。丹参酮和丹酚酸均可有效抑制前列腺素分泌，抑制炎性介质的释放和氧自由基的产生，改善毛细血管的通透性，减少肉芽组织增生，从而抑制急、慢性炎症反应。

【配伍应用】治疗脚湿气时，配伍防风以除湿止痉；治疗虚劳时，配伍熟地黄以滋阴补血；治疗痹证时，配伍肉桂以温经散寒；治疗腰痛时，配伍牛膝以通血下行；治疗胸痹时，配伍红花以活血化瘀通络。

【剂量要点】临床常用剂量为4.5~90g，各疾病用量不一，如治疗中风时，常用剂量为12g；治疗眩晕时，常用剂量为20g或30g；治疗胸闷胸痛气短时常用20g；治疗糖尿病、不孕、癌病多用10g。

【各家论述】

（1）《神农本草经》云："味苦，微寒，主心腹邪气，肠鸣幽幽如走水，寒热积聚。破症除瘕，止烦满，益气。一名却蝉草。生川谷。"

（2）《名医别录》言："无毒，主养血，去心腹痼疾、结气，腰脊强，脚痹，除风邪留热，久服利人，一名赤参，一名木羊乳，生桐柏山及太山，五月采跟，曝干。（畏咸水，反藜芦）。"

【常用方剂】益气通瘀汤、逐瘀调经汤、化瘀止漏汤、清热化瘀汤、通经除痹汤、通脉化瘀汤、逐痹汤、三柴调心汤、益心健脑汤等。

生地黄

【一般认识】地黄为玄参科地黄属多年生草本植物的新鲜或干燥块根，因其地下块根为黄白色而得名，是"四大怀药"之一。临床常用鲜地黄、生地黄和熟地黄三种制品，而生地黄应用范围最广。生地黄甘寒，能清热凉血、养阴、生津，具有降血糖、提高免疫功能、抗炎、抗电离辐射等作用。地黄最早记载于《神农本草经》，目前在河南、山西、陕西等地均有大量生产，但以"古怀庆府"一带（今河南的温县、武陟、孟州等地）所产的怀地黄历史最为悠久。

生地黄可用于治疗各种出血及瘀血证。《肘后备急方》中记载用生地黄捣汁服一升或二升治疗高处坠落伤或跌打损伤等。《医灯续焰》载："大黄（四两）、芒硝（一两）、桃仁（六十枚）、当归尾、生地黄、穿山甲（各一两）、桂（三钱或五钱）……用归者，欲下血而不损血耳，且引诸药至血分也。"生地黄、当归为活血化瘀药，但效力稍弱于三棱、莪术等破血逐瘀药，故有行血补血、活血化瘀，但祛瘀而不伤血的特点。生地黄用于妇产科血证，如血热崩漏用河间生地黄散论和热崩用凉血地黄汤论。上海名医姜春华教授善用大剂量生地黄（90g以上）为主药配伍治疗类风湿关节炎，取其活血通脉之功，颇有效验。

有研究发现环烯醚萜、苯乙醇及糖类等成分为地黄的主要活性物质，还有紫罗兰酮、黄酮、三萜、氨基酸类化合物。

【皮科应用】生地黄可用于多种皮肤病的防治，如糖尿病引起的皮肤瘙痒。生地黄的有效成分可降低血清胰岛素水平，改善脂代谢紊乱和肾功能，抑制糖基化终产物生成和清除，从而缓解糖尿病引起的皮肤瘙痒症状。过敏性紫癜多为邪热伤络，而生地黄清热解毒凉血、止血化瘀，是治疗紫癜之要药。生地黄还是治疗银屑病的主要中药之一，可调节 Th1/Th2 和 Th17/Treg 免疫反应，抑制炎症因子合成，并与其他清热凉血药赤芍、牡丹皮等协同，通过参与 Th17 细胞分化及影响 MAPK 信号通路等来有效缓解银屑病症状，减少皮损面积及降低炎症指标。

【配伍应用】木通－生地黄药对出自北宋儿科名医钱乙所著的《小儿药证直诀》中的导赤散，叶天士言"地黄气寒，禀天冬寒之水气……肾主骨，气寒益肾，则水足而骨髓充"，生地黄甘苦性寒，可清血分之热，又可凉血散瘀补虚。木通可上清心火，下泄小肠之热，又能利水，具"有症治之，无症防之"之妙，两者配伍可治多种内外科疾病，如小儿口疮、夜啼、遗尿、手足口病，或湿疹、疱疹性咽峡炎及肾炎等。国医大师吕仁和教授常用黄芪－生地黄药对治疗 2 型糖尿病，黄芪甘温，升阳健脾补气，生地黄甘寒，清热滋阴凉血，两药相合，一阴一阳，具有补肾健脾、益气养阴的功效。

【剂量要点】常用剂量为 10~30g。治疗急慢性肾小球肾炎、硬皮病、肌无力、脑萎缩、老年性白血病、多囊卵巢综合征、骨纤维发育异常等疾病，可使用生地黄清热凉血解毒，剂量为 15~30g；治疗再生障碍性贫血、带状疱疹及后遗神经痛、慢性乙型肝炎、肝硬化、糖尿病及其并发症等，常配伍牡丹皮、赤芍、水牛角、玄参、枸杞、当归等，剂量为 10~30g；治疗崩漏时常取其滋补肾精、充养冲任、凉血止血之功，常配伍菟丝子、女贞子、枸杞子，剂量为 10~30g。现代研究表明以上剂量未见明显毒副作用，但年老体弱及阳虚易腹泻者慎服，孕妇亦当慎用。

【常用方剂】六味地黄丸、防己地黄汤、炙甘草汤、清胃散、导赤散等。

黄芪

【一般认识】黄芪，味甘，性温，归肝、脾、肺、肾经，是补气的要药，具有补气升阳、固表止汗、托疮生肌、利水退肿之功，适用于脾气虚弱、体虚多汗、气血不足、气虚水肿等证。现代药理学研究发现，黄芪含有多种有效成分，如黄芪多糖、黄芪总皂苷、黄芪总酮等，具有提高机体免疫功能、改善心功能、双向调节血糖、对抗自由基损伤、延缓衰老等作用，临床应用十分广泛。

【皮科应用】黄芪可止痒；具有抗组胺、抗炎的作用，在各类皮肤瘙痒症中广泛应用，如荨麻疹、湿疹等；闵仲生教授认为慢性荨麻疹的病理因素为"风""瘀"，病机关键为"营卫不和、风邪外袭"，故治疗应以调和营卫、祛风散邪、活血止痒为大法，重用黄芪、当归、白芍、桑枝等益气扶正，调和阴阳气血。黄芪还具有抗病毒的作用，常用于治疗病毒性疱疹。此外，有研究证明黄芪可改善微循环障碍、清除自由基、抗氧化、抵抗紫外线、促进创面愈合，用于修复各种原因引起的皮肤缺损、除皱、淡化色素斑。

黄芪外用时取其收敛固涩之效，使用黄芪与荆芥、防风、葛根等组方，对于手足汗多所引起的皮肤病均有较好疗效。

【配伍应用】黄芪与白术、防风相配伍，治表虚自汗，瘙痒间作；与当归、川芎、穿山甲、皂角刺相配伍，主治痈疡肿痛，脓成不溃；配以防己、白术、甘草、生姜、大枣，主治风水风湿；与当归尾、赤芍、桃仁、红花、川芎、地龙相配，以治血瘀之肌肤麻木不仁或皮肤瘙痒症。

【剂量要点】内服常用剂量为 10~60g，有固表止汗、利水消肿、升阳举陷、固气摄脱、补虚益损的作用。外用 30~60g，煎汤泡洗，可收敛止汗、祛风止痒。

【各家论述】

（1）《古今名医方论》云："惟黄芪能补三焦而实卫，为玄府御风之关键，且无汗能发，有汗能止，功同桂枝，故又能除头目风热、大风癫疾、肠风下血、妇人子脏风，是补剂中之风药也。"

（2）《医学衷中参西录》云："《本经》谓主大风者，以其（黄芪）与发表药同用，能祛外风，与养阴清热药同用，更能熄内风。"

（3）《本草正义》云："（黄芪）补益中土，温养脾胃，凡中气不振，脾土虚弱，清气下陷者最宜。其皮味浓质厚，力量皆在皮中，故能直达人之肤表肌肉，固护卫阳，充实表分，是其专长，所以表虚诸病，最为神剂。"

【常用方剂】闵仲生教授常用黄芪桂枝五物汤加减治疗慢性荨麻疹。

太子参

【一般认识】太子参乃石竹科植物孩子参的块根，主产于江苏、安徽等地，是江苏道地药材。其味甘、微苦，性平，入脾、肺经，功善补气健脾、生津润肺。太子参作为一味经典药材，被广泛运用于临床各科。国医大师邹燕勤在治疗肾病时喜用太子参，认为肾病患者脾气虚弱症状比较突出，太子参性平，乃清补之品，长期运用无助火伤阴之害。王灿辉教授常将其与黄芪配伍，益气健脾，生津止渴，用于治疗消渴病。单兆伟教授认为太子参补气健脾、生津润肺，益气而无升提之性，生津而无助湿之患，扶正而无恋邪之弊，常用其治疗脾胃病，如胃炎。

【皮科应用】太子参乃补脾气之要药，许多皮肤病的发生发展均与脾胃功能密切相关，因此太子参在皮肤病中有较多应用。脾主统血，脾胃气虚，血失统摄，行于脉外，可见紫斑现于四肢，是为紫癜。太子参具有较强的补脾益气作用，常用于治疗紫癜。脾胃气虚，卫外不固，表虚邪入，易发为荨麻疹，故临床上慢性荨麻疹多伴有舌淡胖、动则汗出等气虚表现，尤其江南湿土之地，脾虚湿重，健脾益气尤为重要，太子参不寒不热，常与黄芪配伍，是治疗慢性荨麻疹的良药。此外，太子参具有改善血液循环和调节免疫功能的作用，常用于治疗口腔扁平苔藓等。闵仲生教授在治疗扁平苔藓口腔症状基本消失的恢复期时，比较注重调运脾胃，增强患者免疫功能，常用太子参、黄芪、炒山药各30g，配合木香、陈皮等理气醒脾之品以防补益太过滋腻。

有实验表明，太子参多糖外用具有促进高血糖大鼠足溃疡愈合的作用。

【配伍应用】太子参配伍黄芪，可治疗肾病、口疮；太子参配伍山药，可治疗消渴病；太子参配伍黄精，可治疗肿瘤病后体虚；太子参配伍五味子可用于治疗气虚出汗；太子参配伍麦冬可用于治疗气阴两虚咳嗽。

【剂量要点】太子参作为江苏道地药材，药性平和，轻清灵动，用量常为10~30g。

【各家论述】

（1）《本草从新》云："大补元气，虽甚细如条参，短紧坚实而有芦纹，其力不下于大参。"

（2）《本草纲目拾遗》云："太子参即辽参之小者，非种也，乃江苏参行从参包中拣出短小者名此以售客，味甘苦，功同辽参。"

【常用方剂】含有太子参的方剂有桂枝参芪煎、生脉活血汤、宣肺扶土方等。闵仲生教授自拟健脾祛湿汤治疗脾虚湿盛型银屑病，方中常以太子参配合炒白术，益气健脾，祛湿止痒，效果显著。

木瓜

【一般认识】木瓜系一种祛风湿药，可舒筋活络、和胃化湿，常用于治疗风湿痹证、水肿、吐泻转筋。现代药理研究显示，木瓜具有保肝、抗菌、抗肿瘤、降低巨噬细胞吞噬功能、改善微循环、抗炎、消肿等作用。木瓜的主要药用成分木瓜苷可以抑制关节炎成纤维样滑膜细胞增殖和炎症反应，以保护关节滑膜。

【皮科应用】木瓜归肝脾二经，除舒筋活络外，和胃化湿之功亦显著，皮肤科临床取其祛湿舒筋之功，常以木瓜配伍槟榔、苏叶等来治疗脚气水肿，亦常用于脾虚湿盛所致皮肤病，或与他方配伍治疗风湿性紫癜、关节型银屑病、结节性红斑等伴关节疼痛者。如管汾教授治疗风湿性过敏性紫癜伴下肢疼痛，以宣木瓜配荆芥炭、牛蒡子、豨莶草、威灵仙、白鲜皮、紫草等祛风渗湿，活血化瘀，起效迅速。木瓜属温性药物，寒热属性不明显，因此，无论寒湿或湿热所致皮肤病均可配伍应用，无助邪之弊。如萆薢渗湿汤加木瓜、赤芍、红花，可治疗湿热瘀阻型结节性红斑，而阳和汤配伍木瓜、干姜、细辛等可治疗寒湿入络型结节性红斑。此外，有研究表明，木瓜与白芍组方对斑秃有较强疗效，管汾教授亦常以木瓜配伍生地黄、熟地黄、制首乌、当归等治疗斑秃。

【配伍应用】配白芍能养血祛风、舒筋活络，治疗湿痹；配薏苡仁、白术、茯苓，治脚气湿热；配桑叶、大枣，治脐下绞痛。

【剂量要点】小剂量每日3次煎汤服用，可治疗急性细菌性痢疾；中等剂量，即6~9g，可舒筋活络、和胃化湿，用治湿痹拘挛、腰膝关节酸肿疼痛、吐泻转筋、脚气水肿；大剂量适合外用，可祛湿消肿、缓急止痛。

【各家论述】

（1）《本草拾遗》云："下冷气，强筋骨，消食，止水痢后渴不止，作饮服之。又脚气冲心，取一颗去子，煎服之，嫩者更佳。又止呕逆，心膈痰唾。"

（2）《日用本草》云："治脚气上攻，腿膝疼痛，止渴消肿。"

【常用方剂】管汾教授常用斑秃丸治疗斑秃及脱发，其主要成分为生地黄、熟地黄、制首乌、当归、木瓜、丹参、白芍、五味子、羌活，可内外兼治、标本兼顾。

白及

【一般认识】白及为兰科植物白及的干燥块茎，产自陕西南部、甘肃东南部等地，味苦、甘、涩，性微寒。

白及质黏而涩，功专收敛止血，入血分以泄热，用于治疗咯血、吐血、衄血、便血。清代医家费伯雄之《医方论》载："白及为末，每服二钱，临卧糯米汤下。肺坏能补，惟有白及，此'独圣'之所以得名也。"用治支气管扩张之咳嗽带血者，可单用白及粉，或配伍百合、麦冬、三七等养阴止血药；用治肺痿咯血，可与枇杷叶、阿胶珠、藕节、蛤粉等同用，如白及枇杷丸。用治胃痛泛酸呕血，可与乌贼骨同用，或配棕榈炭、当归炭、阿胶、白芍等，方如溃疡出血汤。

白及的化学成分主要有联苄类、二氢菲类、联菲类、菲并吡喃类、甾体等，其药理活性主要有止血、抗菌、抗肿瘤、抗补体活性、抗氧化、促进伤口愈合等，临床广泛用于治疗咯血、吐血、外伤出血、疮疡肿毒、皮肤皲裂、肛肠疾病、肿瘤栓塞等。

【皮科应用】本品体润收涩，有显著促进伤口愈合的功效，可用于治疗皲裂性湿疹、手足癣、带状疱疹、痤疮等多种皮肤病。魏跃钢教授选用苦参、大黄、白鲜皮、地肤子、马齿苋、伸筋草、透骨草等中药与白及配伍，煎汤泡洗，治疗手足湿疹、汗疱疹，疗效显著。

白及具有消肿散结、化瘀美白等功效，可用于黄褐斑等色素性疾病的治疗。单敏洁教授自制"紫白散"，选用白及、白芷、白僵蚕、白附子、白茯苓、当归、三七、皂角刺、红花、紫草等研末外敷治疗面部黄褐斑、炎症后色素沉着、黑变病等面部色素沉着性皮肤病，疗效确切，安全可靠。李红兵教授以沙参麦冬汤加白及治疗剥脱性唇炎，可敛疮生肌、促进愈合。

研末外用或水洗煎汤，可治疗鼻衄、肛裂、皮肤皲裂、疮疡肿毒、水火烫伤等。

【配伍应用】用于治疗手足皲裂性湿疹或者鹅掌风，常可配伍艾叶、蛇床子、透骨草、白鲜皮等煎汤或加陈醋泡洗；用于治疗带状疱疹，可加地榆、冰片、黄柏、黄连等茶调外涂；用于治疗痤疮，可单方研末加水外涂；用于黄褐斑等色素沉着性疾患，可配伍红花、当归、白芷等研末加水调成糊状外敷。

【剂量要点】常用 6~15g，研粉吞服用 3~6g，外用适量。

【各家论述】

（1）《药性论》云："结热不消，主阴下痿，治面上皯疱，令人肌滑。"

（2）《新修本草》云："手足皲拆，嚼以涂之。"

（3）《本草纲目》云："白及，性涩而收，故能入肺止血，生肌治疮也。"

（4）《神农本草经疏》云："白及，苦能泄热，辛能散结，痈疽皆由荣气不从，逆于肉里所生；败疽伤阴死肌，皆热壅血瘀所致，故悉主之也。"

【常用方剂】张泽生治溃疡验方：白及粉、三七粉和藕粉用冷开水调匀，加温成糊状于临睡前服下，连服半月，有非常好的临床效果。

《丁甘仁家传珍方选》中载五虎神效膏，以蜈蚣、生大黄、全蝎、川乌、苦杏仁、赤芍、连翘等与白及共组成方，外贴患处，治一切无名肿毒及搭背、对口、大小痈疖。

蝉蜕

【一般认识】蝉蜕来源于蝉科昆虫黑蚱若虫羽化时脱落的皮壳，性寒，味甘、咸，归肺、肝经，具有疏散风热、利咽、透疹、明目退翳等功效。蝉蜕的文字记载最早见于先秦时期《庄子·寓言》："予，蜩甲也？蛇蜕也？似之而非也。"此处"蜩甲"即为蝉蜕。《名医别录》是目前发现最早记载蝉蜕主治病证的典籍："主小儿痫，女人生子不出，灰服之，主久痢。"主产于浙江、山东、河南、河北、四川、江苏、湖北、广西、贵州等省，是常用的昆虫类动物药。药理研究表明，蝉蜕有抗惊厥、镇静止痛、解热、镇咳、祛痰、平喘、解痉、抗感染、抗肿瘤、抗凝、抗过敏等作用，主要有效成分为甲壳素、氨基酸和微量元素。

【皮科应用】蝉蜕可用于治疗湿疹、荨麻疹、水痘等皮肤病。杜文燮之《药鉴》称蝉蜕可"同荆芥能除风热，入姜蚕又却风痰，用于发散药中，能清肌表之热。用于解毒药中，能除脏腑之火。痈疽外肿者，同麻黄以散之。痘疮未实者，同麻黄以疏之"。倪朱谟在《本草汇言》中言蝉蜕为"祛肝经风热风毒之药也"。温病学家杨璿之《伤寒瘟疫条辨》谓其为"有皮肤发热斑疹杂出作痒者……用之大验"，对蝉蜕颇为推崇，其"治温十五方"中皆配有蝉蜕。张锡纯《医学衷中参西录》谓其为"发汗中之妙药""治隐疹要药"。蝉蜕善走皮而祛风解毒，用之治皮肤病有同气相求之效，《本草崇原》言"蜕者，有褪脱之义"，实乃中医的"脱敏药"，善治过敏性皮肤病。

【配伍应用】蝉蜕、僵蚕配伍可柔肝祛风、定惊止痉；蝉蜕、芡实为治疗糖尿病肾病的常用对药，具有祛风除邪、内外同治、上下同治的功效。用于疏散风热、利咽时，常配伍僵蚕、牛蒡子等；用于明目退翳时，常配伍丹参等；用于散热透疹，常配伍荆芥等；用于发汗祛风、化痰通络，常配伍川芎等；用于解痉通络，常配伍全蝎；用于祛邪固本，常配伍乌梅等；用于散风解表常配伍大黄等。

【剂量要点】临床常用剂量为3~10g。结合疾病、证型及症状选择最佳剂量，如疏散风热、利咽用3~15g；明目退翳常用6~10g；散热透疹用1.5~15g；发汗祛风、化痰通络，入汤剂常用6~15g，入散剂常用1.5g；解痉通络，入汤剂常用10~25g，入散剂常用6.66~8.88g；祛邪固本常用10~15g。散风解表，治疗时感高热急危症，入丸剂常用0.03~0.2g。

【常用方剂】消风散、升降散、麻黄蝉蜕汤等。

僵蚕

【一般认识】僵蚕味咸、辛，性平，归肝、肺、胃经，具有息风止痉、祛风止痛、化痰散结之效。息风止痉似全蝎、蜈蚣而力逊，性平偏凉，兼能化痰，"善治一切风痰相火之病"，对于风动抽搐夹痰热者尤为适宜。本品辛散，平而偏凉，入肝、肺经，长于疏散风热，且有止痛、明目、利咽、止痒之效。咸能软坚，兼有化痰之功，可治痰火郁结之瘰疬痰核、发颐疰腮。此外，蚕食而不饮，屎而无尿，为阳虫，故可祛湿；湿生虫，故僵蚕可祛湿而兼杀虫之功。现代药理研究显示，僵蚕含有蛋白质、氨基酸、微量元素、白僵菌素、草酸铵等多种成分，具有催眠、抗凝、抗惊厥、抗癌、降糖、降脂、抗菌、营养和保护神经的作用。就江苏而言，无锡、镇江、苏州、南通均是其主产地。

【皮科应用】僵蚕常配伍地肤子、蝉蜕、赤芍等，治疗荨麻疹、湿疹、银屑病、皮肤瘙痒症等瘙痒性皮肤病。本品辛散，平而偏凉，咸可入肾，适用于银屑病之初发或热甚者。此外，僵蚕还具通络行血之功，对于银屑病久病入络或久病及肾者均有较好作用。

僵蚕配伍生姜汁调服或外敷，取其息风通络止痉之意，治疗破伤风，牙关紧闭、角弓反张者。以僵蚕单味研末调敷，取其软坚散结之性，可治疗疔疮、痄腮、急性乳腺炎等。

【配伍应用】

僵蚕配伍夏枯草而清火散结、化痰软坚，可治疗炎性息肉、牙周炎等；僵蚕配伍石膏、天南星、疏散风热、清利头目，可治疗脑风、头痛等；僵蚕配伍白附子、全蝎而化痰，可治疗风中经络所致口眼㖞斜；僵蚕配伍荆芥、防风、羌活、蝉蜕等，具有疏风解表化痰之效，可治疗风热毒邪。

【剂量要点】内服：水煎服，5~10g；研末，1~1.5g；或入丸、散。外用：适量，水煎外洗、研末撒或调敷。疏散风热多生用，其余均制用。

【各家论述】

（1）《药性论》云："能入皮肤经络，发散诸邪热气。"

（2）《医学启源》云："去皮肤间诸风。"

（3）《本草纲目》云："散风痰结核、瘰疬、头风、风虫齿痛，皮肤风疮，丹毒作痒。"

（4）《太平圣惠方》："治风，遍身瘾疹，疼痛成疮，白僵蚕，焙令黄色，细研为末，酒服。"

（5）《玉楸药解》："活络通经，驱风开痹。治头痛胸痹，口噤牙疼，瘾疹风瘙；烧研酒服，能溃痈破顶，又治血淋崩中。"

【常用方剂】

（1）冰梅丸（马培之经验）：僵蚕、青梅、大梅片、黄连、西瓜霜、硼砂、薄荷、甘草、荆芥穗等，治疗咽喉风痰紧闭，不能言语，红肿疼痛。

（2）吹喉散（马培之经验）：僵蚕、薄荷、青黛、芒硝、白矾、火硝、黄连、硼砂等，治疗缠喉风痹、乳蛾、喉痹、重舌等。

（3）鲤鳞丸（马培之经验）：僵蚕、当归尾、大黄、荆芥、乳香、没药、黄芩、连翘、防风、羌活、全蝎、蝉蜕、蜈蚣等，治疗无名肿毒、瘰疬。

地龙

【一般认识】味咸，性寒，归肝、肺、脾、膀胱经，有清热定惊、通络、平喘、利尿的作用。本品咸寒，入肝经，能清热息风止惊，"定心中之乱""治发狂如神"，适用于肝经热极风动之证；性走窜，长于通经活络，凡经络阻滞、血脉不通、肢体关节不利者皆可用之；性寒降泄，归肺经，长于清肺热、平喘息，适用于邪热壅肺之喘息；《药性纂要》云"性寒下行，能解热疾而利小便"，归膀胱经，适用于热结之水肿、小便不利或尿闭。现代研究表明地龙含蚯蚓解热碱、蚯蚓毒素、6- 羟基嘌呤等，还含有各种氨基酸、脂肪酸等，具有解热、镇痛、抗凝血、抗血栓、降血压、抗肿瘤、平喘、利尿等多种药理作用，广泛用于治疗咳嗽、哮喘、原发性高血压、癌症等疾病。

【皮科应用】地龙通络力强，兼能祛湿行瘀，常配苍术、薏苡仁、清半夏等，治疗慢性湿疹、神经性皮炎等。对于阳虚寒凝型血栓闭塞性脉管炎，管汾教授常选顾步汤加减，择牛膝、熟地黄、桂枝、附片、黄芪、党参、地龙等，以温阳散寒、活血通络、屡获良效。地龙提取液含有能够特异性降解胶原纤维的胶原酶，可使局部变性的胶原纤维降解，且能促进多种生长因子生成，促进创面修复过程中纤维细胞、毛细血管、胶原纤维和 DNA 的生成，缩短炎症周期，从而促进创面愈合，治疗局限性硬皮病。

【配伍应用】全蝎、地龙均为血肉有情之物，具透达走窜、循经入里之性，二者配伍，可攻痼疾之瘀滞，搜络脉中之伏邪。叶天士云："凡虫蚁皆攻，无血合用者走气，有血者走血。"无血者，如地龙、全蝎、蜂房、蝉蜕等，作用偏于气分，合用能增强通阳散结之力，使清阳之气流通。地龙配蜂蜜，治疗各种外伤及皮肤感染。地龙白糖浸液外敷，可治疗痄腮、烧烫伤、鹅口疮；地龙配伍珍珠粉、煅硼砂制膏外敷，可治疗手足皲裂。

【剂量要点】内服：水煎服，5~10g；研末服，每次 1~2g；入丸、散，或鲜品拌糖或盐化水服。外用：适量，鲜品捣烂敷或取汁涂敷，研末撒或调涂。

【各家论述】

（1）《日华子本草集注》云："天行热疾，喉痹，蛇虫伤，其屎治蛇犬咬，并热疮，并盐研傅，小儿阴囊忽虚热肿痛，以生甘草汁调，微微涂之。"

（2）《会约医镜》云："治跌打损伤，痘疮紫黑。"

（3）《扶寿精方》云："治对口毒疮，已溃出脓，蚯蚓，捣细，凉水调敷，日换四次。"

【常用方剂】

（1）脱敏方（干祖望经验）：地龙、茜草、紫草、墨旱莲、蝉蜕，治以凉血疏风、脱敏止嚏，亦可用于其他过敏性疾病。

（2）许履和经验方：地龙、草乌、炙乳香、炙没药、炒甲片、五灵脂、川牛膝、淫羊藿、菟丝子、川续断等，温经通络止痛，治疗下肢疼痛。

蜂房

【一般认识】蜂房味甘，性平，具有攻毒消肿、祛风止痛之效。本品质轻有毒，能"驱风攻毒、散疗肿恶疮"，治疗疮疡肿毒，乳痈瘰疬；其质轻扬，性善走窜，长于祛风，配伍川乌、全蝎等而除风湿痹痛，配伍蒺藜、花椒、细辛等而止牙痛。现代药理研究表明，露蜂房主要含有蜂蜡、树脂、挥发油，以及蛋白质和微量元素等，具有抗炎抗菌、镇痛、促凝血、强心、降压、利尿、驱蛔虫、驱绦虫等作用。

【皮科应用】蜂房提取物有抗菌、祛腐生肌、消炎收敛等功效。《名医别录》谓其"治恶疽、跗骨痈"，可使"诸毒均消"，能治"历节肿出"，故蜂房为攻毒疗疮、散肿止痛的要药，可用于治疗慢性湿疹、手足癣、跖疣及各种感染性皮肤病，取其以毒攻毒之义。对于风邪郁久，未得散发，阻伏肌肤，久治不愈的皮肤病，皮损表现为瘙痒无度、浸润肥厚、抓痕累累者，如神经性皮炎、结节性痒疹等。管汾教授常择五虎追风散加减，选全蝎、蜈蚣、蜂房、乌梢蛇、白花蛇等药，起搜风止痒之用。

【配伍应用】蜂房配伍鹿角霜，温阳止带，治虚寒带下；蜂房配伍土鳖虫或生地黄，行瘀通督、祛风攻毒，治风湿痹痛；蜂房配伍钩藤、重楼，清热平肝，治喘嗽；蜂房配伍地榆，凉血解毒，疗痤疮。蜂房配伍细辛煎汤漱口，消肿止痛，治牙痛。蜂房配伍蝉蜕，疏风脱敏，治荨麻疹及其他瘙痒症。蜂房配伍桑螵蛸治尿遗失禁。

此外，蜂房可配蝉蜕，二者为末以酒送服，治瘾疹瘙痒，或与白矾、煅炭为末以醋调敷，疗顽癣，均取祛风止痒之义。蜂房配伍防风、苦参、地肤子、白鲜皮等，水煎外敷治疗手部湿疹。蜂房配伍野菊花、白芷、野薄荷叶、花椒，煎汤微温含漱治疗风火牙痛。蜂房配伍板蓝根、磁石、透骨草、夏枯草、大青叶、枯矾、木贼、蛇床子、香附等，擦洗浸泡治疗多发性寻常疣。

【剂量要点】水煎服，3~5g。外用适量，研末油调敷患处，或煎汤漱口，或外洗患处。

【各家论述】

（1）《本草纲目》云："露蜂房，阳明药也。外科齿科及他病用之者，亦皆取其以毒攻毒，兼杀虫之功焉耳。"

（2）《本草汇言》云："驱风攻毒，散疔肿恶毒。"

（3）《日华子本草》云："治牙齿疼，痢疾，乳痈，蜂叮，恶疮，即煎洗。"

（4）《姚僧坦集验方》云："治风气客于皮肤，瘙痒不已：蜂房（炙过）、蝉蜕等分。为末，酒调一钱匕，日二服。"

（5）《备急千金要方》云："治蜂螫人：露蜂房末，猪膏和敷之。"

【常用方剂】土槐饮加减（管汾经验）：蜂房配伍土茯苓、生槐花、白茅根、生地黄、牡丹皮、紫草、当归、何首乌、蝉蜕等，治以清热、凉血、祛风，治疗风盛血热型银屑病。

乌梢蛇

【一般认识】乌梢蛇性平，味咸、甘，无毒，归肝经，具有祛风、通络、止痉之效，能内彻脏腑、外达皮毛，透骨搜风，凡风湿痹痛无不相宜，常用于风湿顽痹、麻木拘挛、中风口眼歪斜等。本品入肝经，能祛风而定惊止痉，为治抽搐痉挛常用药，多治疗小儿惊风、抽搐痉挛、破伤风等症。现代药理研究表明，乌梢蛇含 17 种氨基酸、脂肪酸和多种微量元素，鲜品含蛇肌果糖、蛇肌醛缩酶等，具有抗炎、镇痛、消肿、解毒、抗惊厥等作用。

【皮科应用】乌梢蛇提取物的水溶性部位具有一定的抗炎、镇痛作用，乌梢蛇水煎剂的抗炎作用相当于 15mg/kg 的氢化可的松，可见其抗炎作用显著，在皮肤科应用广泛。管汾教授认为神经性皮炎初起为风热交阻证，后演变为血虚风燥或血热风盛证。对于病程长久、皮损泛发、瘙痒剧烈、久治不愈者，则当酌情使用乌梢蛇、全蝎等搜风通络止痒之品。

单味乌梢蛇外用范围较广，临床疗效较好。乌梢粉可与醋凡膏调制成乌梢膏用于治疗各种未成脓之痈、疮、疖等，有攻毒生肌之功；亦可与乙醇调成乌梢酒用于疥疮、癣、扁平疣等发挥祛风杀虫止痒作用。

【配伍应用】乌梢蛇性走散，外可开腠理疏风，内能入络搜风，直达病所，亦可搜剔隐伏之邪，令邪气无处可藏。张璐谓："乌梢蛇，治诸风顽痹，皮肤不仁，风疹瘾疹，疥癣热毒。"常配伍荆芥、防风、蝉蜕等发挥祛风止痒之效，用于治疗荨麻疹、药疹等过敏性疾病。此外，乌梢蛇还具祛风通络之效，常配伍全蝎、僵蚕、地龙等，用于治疗银屑病伴有风湿痹症者，达通络止痛之功。

【剂量要点】内服：水煎服，9~12g；研末，每次 2~3g；入丸剂，或浸酒。外用：适量，研末调敷。

【各家论述】

（1）《药性论》云："治热毒风，皮肤生疮，眉须脱落，瘑痒疥等。"

（2）《开宝本草》云："主诸风瘙瘾疹，疥癣，皮肤不仁，顽痹诸风。"

（3）《药性赋》云："乌梢蛇疗不仁，去疮疡之风热。"

（4）《本经逢原》云："蛇性生风，而黑色属水，故治诸风顽痹，皮肤不仁，风瘙瘾疹，疥鲜热毒，眉须脱落，瘑痒等疮，但白花蛇主肺腑之风，为白癜风之专药。乌蛇主肾脏之风，为紫癜风之专药。两者主治悬殊，而乌蛇性善无毒耳。"

【常用方剂】

（1）熄风四物汤加味（干祖望经验）：乌梢蛇、熟地黄、当归、白芍、川芎、蜈蚣、全蝎、僵蚕、丹参、怀牛膝等，治以养血息风、通络开音。

（2）魏跃钢经验方：乌梢蛇、生地黄、牡丹皮、苦参、秦艽、连翘、黄芩、徐长卿、白花蛇舌草、丹参、柴胡等，治以清热凉血、祛风利湿，佐以疏肝理气，治疗神经性皮炎。

全蝎

【一般认识】全蝎为钳蝎科动物东亚钳蝎的干燥体。味辛，性平，有毒，主入肝经，具有息风止痉、攻毒散结、通络止痛的功效，性善走窜，既能平肝息风，又可搜风通络，凡中风口眼歪斜、语言謇涩，小儿惊痫、疟疾均可用之。此外，本品辛而有毒，能以毒攻毒、解毒散结，治疗疮疡肿毒、瘰疬痰核。现代药理研究表明，全蝎主要含蝎毒、天冬氨酸、谷氨酸钠等成分，具有抗菌、抗肿瘤、抗凝、镇痛、抗惊厥及调节免疫功能等作用，对机体非特异性免疫和体液免疫均有改善作用。

【皮科应用】现代研究表明，全蝎含有组胺样物质及溶血蛋白质，能改善微循环、修复受损神经、抑制致痛介质，从而抑制急慢性疼痛，为治疗带状疱疹神经痛的常用药。全蝎具有活血化瘀、通络散结的作用，常与蜈蚣合用，增强破气行血、通络止痛之功，适用于硬性结节、囊肿、苔藓样变、肥厚性皮疹等。此外，全蝎可托毒攻伐，息内外之风，去除气血深在之毒、湿，适用于银屑病顽固性瘙痒。管汾教授认为银屑病虽以清热凉血、养血润燥为主，但对于瘙痒剧烈、毒邪内生的银屑病亦可酌情加入全蝎，配伍蜈蚣、乌梢蛇、白花蛇等，用量为 1.5~9g，每获良效。

全蝎外用有穿筋透骨之功，其蝎尾功效更胜其体数十倍，有较强的渗透作用，能使药快速渗透，直达病所。全蝎与冰片配伍外敷，或单用研末外敷，具有攻毒散结、消肿止痛之效，适用于早期炎症明显的未破溃皮损。

【配伍应用】全蝎配伍蜈蚣、僵蚕、钩藤等，治疗结节性痒疹、带状疱疹后遗神经痛、系统性红斑狼疮等。全蝎配伍散结消肿药、清热燥湿药，治疗慢性顽固性瘙痒性皮肤病。炙全蝎配伍熟半夏、细辛、炮川乌，治疗清阳不升之头痛。全蝎配伍僵蚕、核桃仁，治疗支气管炎、咳喘。

【剂量要点】水煎服，3~6g；研末吞服，每次 0.6~1g，有息风止痉、攻毒散结、通络止痛之效。外用适量，研末调敷，取其攻毒止痛之用。

【各家论述】

（1）《证治准绳》云："全蝎治牛皮癣，用清香油一两，入全蝎七枚、巴豆二十枚、斑蝥十枚同熬，候先焦者先去之，去了入黄蜡一钱，候熔收起。朝搽暮愈，不损皮肉。"

（2）《开宝本草》云："疗诸风瘾疹，及中风半身不遂，口眼㖞斜，语涩，手足抽掣。"

（3）《本草纲目》云："治大人疟疾，耳聋，疝气，诸风疮，女人带下，阴脱。"

（4）《澹寮方》云："全蝎治诸疮毒肿：全蝎七枚，栀子七个。麻油煎黑去滓，入黄蜡，化成膏敷之。"

【常用方剂】

（1）干祖望经验方：①以全蝎、蜈蚣、僵蚕、油松节、木瓜、络石藤、丝瓜络、鸡血藤等，治疗声带麻痹，尤其是甲状腺、纵隔肿瘤术后所造成的声带麻痹；②以全蝎配伍蜈蚣、僵蚕、板蓝根、夏枯草、白芍、菊花等，治疗面神经麻痹，尤以耳郭带状疱疹所造成的，发病时间短者疗效为佳。

（2）马氏八将丹（马培之经验）：由全蝎、五倍子、雄黄、乳香、角针、蜈蚣等组成，治疗疽毒不起，疗毒不透，腐内不脱。

（3）黑虎散（马培之经验）：由全蝎、麝香、梅片、丁香、蜈蚣、穿山甲等，治疗一切无名肿痛。

第四章

流派常用方剂

坎离方

人禀五行之气所生，五行之间生克制约循环，保持着动态平衡，如"轮轴"推动生命之流。五行的生克运动实则为能量传递流通的过程，是一个运动的整体、一种反馈关系网。但在病理状态下，一行不畅必会累及它行，一行偏旺则生"克、泄、耗"之疾，一行不足所主脏腑行运亦不佳，往往累及多脏腑系统。故临床遇病情复杂、病机难寻之症，需综合考虑五行间的生克、乘侮关系，以指导临床辨证。

人生长于自然，与自然之气相通，即所谓"天人相应"，人的生命活动与天地四时密切相关。谭城教授基于这一思想，在临床实践中感悟出，出生时的气候可影响人的先天禀赋及体质的寒热，出生于炎夏和寒冬的人表现尤为明显，而体质过寒过暖均可阻碍五行流通。出生时令在立夏至大暑之间者，多属火土当令，体质偏阴虚火旺，五行火重水死，继而金脆木焚，流通乏源。辨证时除四诊合参外，可适当询问患者出生月令进行佐证，判断其先天禀赋之寒热偏重，再进行调治，寒者温之、热者凉之，即为"调候"。

银屑病、脂溢性皮炎等均为红斑鳞屑性皮肤病，银屑病皮损多为红斑上覆盖多层银白色鳞屑，脂溢性皮炎则为分布在皮脂溢出部位的红斑，其上亦见糠秕样白色鳞屑，二者均有火炎土焦之象。当遇出生于炎夏、火旺水竭之人，皮损亦符合火炎土焦之象，则可以水调候，使燥土得灌、肺金润泽。综上所述，谭城教授以"五行生克""天人相应"及"取象比类"等传统中医理论思想为指导，提出"调候"的中医治法，从而创立坎离方。此方创立之初主要应用于银屑病等红斑鳞屑性皮肤病的治疗，其后又应用到黄褐斑、白癜风、慢性湿疹等多种皮肤病的治疗之中，起到推动五行流通、甘寒调候的作用，屡获佳效。

【组成】酸枣仁（炒）（打碎）10g，百合10g，知母10g，黄柏10g，生地黄10g，山茱萸10g，北沙参10g，麦冬10g，栀子10g，夏枯草10g，淡竹叶10g。

【功效】流通五行，甘寒调候。

【主治】红斑鳞屑性皮肤病，五行流通不畅所致慢性复杂性皮肤病，累及全身多个脏腑系统的皮肤病。包括银屑病、脂溢性皮炎、白癜风、黄褐斑、慢性湿疹等。

【组方特色】既济卦中，上卦为坎水，下卦为离火；卦中六爻阴阳交错，且坎中含火，离中为水，二者水火共生共存而自稳。故谭城教授以此为启发而创坎离方，用以治疗火炎土焦之证。自然界阴云与阳气会合才得大雨，因此坎离方中以生地黄、知母泻火滋阴为君，其性寒质润，具应云行雨之妙。臣以栀子、北沙参、麦冬等甘寒之品，泻火生津而调候，则强土得金，方泻其壅。百合、淡竹叶、山茱萸、夏枯草、酸枣仁为佐，各入五脏，可养阴、清热、生津，亦有流通五行之能。诸药合用泻火滋阴、甘寒调候，正如为干涸的大地洒下甘霖，为焦燥的皮肤注入源泉。坎离方药量均为10g，用药轻灵，为"轻可去实"之意。

坎离方中各药味均味甘性平，而非以苦寒直折之法，一则避免久服损阳伤正，更重要的是符合"化泄"的原则。因克为相战，为"无情"，在被克者耗损的同时，主克者亦因行克而耗费，双方能量俱损，如金克木，刀斧劈砍必有磨损。若能设法使五行"相生而化"，以帮扶代替克杀，以泄除强旺克耗，则更为良方，即"化泄"之法。如木旺乘克脾土时，则木、土"交战"，而火与木、土为邻，可助其和解，火即转"克"为"生"的枢纽，使火承木之助、土受火之恩，则木泄力、土进气，即可解除旺木对脾土的克耗，脾土生而有源，此时未损耗一方而五行制化得复，化无情为有情、变克杀为帮扶矣。在药味的选择上需遵循五味制化原理。"五味"是偏属并作用于五脏药味的代名词，又与五行相应，亦具制化特性，即"辛胜酸、咸胜苦、酸胜甘、苦胜辛、甘胜咸"，则"化泄"时药味选择应遵其五行属性及生克特点——苦入心可泄肝木、甘入脾可泄心火、辛入肺可泄脾土、咸入肾可泄肺金、酸入肝泄肾水。坎离方味甘，甘味可化苦助辛，"化泄"旺火以生肺金，助五行流通，整体调治，故对火炎土燥、五行不通之皮肤病有较好疗效。

【方证要点】本方平和无伤正之嫌，故经过加减配伍，无论虚实均可使用，具体方证要点如下。

（1）银屑病等皮肤病之宏观及微观表现均呈火炎土焦之象者。

（2）急、慢性病程均可用，大腹便便，符合离中空特点者。

（3）性格急躁，脾气较大不耐烦，情绪控制力差，喜怒形于色。

（4）常食多不饱，饮多不止渴。

（5）头皮出现无渗出红斑上鳞屑、脱发，或罹患头皮穿掘性毛囊炎；足底干燥皲裂脱屑。此为子午相冲、水火未济之象。

（6）酒渣鼻以鼻为中心有红斑、脱屑、脓疱者。

【加减变化】本方主要针对五行不通、水火未济之红斑鳞屑性皮肤病或慢性复杂性皮肤病而设，如瘙痒明显，可加白鲜皮、白僵蚕等祛风止痒药；如遇银屑病、脂溢性皮炎等病程日久，皮损厚重板结、色泽紫暗，可少佐红花、川芎等活血化瘀之品；如遇病久伤正，常体虚乏力者，可稍加西洋参、党参等补虚且性平之品，以免滋腻碍胃。

【使用禁忌】此方中各药味均用量适中，性平而无克杀之弊，服此方时禁食辛辣刺激食物，儿童酌情减量。

【经典案例】陈某，女，45岁，出生于1972年5月，2016年5月3日初诊。

主诉：面部色斑、上有白斑2个月余。

现病史：2个月前，患者因外用不明化妆品一周并受到阳光暴晒，面颊部出现黄褐色色素沉着，上有多个白斑，无自觉症状。平素情志不舒，月经量少，经行腹痛，饮食可，大便干结，夜寐欠安。

刻下症：面颊部黄褐色色素沉着，上有多个白斑。

专科情况：面颊部黄褐色色素沉着，呈蝶形对称分布，可见少量毛细血管扩张，无脱屑。色素沉着上散在白斑，每侧6~9个，约黄豆大小，类圆形或不规则形，界限清。舌红、苔黄少津，脉弦细数。

辅助检查：白斑皮损在伍德灯下呈亮白色。

既往史：既往有甲状腺功能亢进病史20余年，常自觉乏力汗出。否认其他慢性病史。

西医诊断：黄褐斑，白癜风。

中医诊断：黧黑斑，白驳风。

辨证：五行不通，水火未济。

治法：流通五行，甘寒调候。

处方：坎离方加减。

炒酸枣仁（打碎）10g	百合 10g	知母 10g	黄柏 10g
生地黄 10g	山茱萸 10g	北沙参 10g	麦冬 10g
栀子 10g	夏枯草 10g	淡竹叶 10g	红花 3g

水煎服，每日1剂。

二诊：服上方21剂后，患者诉双侧面颊色素沉着较前变淡，白斑复色明显。予原方继服。

三诊：服上方调治1个月后，色素沉着较前改善明显，白斑基本恢复常色。守原方继服。

2个月后电话随访，患者自述色素沉着及白斑均愈，纳寐、行经均改善。

按语：该患者出生于午月，气候炎热，五行本火重水死。甲状腺归属木行，患者素有甲状腺功能亢进病史，常自觉乏力汗出，概由旺火耗泄木气所致。患者发病之诱因为日光暴晒，病位为阳经循行的面部，皮损见毛细血管扩张，均为火旺之象。面部色斑、毛细血管扩张呈红黑夹杂之态，因黑属肾水、红为心火，故处于水火未济之境。火克金、熔金，而肺金主白，故金伤则面现白斑；金不生水，火亦耗液，肾水主黑，则色斑黑甚。此外，木火相燔，土燥不养，故患者面色暗黄、形体瘦弱。此黄、黑、白、红相杂，相互矛盾、辨证不清，传统辨证无从下手，而仔细分析可发现该患者各临床表现之间是有内在联系的，其火燔、木焚、金损、水竭、土燥，五行均病，流通不畅。拟方以"坎离方"加减，方中栀子、淡竹叶、百合味苦，入心经，清心降火，减轻木之耗泄；北沙参、麦冬强金荣肤，配合酸枣仁、夏枯草养肝生木；生地黄、知母佐以山茱萸补益肾水；稍佐红花活血祛瘀。患者虽有火旺之象，但未多用苦寒直折之品，以"清热养阴"之法调和、推动五行流通，亦取甘寒"调候"之意，多环节施治，以恢复五行间生克平衡。

白癜丸

【组成】蒺藜、苍耳草、浮萍。

【功效】活血祛风，宣散风热。

【主治】白癜风；风邪为患所致皮肤瘙痒性疾病，如荨麻疹、湿疹、皮肤瘙痒症。

【组方特色】闵仲生教授认为，白癜风初发及进展期多为风湿外侵证，治当祛风除湿；白癜风静止期及中年白癜风患者多为气血失和证，治当益气养血；白癜风病久及中老年白癜风患者多为肝肾阴虚证，治当滋养肝肾；白癜风因外伤诱发者、有同形反应者及中年女性白癜风患者多为气滞血瘀证，治当理气活血。白癜风发展迅速，春夏季或日晒后加重者多为血热夹风证，治当凉血祛风；白癜风病程较长者及挑食、偏食的青少年白癜风患者多为脾胃虚弱证，治当补益脾胃。白癜风的病因复杂，症状常有兼夹，然疏肝理气解郁、滋阴活血祛风应贯穿白癜风治疗始终。

"白癜丸"是管汾教授的自拟方，主要由"蒺藜、苍耳草、浮萍"三味中药组成。蒺藜，又名白蒺藜、刺蒺藜，入肝、肺经。《会约医镜》载其"泻肺气而散肝风"，既可祛风发表、疏散肝经风热，又可下气、活血。本品辛散通郁，且入肝经，可疏肝解郁。肝主疏泄，可调畅人体之气机，气为血之帅，气行则血行。本品性温，血得温则行，可活血祛瘀，有助于皮肤脱色斑的复色，正如《本草汇言》言："去滞生新，是其专成。"现代药理学研究亦发现，蒺藜可加快黑素细胞向表皮层的迁移、提高酪氨酸酶的活性。

《医宗金鉴》指出此病"初服浮萍丸，次服苍耳膏"。浮萍、苍耳草为古代医家用治白癜风的常用验药。苍耳草，味辛、苦，性寒，可祛风散热、解毒杀虫。本品归皮毛所属之肺经，其气疏散宣通，上行脑颠，下行足膝，外达肌肤，可直达病所、祛散外风、疏通经络，令气血自至。浮萍，其体轻浮，可上宣肺气，外达皮毛，故能发汗透疹、祛风止痒；其性清燥，味辛而气寒，故能散皮肤之湿热。浮萍不仅专入气分，而兼清血热，功可凉血消斑。三药共用，既能祛客表之风邪、湿热，又可疏肝理气、凉血活血，使气血调和、脉络通畅、病灶皮肤得以濡润。且白癜风皮损色白，肺主白色，而三药皆入肺经，使功效直达病灶，祛白斑效果更佳。

【方证要点】

（1）白癜风初起或发展迅速者，可伴有瘙痒或灼热感。

（2）白癜风之肝郁气滞证，症见白斑随情绪波动加重，常伴情志抑郁、喜叹息或心烦易怒；静止期经络瘀阻，症见白斑边界清楚，常有白斑边缘色素加深，部位固定，伴面色暗、舌紫等血瘀证候。

【使用禁忌】

（1）苍耳草有小毒，故皮肤白斑晦暗、边界欠清，伴神疲乏力、纳差便溏等脾胃虚弱证或久病体虚者不适用。

（2）本药散气耗血，肝肾不足者应配伍滋补肝肾、养血填精之品使用。

（3）各种急、慢性皮肤瘙痒性疾病均可试用。

（4）阴虚不足，精髓血津枯燥者禁用。

（5）孕妇禁用。

【经典案例】 孙某，女，37岁，2020年4月20日初诊。

主诉：面颈部白斑1个月余，加重2周。

现病史：患者1个月前无明显诱因左下颌出现硬币大小白斑，当时未予重视，2周后白斑面积迅速扩大，颈部出现数枚新发白斑，自觉偶有瘙痒灼热，至当地医院就诊，诊断为"白癜风"。后予中药及甲钴胺片口服，外涂他克莫司软膏，未见明显效果，白斑范围较前扩大。

刻下症：下颌及颈部多发白斑，偶有轻微瘙痒及灼热感。平素情绪不佳，喜叹息，常有少腹胀闷窜痛，经前乳房胀痛，月经量少、先后不定期。多梦、夜寐欠安，纳尚可，二便正常。舌紫有瘀点、苔薄黄，脉弦数。

专科情况：患者下颌及颈部散在数枚白斑，色乳白、略粉红，边界欠清，形状不规则，大小不一。

西医诊断：白癜风。

中医诊断：白驳风。

辨证：肝郁气滞，兼夹风邪。

治法：理气活血，疏风解郁。

处方：白癜丸口服，每次5g，每日2次。外涂院内制剂白斑酊（主要成分为补骨脂、菟丝子、栀子）及他克莫司乳膏。

二诊：治疗2周后，未见皮损进一步扩大，白斑边界较前模糊，颜色较前微红，瘙痒灼热感消失。继续予上法治疗。

三诊：继服1个月后，白斑内有少量正常色素岛出现，且白斑范围较前缩小。诉口干明显。嘱其继续如上治疗，并配合柴胡疏肝散加减。

陈皮 10g	柴胡 10g	川芎 12g	香附 10g
枳壳 6g	白芍 6g	当归 10g	熟地黄 12g
首乌藤 15g	鸡血藤 15g	补骨脂 6g	炙甘草 3g

水煎服，每日1剂。

四诊：2周后，白斑复色明显，胸腹胀闷、月经不规律均较前明显好转。嘱其继服白癜丸巩固疗效。

按语：本案患者平素情志不舒，肝气郁结。春季风邪为盛，此时外感风热，致肝木不发、失于条达，进一步引起气机失调、血行不畅、肌肤失养而致病。患者皮损发展迅速，自觉灼热，苔薄黄，脉数，均为风热致病之象。疾病初起，当以祛邪为主，治以白癜丸散风发表、疏肝解郁、活血祛滞。后期表邪已解，且肝郁日久化热，损伤精血阴液，致血虚生燥而多燥，月经量少，口干，则合柴胡疏肝散加减进一步疏肝理气活血，且配伍熟地黄、白芍、首乌藤、鸡血藤、补骨脂等，以补益肝肾、养血填精。肝肾精血充足，气血通畅，皮损得濡养，则白斑自愈。

补肾活血汤

白癜风是一种临床常见的色素脱失性皮肤病，表现为皮肤或黏膜出现白色斑片，好发于皮肤暴露部位，影响患者容貌。中医学认为，白癜风的发生初起由风湿袭表，蕴而化热，搏于肌肤，致气血失和、气滞血瘀、经络阻隔而成，及至病久，耗伤肝血肾精，精血生化不足，不能荣养皮肤所致，因此治疗应以滋补肝肾、活血化瘀为主。

【组成】桑寄生30g，熟地黄10g，女贞子10g，墨旱莲10g，沙苑子12g，红花10g，赤芍10g，炒白芍10g，白芷10g，蒺藜12g，独活10g，玉竹15g，盐补骨脂10g，槲寄生30g，菟丝子12g，凌霄花10g，功劳叶20g，炙甘草6g。

【功效】补肝益肾，祛风活血。

【主治】肝肾不足型白癜风。

【组方特色】方中桑寄生、女贞子、菟丝子能温补肾阳、益精填血；熟地黄、墨旱莲、沙苑子、补骨脂、槲寄生可滋补肝肾；红花、独活是活血化瘀、祛风通络的要药；赤芍、白芍清热凉血，活血祛瘀；白芷、蒺藜具有活血祛风、平肝解郁的功效；玉竹养阴润燥；凌霄花破瘀凉血祛风；功劳叶不仅可以补肝肾，还可祛风除湿。诸药合用，君臣佐使，补益肝肾、滋阴养血、通络祛风、宣达肌肤，使肌肤得到血的濡养，共奏消斑之功，从而达到治疗白癜风的目的。

【方证要点】白癜风的发展变化过程：因情志损伤，或因已患白癜风而致情志进一步抑郁，肝失条畅，气血失和，肌肤失养；肝郁脾虚，脾胃虚弱，运化无权，致津液生成减少；气滞血瘀日久，风邪不除，气机壅滞，经脉受遏；久病失治，瘀血阻络，新血不生，不能循经濡养肌肤，导致皮肤色素脱失而见白斑。白癜风患者多有肝肾不足之证，尤其是中老年患者，表现为皮肤白斑局限或泛发，伴头晕耳鸣、失眠健忘、腰膝酸软、舌红少苔、脉细弱等，病程较长。肝肾不足是白癜风发病的内在基础。

【加减变化】若白癜风病情进展迅速，白斑色淡、边缘模糊，舌淡红、苔薄白，脉弦，加桂枝、白芍、制附子、干姜、生姜、大枣、甘草等温肾益气，活血和中。若在出现白斑的同时兼见面黄、纳呆、口淡无味、腹胀、腹泻或便溏，舌淡、少苔，脉细，加茯苓、山药、陈皮、木香、砂仁、当归、远志、丹参、浮萍等健脾益气安神。青壮年白癜风患者常兼见肝郁气滞之证，表现为思虑劳神过度或精神创伤，病后忧心忡忡、寝食不安，或情志抑郁、喜叹息，或心烦易怒，胸胁或少腹胀闷窜痛，女性或有乳房胀痛、痛经、月经不调，舌淡红、苔薄白，脉弦，加柴胡、郁金、当归、川芎、熟地黄、白芍、蒺藜等清热滋阴疏肝。老年患者，肝肾不足之证往往更加明显，若表现为皮肤白斑日久、白斑内毛发多有变白，或伴有失眠多梦、头晕目眩、腰膝酸软，舌红少苔，脉细或沉细数，加熟地黄、山茱萸、山药、茯苓、黄芪等滋养肝肾，益气补脾。

【使用禁忌】实证发热者禁用。

【经典案例】刘某，女，51 岁。2018 年 5 月 16 日初诊。

主诉：全身散发白斑 3 年，加重 2 个月。

现病史：3 年前，患者外感风寒后额面部出现一元硬币大小淡白色斑片，无痒痛，于当地医院诊断为白癜风。曾予"卤米松乳膏（澳能乳膏）"外用，治疗效果欠佳，白斑缓慢扩大。近 2 个月因琐事与家人争吵，情绪不佳，白斑迅速扩大，逐渐延及颈项、胸部及双手背。

刻下症：患者面颈、胸部及双手背散发白斑，大小不一，形状不规则，地图状分布，部分白斑边界模糊；平素畏寒，经常失眠，腰膝酸软，情绪抑郁、喜太息；月经不规律，经量少，偶痛经，有少量血块；纳尚可，二便正常；舌淡、苔薄白，脉沉弦。

西医诊断：白癜风。

中医诊断：白驳风。

辨证：肝肾不足，风寒外袭，气滞血瘀。

治法：补益肝肾，祛风散寒，理气活血。

处方：补肾活血方加减。

补骨脂 15g	女贞子 15g	墨旱莲 30g	菟丝子 30g
沙苑子 15g	柴胡 15g	香附 15g	川芎 10g
红花 10g	赤芍 10g	白芍 10g	丹参 20g
鸡血藤 20g	刺蒺藜 30g	白芷 15g	盐补骨脂 10g
槲寄生 30g	凌霄花 10g	功劳叶 20g	炙甘草 6g

每日 1 剂，水煎服。

另予白斑酊外涂。补骨脂、菟丝子、栀子各 10g，以 75% 乙醇浸泡 1 周后取溶液外涂白斑皮肤，每日 2~3 次。

二诊：全身白斑停止扩大，未见新发白斑，同时腰膝酸软的症状有所改善，情绪较前好转。前额白斑中见数枚针头大小点状黑色素岛出现，胸部及双手背白斑边界清晰，白斑边缘可见色素加深，舌淡红、苔薄白，脉沉。遂在上方的基础上加强补益气血之力，加黄芪 30g，当归 15g；继续外涂白斑酊加晒太阳。

三诊：全身无新发白斑，原有白斑面积继续缩小，腰膝酸软的症状基本消失，情绪舒畅，胃纳佳，睡眠好，二便如常。面额白斑中出现大量豆粒大小色素斑，部分融合成片，白斑面积较前明显缩小，胸部及双手背白斑中亦出现多枚针头至绿豆大小色素岛，舌淡红、苔薄白，脉沉。效不更方，予上方继服。目前仍在随访中。

按语：本例患者为围绝经期女性，素有畏寒、失眠、腰膝酸软、月经量少等表现，肝肾不足为其内因，曾感受风寒邪气是外因，内忧外患夹攻之下，气血失和，瘀血阻络，皮肤失养而出现皮肤白斑。后因与家人争吵白斑迅速扩大，此乃肝郁气滞加重血脉瘀阻，导致白斑增多、加重。治疗当以内补肝肾、外疏风寒，佐以疏肝活血，口服补肾活血方加减，3 个月为一疗程，两个疗程后病情得以有效控制。外涂以补肾活血光敏中药为主要成分的白斑酊，在日光的照射下能够有效促进白斑处黑色素复生，简便廉效，值得推荐。

白癜风是一种易诊而难治的皮肤病，虽不危及生命，但常常发于面、颈、手背等暴露部位，影响美观，给患者造成极大的精神压力和心理负担，严重影响其身心健康和生活质量。根据白癜风发病的神经化学因子学说，精神紧张和焦虑会导致白斑增多、扩大。因此，白癜风患者的心理治疗和精神调养显得相当重要。闵仲生十分重视心理治疗，认为对白癜风患者应该进行心理疏导，解除患者的心理负担，让患者充分了解病情、看到病情好转，并鼓励患者，必要时进行暗示治疗，树立战胜疾病的信心，坚定连续治疗的决心。

木贼草汤

【组成】木贼 10~15g，马齿苋 15g，紫草 15g，败酱草 15g，薏苡仁 30g，红花 10g，生牡蛎（先煎）30g，制香附 10g，板蓝根 15g，生甘草 5g。

【功效】清热疏风，活血散结。

【主治】扁平疣、寻常疣、跖疣等。

【组方特色】本方从香木洗剂（来源于《中医皮肤病学简编》，组成为香附、木贼、板蓝根）和马齿苋合剂（来源于《中医外科学》，组成为马齿苋、大青叶、败酱草、紫草）化裁而来。功在清热疏风、活血散结。

香木洗剂原为外用方，因"病于内必形于外"，故治疗上便应"清其内，以绝其源"，既然其外用有效，如果内服便更能增强疗效，因而变外用为内服，以内外同治，而达到外病内治之目的。木贼味甘、苦，性平，归肺、肝经，具有疏散风热、明目退翳的功效，《嘉裕本草》曰："消积块，益肝胆。"《本草纲目》曰："解肌……去风湿。"马齿苋，味酸、寒，归肝、大肠经，具有清热解毒、凉血消肿的功效，《新修本草》曰："主诸肿瘘疣目，捣揩之。"木贼疏风清热消积块，马齿苋清热解毒治疣目，共为君药。板蓝根清热解毒，《分类草药性》曰："解诸毒恶疮，散毒去火，捣汁或服或涂。"板蓝根具有一定的抗病毒、抗内毒素、提高免疫功能的作用，多用于病毒感染性疾病。败酱草清热解毒、消痈祛瘀，《名医别录》曰："除痈肿，浮肿，结热。"紫草凉血活血、解毒透疹，《本草纲目》曰："治斑疹、痘毒，活血凉血。"以上三药共同发挥清热解毒、凉血消肿的作用，共为臣药。薏苡仁健脾利湿、解毒散结；红花活血祛瘀，制香附理气解郁，气行则血行，香附可增强红花活血之力；生牡蛎平肝潜阳、软坚散结，四者共为佐药。生甘草解毒而调和诸药。全方共奏清热疏风、活血散结、疏肝解郁之功效。

【方证要点】本方主治"疣"，"疣"亦有"扁瘊""千日疮""枯筋箭"等名，多为实证或虚实夹杂证。本方应用可"舍证从病"，以"辨病"为主，适用于病毒感染导致的扁平疣、寻常疣、跖疣等。

【加减变化】皮损新发，结节如豆，色红或暗，高出皮肤，瘙痒时作，舌红苔薄，脉数者，可加金银花、连翘、紫草等。皮损结节疏松、色灰或褐、大小不一，舌暗、苔薄、脉弦者，可加柴胡、白芍、青皮等。皮损较硬、色褐或暗、久治不愈，舌暗、苔薄、脉弦涩者，可加桃仁、红花、赤芍等。病程缠绵，体虚易感，舌淡、苔薄白、脉细无力者，可加黄芪、白术、防风等。

【使用禁忌】有畏寒肢冷、面色苍白、大便溏薄、小便清长、脉沉无力等阳虚表现者不宜服用本方。孕妇忌用。

【经典案例】王某，女，18岁。2019年6月21日初诊。

主诉：面部起皮疹3年。

现病史：患者3年前无明显诱因，面部出现淡褐色粟粒大丘疹，逐渐增多，无自觉症状，无治疗史。

刻下症：前额、面颊、下颌见散在粟粒大或绿豆大褐色扁平丘疹，隆起明显，边界清，孤立不融合，部分皮疹呈条状分布。无恶寒发热，胃纳可，二便调，夜寐安。舌红、苔薄白，脉弦。

西医诊断：扁平疣。

中医诊断：扁瘊。

辨证：风热毒蕴，气滞血瘀。

治法：清热疏风，活血散结。

处方：木贼10~15g　马齿苋15g　紫草15g　　　　败酱草15g
　　　薏苡仁30g　　红花10g　　生牡蛎（先煎）30g　制香附10g
　　　板蓝根15g　　三棱6g　　　莪术6g　　　　　　生甘草5g

每日1剂，煎三次，头煎、二煎口服，三煎擦洗皮损处至微微发红。

二诊（2019年7月5日）：服药2周，患者面部丘疹数目无明显变化，颜色稍淡，皮损表面略平，舌红、苔薄白，脉弦。胃纳可，二便调，夜寐欠安，情绪较急躁。继续予原方治疗，其中三棱、莪术加量至10g，以增强活血破瘀之力，加郁金10g、钩藤（后下）15g。鼓励患者坚持用药治疗。

三诊（2019年7月15日）：续服10剂后，患者面部丘疹色红，数目较前增多，有轻微瘙痒。患者提前来复诊。暗示患者皮疹即将痊愈。嘱其继服剩余中药汤剂，并另开7剂，处方予原方加炙黄芪30g，以鼓舞正气、扶正祛邪。

随访可知，面部丘疹逐渐消退，小部分丘疹消退后留有淡褐色沉着。

按语：该患者病程3年，皮疹色褐，舌红、苔薄白，脉弦，辨证属风热毒蕴，气滞血瘀。由风热之邪搏于肌肤，肝旺血燥，筋气不荣，气血凝滞，肌肤不润所致。治疗以疏风清热解毒、活血化瘀散结为主。方中木贼疏风清热，马齿苋、板蓝根、败酱草、紫草清热解毒，凉血消肿，薏苡仁健脾利湿、清热，红花活血祛瘀，制香附理气解郁，生牡蛎平肝潜阳、软坚散结，三棱、莪术破血祛瘀，行气消积，生甘草解毒而调和诸药。诸药合用以达清热疏风解毒、通络活血散结之效。二诊时患者皮疹消长不明显，夜寐欠安，情绪较急躁，故原方中三棱、莪术加量至10g，以增强活血破瘀之力；加郁金活血、行气解郁，钩藤清热平肝。三诊时患者面部丘疹色红，数目较前增多，有轻微瘙痒，加炙黄芪补脾益肺、补气升阳、扶正祛邪。此外，在病程中嘱患者以药物外擦皮肤，使腠理开疏，药物得以渗入，直接作用于皮损处，内外合用，增强疗效。

祛脂生发方

【组成】牡丹皮、茯苓、泽泻、泽兰、生侧柏叶、木瓜、丹参、生薏苡仁、石菖蒲、茵陈、生山楂、生地黄、女贞子、墨旱莲。

【功效】利湿清热，祛浊生发。

【主治】湿热壅滞，浊邪上扰所致雄激素性秃发。

【组方特色】魏跃钢教授认为雄激素性秃发的年轻患者以湿热型为多。湿热多伏藏于脾胃，可因饮食不节、调摄无度而致，心火君主不明，脾土易滋湿腻，肝气疏泄不利，则湿邪壅滞化热成浊，中焦升降失职，下侵肠腑，上犯头部，表现为头发油腻；发窍不清，发失所养，则发落。发的生长源于血之滋养，其生化根源于肾，而本病因湿热瘀滞下焦，发失所养，故不可一味养血补肾，当祛腐生新，以泻兼补，方能奏效。

方中牡丹皮、茯苓、泽泻为君药，三药为六味地黄丸中的"三泻"。泽泻淡渗，以泄肾浊，清透发窍；牡丹皮凉血清热，以清郁热；茯苓淡渗利水，健运脾胃。三药着于先后天之脾肾，宣利通窍，以助发长。侧柏叶、木瓜、薏苡仁、茵陈、泽兰、石菖蒲、丹参、生地黄为臣药，侧柏叶清血分湿热；木瓜醒脾胃、祛筋骨之湿；薏苡仁升少降多，能清脾湿、祛肺热；茵陈者，青蒿之嫩苗也，其禀少阳初生之气，是以善清肝胆之热；泽兰入肝脾血分而行血，独入血海，攻击稽留，通经破瘀，散郁舒脾；石菖蒲专入心，辛苦而温，芳香而开毛窍；丹参入血分，养血活血；生地黄入心、肝、脾、肺四经，凉心火之烦热，泻脾土之湿热，止肺经之衄热，除肝木之血热。诸药从血分而走，以清脾、胃、心、肝胆之湿热。女贞子、墨旱莲为佐药，乃二至丸之组方，二药性皆平和，补养肝肾而不滋腻，故成平补肝肾之剂。山楂为使，主入脾经，以健脾消食、散结行滞。临证不可过早使用补益药物，多滋腻不易消化，妨碍脾胃运化，加重湿热蕴结；如果一味地使用清热利湿药物，日久苦寒败胃、耗气伤阴，在祛邪的同时损伤正气。两者均不可取。尤其在早期清热利湿阶段，要避免运用损伤肝肾、耗气伤阴之药，以防正气更虚。全方泻中有补，分经论治，用药精当，配伍严谨。

此外，现代研究表明，方中茵陈、泽泻、泽兰、女贞子、山楂等可降低血脂，降低皮脂腺中胆固醇浓度，其机制可能与其干扰外源性胆固醇的吸收和内源性胆固醇的代谢有关，从而有效抑制皮脂腺对胆固醇合成的雄激素的利用。丹参中的丹参酮可直接拮抗雄激素，能有效抑制皮脂腺增生和分泌。泽兰、泽泻、木瓜、丹参还有改善微循环、扩血管的作用，能够增加头皮毛囊血供。薏苡仁、木瓜、丹参、女贞子、墨旱莲可以调节机体免疫功能，促进毛发生长。泽兰、泽泻、木瓜等所含的多种成分有抑菌作用，同时丹参对卵圆形糠秕马拉色菌有明显的抑制作用，可以缓解炎症、减少头皮屑产生，从而改善脱发症状。

【方证要点】

（1）男性患者，脱发，头发偏油腻，发质偏软。

（2）舌淡、偏胖，苔白滑、白腻或淡黄腻。

（3）大便偏稀软，不成形，或一日多次。

（4）常熬夜，夜寐欠安。

【加减变化】头发油腻明显，湿热重者，加决明子、白花蛇舌草等以清热祛湿；头皮瘙痒，风邪偏盛者，加白鲜皮、羌活、钩藤以祛风止痒；头屑较多者，加川芎、蒺藜、当归养血祛风；夜寐差者，加酸枣仁15g、合欢皮10g、茯神10g、夜交藤15g；头昏目眩者，加天麻10g、钩藤10g；头皮疼痛者，加红花10g、桃仁10g。

【使用禁忌】肝肾不足、气血亏虚型脱发不宜使用本方。

【经典医案】王某，男，36岁。2019年9月5日初诊。

主诉：头部脱发2年。

现病史：患者头部脱发2年，伴头皮瘙痒及脱屑，头皮油腻，纳可，睡眠晚、易醒，二便调。舌红、苔黄厚腻，脉滑数。

专科情况：发际线后移，呈M型，顶部头发偏稀疏、纤细，脱发部头皮光滑无萎缩，头皮油脂增加，汉密尔顿分级为Ⅲa级。

家族史：有家族"脱发"遗传史。

西医诊断：雄激素性秃发。

中医诊断：发蛀脱发。

辨证：脾蕴湿热，发失濡养。

治法：利湿健脾，养血祛风。

处方：生地黄 15g　　牡丹皮 10g　　赤芍 10g　　泽兰 10g

　　　泽泻 10g　　　茯苓 10g　　　侧柏叶 15g　　木瓜 10g

　　　丹参 15g　　　生薏苡仁 15g　石菖蒲 10g　　墨旱莲 15g

　　　首乌藤 15g　　甘草 5g

水煎服，每日 1 剂。

二诊：服上方 14 剂后，头皮油脂分泌减少，脱屑亦明显减少，但头皮仍瘙痒。予原方加炒蒺藜 15g、菟丝子 10g，继服 14 剂。

三诊：头皮出油及脱屑不显，前额可见少量细小毳毛生长，加女贞子 15g、淮山药 15g，继服 14 剂。

白疕合剂

【组成】土茯苓，当归，胡麻仁，甘草（蜜炙）、蜈蚣、地黄、槐花，制何首乌、紫草、蜂房。

【功效】清热凉血，养血润燥。

【主治】银屑病。

【组方特色】中医学认为银屑病以血为本，血热为先，血瘀贯穿疾病全过程，故治血为本病的治疗要点。本方是在赵炳南先生临床治疗银屑病的经验方土槐饮的基础上化裁而来的。全方重在清热养阴，适用于各类型银屑病，血热证尤佳。方中土茯苓甘、淡、平而无毒，除湿利关节，善于祛湿，主治疔疮、瘰疬、痈肿，并可入络搜剔湿热毒邪；槐花味苦，性微寒，可泻热解毒凉血，《日华子本草》云："治五痔，心痛，眼赤，杀腹藏虫及热，治皮肤风并肠风泻血，赤白痢。"槐花与土茯苓相配共奏清热解毒、除湿凉血之效，加入虫类药蝉蜕、乌梢蛇、蜂房祛风止痒，当归、何首乌、胡麻仁可滋阴养血润燥，加甘草调和诸药、顾护脾胃，全方扶正祛邪兼顾。

【方证要点】白疕属于中医学"干癣""蛇虱""松皮癣""疕风"等范畴。尽管现代医家们对此病经验不同，但都普遍意识到了治"血"的重要性，总的来说根据不同时期可分为血热、血瘀、血燥、血虚等。本方的组方理念亦为"从血论治"，故适用于银屑病各个时期。

【加减变化】若感冒后新发点滴型皮疹，可加水牛角、牡丹皮、赤芍等药；

咽喉疼痛者，加木蝴蝶、藏青果、玄参；脾虚便溏稀者，加白术、茯苓；皮损肥厚色暗者，加三棱、莪术；月经色暗，经前加重者，加益母草、泽兰；脓疱泛发者，加蒲公英、紫花地丁、半枝莲；上肢重者，加桑枝、川芎；下肢重者，加木瓜、独活；瘙痒剧烈者，加白鲜皮、地肤子；寒战高热者，加生玳瑁；大量脱屑、口干舌燥者，加天花粉、石斛；大便秘结者，加生大黄。

【使用禁忌】孕妇慎用。

【经典案例】患者，男，8岁，2019年3月19日初诊。

主诉：双小腿红斑、脱屑8个月，加重1周。

现病史：8个月前患者无明显诱因双小腿出现鳞屑性红斑，瘙痒不显，无明显加重和缓解因素，自行外用药治疗疗效不显，后于外院就诊，用药以激素类为主，家属拒用。1周前，患者咽痛鼻塞流涕后病情加重，皮损发至头皮、躯干、四肢，瘙痒明显，遂前来就诊。

刻下症：皮损以背、臀、四肢出现鳞屑性红斑为主，瘙痒明显。食纳可，夜寐安，二便正常。舌红、苔黄腻，脉数。

专科检查：头皮红斑、脱屑伴局部束状发，躯干、四肢散在多个鳞屑性红斑，粟粒至钱币大小，刮除鳞屑后可见点状出血，有"薄膜"现象。

家族史：其母有"银屑病"病史。

西医诊断：寻常型银屑病。

中医诊断：白疕（湿热蕴阻证）。

治法：清热祛风止痒。

处方：予白疕合剂口服，每次25ml，每日2次，另予长泊三醇（达力士）与黄芩油膏（江苏省中医院院内制剂，功效为清热解毒润肤）1∶1调匀外用。

二诊（2019年3月29日）：背部皮损暗淡，腰臀、下肢依旧，瘙痒明显。继续予白疕合剂口服，每次25ml，每日2次，外用药膏同前。

三诊（2019年4月9日）：红斑、鳞屑明显减少，仍有瘙痒，继续予白疕合剂口服，每次20ml，每日2次，外用药膏同前。

四诊（2019年4月23日）：皮损基本消退，仅双下肢散在数个粟粒大丘疹，嘱停用口服药，继续外擦药膏。

按语：本病多发于青壮年，小儿一般感冒后加重，多因素体血热，外受风邪而致。血热生风，风生燥，日久致营卫失和，气血运行失畅，阻于肌表而成瘀毒，损及皮肤而呈红斑、白屑、瘙痒。红斑属血热，白屑属血燥。方中土茯苓、槐花具有清热解毒凉血之功效，当归、何首乌、胡麻仁养血活血润燥，蝉蜕、蜂房、乌梢蛇祛风通络，活血化瘀，增强毛细血管的通透性，从而达到祛风止痒、消散瘀毒之目的，如此内外兼治能缩短疗程、提高疗效。

藿佩除湿汤

银屑病俗称"牛皮癣"，是皮肤科顽疾之一，其临床特征是皮肤出现大小不等的红色斑块，在红斑的基础上覆盖多层银白色鳞屑，刮去鳞屑可见点状出血点，如匕首刺伤皮肤之状，故而中医学称之为白疕。临床上可分为寻常型、关节病型、脓疱型、红皮病型4个类型，其中以寻常型银屑病最常见，患病率最高。目前，众多医家认为寻常型银屑病的病因病机为血热、血瘀、血燥、血虚，治疗大多从血论治。闵仲生在多年临床中发现，越来越多的患者并不局限于这几类证型，在寻常型银屑病进展期亦可出现脾虚湿蕴的证型，从而提出了"从脾论治"的观点。

【组成】藿香6g，佩兰6g，大腹皮10g，炒苍术10g，厚朴6g，炒薏苡仁30g，炒白术10g，茯苓15g，苦参10g，黄芩10g，车前草15g，土茯苓15g，生槐花30g，黄蜀葵花15g，六一散10g。

【功效】健运脾胃，除湿清热。

【主治】脾虚湿蕴型银屑病。

【组方特色】此方出自《医原》藿朴夏苓汤方，功效宣通气机、清热祛湿、燥湿利水，主治湿热病邪在气分而湿偏重者。方中藿香和佩兰芳香化湿、醒脾开胃、调理中焦。苍术、白术、薏苡仁、茯苓健脾祛湿，其中苍术苦温辛烈，燥湿力胜；白术甘温性缓，健脾力强；茯苓、薏苡仁甘以健脾，淡以利湿。四药相伍，使水湿除而脾气健，健脾气而运水湿。厚朴、陈皮理气除湿消满，枳壳、大腹皮宽中理气，使气顺则脾方健，气行则湿易化。湿为阴邪，湿性重浊趋下，因此方中酌加淡渗利湿之车前草，从而使湿邪可从小便排出，土茯苓、生槐花、黄芩清热除湿，凉血解毒。方中苦温燥之品较多，防止伤津，故加用生地黄，既可清热凉血又可养阴生津；地肤子和徐长卿联合使用以清热燥湿、祛风止痒；炙甘草药性平和，可补脾益气、调和诸药。全方健脾除湿与芳香化湿共施，辅以清热利湿、解毒止痒，配伍得当，收到良好疗效。

【方证要点】银屑病好发于冬春季节，但脾虚湿蕴型银屑病患者皮损往往会在夏秋季节加重，由于此时节最为潮湿，天人相应，脾为湿困，脾气亦不升，故诸湿自聚而发病。此类银屑病患者多体形肥胖、面色萎黄，其典型皮损表现为全身散在斑块，基底色淡红，浸润肥厚，上覆较厚银白色的鳞屑，自觉瘙痒，好发于四肢，并伴有纳呆、乏力、肢困、四肢不温，甚或便溏，舌淡胖、有齿印或水滑，舌苔腻、中有裂纹，脉多细滑。

【加减变化】皮损有渗液者加白鲜皮，脘腹胀满者加枳壳、陈皮等，咽喉肿痛者加一枝黄花、草珊瑚、山豆根等，皮损肥厚者加丹参、鬼箭羽等，皮损瘙痒剧烈者加徐长卿、地肤子、白鲜皮、荆芥、防风等，下肢皮损重者加黄柏、川牛膝等，伴关节不利者加桑枝、威灵仙、羌活、独活等，畏寒者加桂枝、干姜等。

【使用禁忌】湿热霍乱、伤食吐泻均不宜。

【经典案例】马某，男，53岁。2017年3月1日初诊。

主诉：躯干、四肢散在鳞屑性红斑伴瘙痒10余年，加重半年。

现病史：患者10余年前感冒后四肢出现鳞屑性红疹，伴脱屑、瘙痒，在当地医院经过口服中药1个月治疗后症状明显好转，但其间患者在疲劳、感冒后，皮疹均有加重倾向，后扩展至全身。患者四处求医，曾内服、外用多种药物治疗，效果一般。患者平素饮食不规律，长期居住于阴暗潮湿环境，半年前因行“腹腔镜下肾囊肿切除术”，皮损突然加重，为求进一步治疗于江苏省中医院皮肤科就诊。

刻下症：患者躯干及四肢分布散在性鳞屑性红斑、丘疹，上有较厚鳞屑及少量渗液，四肢皮损较重，伴剧烈瘙痒，脘腹胀满，纳差、乏力，夜寐尚可，小便调，大便稀，舌红，苔厚腻、偏黄、中有裂纹，脉滑数。

西医诊断：寻常型银屑病。

中医诊断：白疕。

辨证：脾虚湿蕴，热毒蕴肤。

治法：健运脾胃，除湿清热。

处方：藿佩除湿汤加减。

藿香 6g	佩兰 6g	大腹皮 10g	生地黄 10g
炒苍术 10g	厚朴 6g	炒薏苡仁 30g	炒白术 10g
茯苓 15g	苦参 10g	陈皮 6g	枳壳 3g
白鲜皮 10g	徐长卿 10g	黄芩 10g	车前草 15g
黄蜀葵花 15g	土茯苓 15g	生槐花 30g	炙甘草 6g

14剂，每日1剂，分2次温服。

辅以外治法：①卡泊三醇软膏、黄芩油膏交替外涂皮损处，每日2次；②以肤舒止痒膏作为沐浴露使用，每日1次。嘱患者饮食宜清淡，忌牛羊肉、辛辣、海鲜等发物，忌烟、酒，可多吃瘦肉、谷物、蔬菜类。

二诊：无新发皮疹，原皮损颜色变淡、鳞屑变薄、瘙痒减轻，乏力感减轻，大便稍稀，纳寐尚可，舌质淡红，苔白厚腻、中有少许裂纹，脉细滑。予上方去土茯苓及生槐花，再服14剂，外治及饮食宜忌同前。

三诊：皮疹大部分消失，躯干及四肢可见色素斑，无明显瘙痒感，无腹胀、乏力感，大便正常，舌淡红、苔白薄腻，脉弦滑。予上方去徐长卿及白鲜皮，再服14剂，外治及饮食宜忌同前。

四诊：皮疹基本消失，躯干及四肢色素斑不显，瘙痒感消失，大便正常，舌淡红、苔白，脉弦滑。基本痊愈，再服原方7剂，巩固疗效，外治及饮食宜忌同前，定期复诊。

按语：银屑病治疗困难、病程长、易复发，严重影响了患者的生活质量，并且多数患者还会伴有不同程度的抑郁、焦虑、恐惧等心理问题。有些患者对此病缺乏理性认识，一味追求所谓的"根治"，以致耽误病情，甚至危及生命。针对上述情况，闵仲生教授除一般治疗外，还十分重视对患者进行健康教育，在患者的心理、生活方式、饮食调摄等方面用浅显通俗的语言进行健康指导，帮助患者树立正确的观念，建立克服银屑病的信心，养成健康的生活习惯，以此达到身心同治的目的。

龙胆泻肝汤

龙胆泻肝汤出自宋代《太平惠民和剂局方》，录自清代医家汪昂所著的《医方集解》，有泻肝胆实火、清下焦湿热之功效，主治肝胆经实火湿热所致胁痛耳聋、胆溢口苦、筋痿等，后龙胆泻肝汤在皮肤科的应用逐渐拓展，可用治湿疹、带状疱疹、神经性皮炎、脂溢性皮炎等。

【组成】龙胆草（酒炒）、栀子（酒炒）、黄芩（炒）、泽泻、木通、车前子、当归（酒洗）、生地黄（酒炒）、柴胡、生甘草。

【功效】清泻肝胆实火，清利肝经湿热。

【主治】

（1）情志、睡眠相关皮肤病，如肝郁化火型神经性皮炎。

（2）肝经循行部位皮肤病，如肛周湿疹、外阴瘙痒、带状疱疹等。

（3）湿热所致皮肤病，局部皮疹红、肿、湿、热，或微观病理表现为细胞内、细胞间水肿及炎性细胞浸润者，如湿热下注型湿疹，湿热内蕴所致皮肤瘙痒症和脂溢性皮炎，等等。

（4）慢性复杂性皮肤病，辨证不明而肝木旺者。

【组方特色】随着社会经济的发展及现代生活的加快，情志焦虑或抑郁的人群越来越多，情志之变可致肝气之变，肝为风木，风性主动，在皮肤则发为瘙痒。肝气不疏则直接影响脾胃气机，气滞则津液停，水湿运化不畅，湿浸肌肤与气血相搏。水湿郁久化热，加之多食辛辣者脾胃常有热气，更易助生湿热之邪。湿热与风邪相搏，则生湿疹、脂溢性皮炎等皮肤病，且多瘙痒难耐、浸湿渗出、缠绵难愈。在治疗方面，应以清利湿热、调畅情志为主。龙胆泻肝汤的原文注解言："柴胡入肝为引，用泽泻、车前子、木通淡渗之味利小便，亦除燥气，是名在下者引而竭之；生地黄、草龙胆之苦寒，清泻湿热；更兼车前子之类以撤肝中邪气；肝主血，用当归以滋肝中血不足也。"因此，此方可泻肝胆实火、清肝经湿热，肝经清畅则脾胃气机升降有序，肌肤腠理湿热之邪得以运转，则皮肤病自愈。因此，龙胆泻肝汤在治疗情志抑郁化火或其他因素所致湿热型皮肤病中，均有较为广泛的应用，尤其对肝胆火热所致带状疱疹有较好疗效。

木曰曲直、喜升发条达，且肝内寄相火、主升主动；而苦味药长于泻火，可坚阴、沉降，防肝木过度升发，又因"脾苦湿，急食苦以燥之"，脾土最忌潮湿，苦味则能燥湿厚土。龙胆泻肝汤中，龙胆草为君，栀子、黄芩为臣，此三味主药均为苦寒之药，可泄风木、清实火、祛湿邪，三者合用治肝经湿热之效强。木通亦味苦性凉，与泽泻、车前子相配渗湿泄热，俾湿热从水道排出，肝藏血，体阴用阳，肝经实火日久则阴血必伤，上述药味多为苦燥伤阴之品，故用当归、生地黄护阴养血。肝性喜条达、恶抑郁，故方中加入柴胡，一则用作引经之药，二则借其生发之力使肝气条达。此外，肝旺本克耗脾土，又因湿为阴邪，阻遏气机，故谭城教授应用该方时常配以白术、山药等，固护脾土，同时也体现了张仲景《金匮要略》中的治未病思想。

谭城教授据其五行属性认为，此方亦可用以治疗慢性复杂性皮肤病，辨证不明而肝木旺者，经临床反复验证，常获佳效。肝在五行属木，木为少阳，性腾上而无所止，木形体质之人秉天之风气，风性属阳，主动、主升，类比好动之人，如临床上认为帕金森患者的抽搐颤抖之症为动风之象。因此，临床如遇躁动不安、抓耳挠腮，或平素脾气较大者可用此方施治。少年儿童均如春之树木，生机蓬勃，生长快速，亦为木象，则青少年痤疮、特异性皮炎反复不愈，又火旺多动者可酌情使用龙胆泻肝汤。肝木与自然界春气相通应，因此临床亦可询问其出生月令以协助辨证，若出生于四月风木盛行之时，体型瘦高、四肢细长似木之曲直，肤色偏红，头小发少，鼻长高挺，面色带红者，亦可使用龙胆泻肝汤，化泄肝木。还有部分患者虽形体高瘦，但面色红不显，需稍减苦寒之品，并加用山药、党参等，亦可中病即止，后改用枇杷清肺饮，以金气平衡肝木，如用金器修剪多余的枝叶，但无伤正之弊。

【方证要点】本方对慢性顽固的湿热下注之皮肤病，偏于肝经湿热者，最为相宜。具体方证要点如下。

（1）形体高瘦，面红，脾气易怒，烦躁多动或颤动。

（2）急性、慢性病程均可使用。

（3）瘙痒难耐，皮损浸淫渗出明显。

（4）舌红苔腻，脉弦数。

【加减变化】体实而湿盛，皮损表现为浸淫渗出明显者，或搔抓破溃感染者，去当归，加薏苡仁、白术、苍术，增强利湿之功效；下肢丹毒、足癣感染者，去当归，加连翘、蒲公英以凉血解毒；带状疱疹疼痛明显者，加延胡索、川芎；银屑病、过敏性紫癜患者，去木通，加金银花、白花蛇舌草。若患者形体高瘦，但面色红不显，需减苦寒之品，并加用山药、党参等，中病即止，后改用枇杷清肺饮，以金气平衡肝木，以免损伤脾土正气。

【使用禁忌】服此方时禁食荤腥海味、辛辣动风的食物。孕妇慎用，气血亏虚、恶寒者慎用，儿童与老年患者酌情减量。

【经典案例】王某，男，50岁，2018年7月5日初诊。

主诉：肛周红斑丘疹伴瘙痒反复3个月余。

现病史：患者3个月前无明显诱因出现肛周瘙痒，夜间加重。曾自行外用糖皮质激素类乳膏，皮损仍反复发作。

刻下症：肛周红斑丘疹，可见抓痕，部分破溃，有少量渗出。患者平素饮食尚可，夜寐不安，易动怒，偶有口苦，体形偏瘦，大便稀，自觉乏力。舌红、苔黄，脉弦细数。

辅助检查：分泌物真菌镜检阴性。肝功能检查基本正常。

既往史：既往慢性胃炎病史5年。否认其他慢性病史。

诊断：肛周湿疹。

辨证：肝经湿热下注。

治法：清泻肝胆实火，清利肝经湿热。

处方：龙胆泻肝汤加减。

龙胆草（酒炒）6g	栀子（酒炒）9g	黄芩（炒）9g	泽泻12g
车前子9g	生地黄（酒炒）9g	柴胡6g	白术10g
党参10g	白鲜皮10g	甘草6g	

水煎服，每日1剂。

二诊：服上方14剂后，患者诉肛周瘙痒明减轻，但夜寐仍不安。予原方加黄连3g继服。

三诊：服上方调治 14 个月后，肛周瘙痒不显，夜寐改善。守原方调治。

1 个月后电话随诊，患者自述肛周瘙痒痊愈，夜寐不安、口苦等均有明显改善。

按语：该患者患肛周湿疹，为厥阴肝经循行部位，且伴有夜寐不安、易怒、口苦等证。再加之皮损搔抓后浸渍渗出明显，舌红、苔黄，可判断本病为肝经实火、湿热下注肛周所致。再者患者生于 4 月，为风木盛行之时，亦体型高瘦，故五行木旺，且患者有慢性胃炎病史多年，体形偏瘦，大便溏稀，自觉乏力，脉弦细数，可判断该患者除肝经实火外，亦存在木旺克土的五行病理状态，强旺与克耗同病，虚实夹杂。治疗上，应清利肝经湿热、化泄肝木而扶助脾土，故予龙胆泻肝汤加减。方中龙胆草为君，与栀子、黄芩相伍，均为味苦性寒之药，苦味可泄旺木、清肝经实火，亦可清热燥湿，三者合用治肝经湿热下注之肛周湿疹疗效甚佳。泽泻、车前子相配渗湿泄热，使湿热从水道排出。生地黄以防余药苦燥伤阴。柴胡为引经之药，调达肝气，尚有"火郁发之"之意。白术、党参可固护脾土，解除肝木克土，缓解患者之疲乏感，亦可助利湿之功；白鲜皮可祛风止痒；甘草调和诸药，亦入脾土，护胃安中。皮肤病的发生均有其内在因素，皮科的调治亦需从整体着手，综合辨证，不可只见肝经实火湿热而忽略脾土克耗，需肝脾同治，才可使五行生克有序而皮损自愈矣。

犀角地黄汤

【出处】唐代医家孙思邈所著《备急千金要方》。

【组成】犀角，生地黄，芍药，牡丹皮。因犀牛属于濒危野生动物，近代常用水牛角代替犀角。

【功效】凉血散瘀，清热解毒。

【主治】热入血分所致热扰心神，症见身热谵语、舌绛起刺、脉细数，或热伤血络所致斑色紫黑、吐血、衄血、便血、尿血、舌红绛、脉数等症。犀角地黄汤在皮肤科临床中被视作基础方而被应用于银屑病、皮炎、玫瑰糠疹、红皮病、过敏性紫癜、红斑狼疮等。

【组方特色】方中犀角，咸寒入心，既可凉血，又可清心火解热毒，为主药；生地黄清热养阴、凉血止血，芍药、牡丹皮凉血散瘀，均为辅佐。四药合用，清热之中兼以养阴，使热清血宁而不耗阴血；凉血之中，兼以散瘀，使血止而瘀血不留，共奏清热解毒、凉血散瘀之功效。吴谦于《删补名医方论》中论犀角地黄汤，指出："此方虽曰清火，而实滋阴；虽曰止血，而实去瘀。瘀去新生，阴滋火熄，可为探本穷源之法也。"

【方证要点】孙思邈在其著作《备急千金要方》中论曰："犀角地黄汤，治伤寒及温病应发汗而不汗之内蓄血者，及鼻衄吐血不尽，内余瘀血、面黄、大便黑。"该方主治的是伤寒或温病，因失治或误治后，伤寒寒邪化热由表入里或温病热邪从表深入，邪热入里。热与血搏结成瘀血，瘀滞体内，表现为斑色紫黑、面黄、大便黑等症。血热迫血妄行，临床则表现为吐血、衄血、便血、尿血。热入血分所致的热扰心神，表现为身热谵语、舌绛起刺或红绛、脉数或细数。

【加减变化】喜妄如狂者，加大黄、黄芩以清热利湿逐瘀；郁怒而肝火旺者，加柴胡、黄芩、栀子以清泻肝火；热伤血络，破血妄行之出血者，加白茅根、侧柏炭、小蓟以凉血止血。

【使用禁忌】阳虚失血、脾胃虚弱者忌用。

【经典案例】患者，男，20 岁，2019 年 8 月 11 日初诊。

现病史：患者 1 周前躯干出现约钱币大红色斑疹，上覆鳞屑，自觉瘙痒轻微，继之四肢发类似皮损，瘙痒。

刻下症：胸、腹、背及四肢散在大小不等的红色斑疹，呈椭圆形或类圆形，长轴与皮肤纹理一致，表面附有糠秕样鳞屑。舌红、苔薄白，脉数。

西医诊断：玫瑰糠疹。

中医诊断：风热疮。

辨证：外感风邪，血热内盛。

治法：滋阴清热，凉血祛风。

处方：犀角地黄汤加减。

水牛角 30g	生地黄 15g	牡丹皮 10g	赤芍 10g
地肤子 10g	白鲜皮 10g	荆芥 10g	蝉蜕 6g

每日 1 剂，水煎，分 2 次服。共 14 剂。

服药 14 剂后复诊，患者躯干皮疹红色趋淡，瘙痒减轻，双下肢有少数新发红斑。

继服前方 7 剂复诊，躯干四肢皮损消失，无不适感。

按语：本案乃因素体血热，复感风邪，内外合邪，热毒郁于肌肤，闭塞腠理而发病。治疗以滋阴清热、凉血祛风为主。方以水牛角、生地黄、牡丹皮、赤芍清热解毒凉血；荆芥、蝉蜕疏风止痒；地肤子、白鲜皮清热燥湿。

复方葛橘汤

痤疮及脂溢性疾病是肺胃积热所致，治宜清泄肺胃积热。1989 年陈力教授以此中医理论为指导，结合现代药理研究结果，选用橘叶、葛根、覆盆子、补骨脂、白花蛇舌草、制大黄组成复方葛橘汤，在临床广泛使用，并根据此方制作院内制剂"痤疮灵颗粒"，使用至今，广受好评。

【组成】橘叶、葛根、覆盆子、补骨脂、白花蛇舌草、制大黄。

【功效】清泄肺胃积热。

【主治】肺胃蕴热型痤疮、脂溢性皮炎、雄激素性秃发。

【组方特色】葛根、橘叶辛开透散，消痈散结，共为君药。白花蛇舌草清热解毒利湿，制大黄凉血活血，共为臣药。覆盆子甘温，既能滋养肝肾，又能收敛固涩。少量覆盆子在方中与辛开透散的橘叶、葛根共用，可防透散太过，与寒凉利湿的白花蛇舌草、制大黄共用，可防寒凉太过，伤及肾阳。更用补骨脂温脾土，以制约方中大苦大寒药物损伤胃气而司反佐之责。诸药共成清解热毒、活血消痈之剂。

【方证要点】

（1）特征表现：青少年多发，面、头皮、胸背可见白头粉刺、黑头粉刺、炎性丘疹、脓疱，皮肤油腻，自觉皮损处疼痛瘙痒。

（2）析证：面鼻属肺，肺经风热熏蒸，邪壅肌肤，可见痤疮疼痛、发痒，多发黑头粉刺和丘疹性痤疮。嗜食辛辣刺激及膏粱厚味之品，酿生湿浊，或汗出见湿，湿郁化热而成痤疮，皮损顶部变白，舌红苔黄，便秘尿赤。若血热气盛，血热上壅，夹湿夹毒，壅于肌肤，而成此疾，可见面红、粉刺较硬、舌红、口渴、尿赤，多见于黑头粉刺。湿毒郁滞，不能外宣，郁而化热，热盛肉腐，有化脓之势，可见痤疮或脓疱，连接成片。

【加减变化】脓疱较多者加金银花、蒲公英、野菊花；夹杂结节囊肿则加皂角刺、三棱、莪术；瘙痒明显可加连翘、荆芥、防风、蝉蜕祛风止痒。

【使用禁忌】脾胃虚寒者、孕妇及哺乳期女性忌用。对方中药物过敏者禁用。

【经典案例】严某，男，26岁，2019年7月11日初诊。

主诉：面部痤疮4年，加重半年。

现病史：患者自青春期起，面部特别是双颊、口周反复出现红色丘疹，部分消失后有色素沉着。近半年症状逐渐加重，现面色潮红，双颊及下颌部、前胸、上背部见较多红白色丘疹、脓疱、红色结节、囊肿。自诉疼痛瘙痒，舌红、苔黄腻，脉滑数。

诊断：痤疮（肺胃蕴热型）。

处方：橘叶10g　　　葛根10g　　　覆盆子10g　　　补骨脂10g
　　　白花蛇舌草15g　　制大黄10g　　　连翘10g　　　荆芥10g

生薏苡仁 15g　　　莪术 10g

14剂，口服。

二诊：患者自诉疼痛、瘙痒减轻，脓疱大部分消退，仍见红色丘疹，结节、囊肿较前质软，部分见脓液渗出。未见新发结节、囊肿。予上方去莪术、荆芥，加蒲公英 15g、野菊花 10g、桃仁 10g、红花 10g，14剂。

三诊：肤色趋于正常，红白丘疹明显减少，囊肿结节颜色变淡，予上方去桃仁、红花，继续服用 7 剂。

四诊：双颊红白色丘疹大部分消退，色素沉着较多，胸背遗留少许红色丘疹。继续服用本方。

按语：《素问·生气通天论篇》载："汗出则湿，乃生痤疿。"本例患者素体阳盛血热，喜食辛辣，湿热内生，脾为湿困，运化失常，湿聚成痰。痰湿郁聚于脾胃，气血不行，痰郁互结而生内热，热郁发于肌肤而生痤疮。患者病位为上中二焦，皮疹以丘疹、脓疱为主，自觉疼痛瘙痒，舌红、苔黄腻，脉滑数，均为肺胃湿热蕴阻中焦之象。予复方葛橘汤加荆芥 10g、连翘 10g 疏风止痒，生薏苡仁 15g 健脾利湿。二诊时，患者瘙痒、疼痛好转，去莪术、荆芥，但丘疹、脓疱仍多，结节、囊肿未消，加蒲公英 15g、野菊花 10g、桃仁 10g、红花 10g 加强清热解毒之力，并改破血的莪术为活血的桃仁、红花，防止破血之品久用伤及气血。待囊肿消退、肤色转淡后停用活血之品。患者肺胃湿热得以清除后，皮肤油腻好转，丘疹渐消。

枇杷清肺饮

枇杷清肺饮出自清代医家祁坤的《外科大成》，实为"枇杷清肺散"，多治"肺经郁热"之证。

【组成】枇杷叶 9g，桑白皮 9g，黄连 6g，黄柏 9g，人参 6g，甘草 6g。

【功效】疏风清肺。

【主治】肺风酒刺（肺经风热型粉刺）。

【组方特色】枇杷叶宣肺清热，《重庆堂随笔》曰"保柔金而肃治节，而不燥"，肺气降，一身之气皆降。桑白皮既助枇杷叶清上焦热毒，又可宣通肺气，祛除湿热之邪。《本草纲目》曰桑白皮："泻肺、降气、散血"，又云："桑白皮，长于利小水，乃实则泻其子也，肺中有水气及肺火有余者宜之。"故枇杷叶、桑白皮共为君药。黄连、黄柏为臣药，清热燥湿，清肠胃之湿热，使肺经实热从上下焦而解。人参既补肺气、助宣散，又清肺火、生津液，防寒凉之药太过伤及正气，为佐药。甘草为使药，清热解毒，调和药性。诸药相伍，共奏疏风清肺之效。

【方证要点】

（1）特征症状:《医宗金鉴·肺风粉刺》云:"此证每发于面鼻,起碎疙瘩,形如黍屑,色赤肿痛,破出白粉汁。日久皆成白屑,形如黍米白屑。"

（2）析证:本方是清肺热的代表方剂。肺与皮毛相表里。患者素体阳热偏盛,肺经蕴热,上蒸颜面,或由于过食辛辣肥甘厚味,助湿化热,湿热互结,不能下达,上蒸颜面,发为粉刺。湿热蕴久化脓,发为脓疱。临床辨证要点为面部或胸背皮肤油腻、丘疹色红,或有痒痛,或有脓疱。

（3）舌象脉象:舌红、苔薄黄,脉弦滑。

【加减变化】体壮、气粗、鼻息热者去人参,加生石膏、天花粉。脓疱多者,加紫花地丁、白花蛇舌草;经前加重者,加香附、益母草、当归。皮疹色深暗,咽干口渴,舌红绛有瘀斑、瘀点者,去人参,加红花、皂角刺;口渴喜饮,大便秘结者,加生大黄。皮疹溃烂如水,腹胀满,饮食不香,舌淡、苔白或腻,脉濡者,去人参,加苍术、苦参。皮疹呈囊肿样,口苦,头昏疼痛,脉滑弦者,去人参、甘草,加三棱、莪术、昆布、海藻。

【使用禁忌】胃虚寒者,孕妇及哺乳期女性禁用,对方中药物不耐受者禁用。服药时忌食油腻生冷。

【经典案例】张某,男,22岁。2018年7月就诊。

主诉:面生丘疹3年余。

现病史:患者诉面生丘疹,瘙痒疼痛3年余,胸背部亦有少量丘疹,丘疹红肿疼痛、瘙痒。面身皮肤油腻,呼气自觉有灼热感,口舌干燥,心烦,大便偏干、1~2天一行。舌红、苔薄黄。

诊断:痤疮（肺热炽盛型）。

处方:枇杷叶15g　　桑白皮15g　　黄芩15g　　黄连10g

盐黄柏15g　　蒲公英30g　　紫花地丁15g　　党参10g

甘草5g

14剂,水煎服,每日1剂,分早晚两次温服。

2周后二诊:面痤疮疼痛好转,红肿已消退,呼气灼热感消失,大便干结好转。予原方去蒲公英、紫花地丁,黄柏改用10g,14剂,水煎服,每日1剂,分早晚两次温服。

2周后三诊:面痤疮丘疹已消退,遗留红斑,皮肤仍偏油腻,舌淡红、苔薄白。守上方续服7剂,并嘱清淡饮食、戒食辛辣刺激。

1个月后随访,未见复发。

按语：患者面生痤疮 3 年余，痤疮患处红肿疼痛、呼气灼热、口舌干燥是肺中火热的症状。肺与大肠相表里，肺热伴阳明热盛，肠热津枯，故大便干燥。心烦易怒则是肺火蔓延及心。辨证属肺热炽盛。治宜泄肺降火、清热凉血。方选枇杷清肺饮加减治疗，因患者火热之象明显，故加蒲公英、紫花地丁。后期火热缓解，则去该两味。复诊时面皮疹红肿消退，疼痛好转，说明火热已退。守方续服一周以泄余热。

清热养阴汤

【组成】青蒿 15g，知母 10g，生石膏（先煎）20g，金银花 10g，牡丹皮 10g，车前草 10g，蝉蜕 6g，僵蚕 10g，地龙 10g，苦参 10g，黄连 3g，生甘草 6g。

【功效】养阴透热，降火解毒。

【主治】阴虚内热型面部激素依赖性皮炎。

【组方特色】方中青蒿芳香清热透毒，引邪外出；知母苦寒滋润，清热养阴；生石膏性寒，味辛，入胃、肺经，泻火清肌，为治疗面部斑疹的常用药；牡丹皮清热凉血、活血化瘀，同时助青蒿透泄阴分之伏热。蝉蜕、僵蚕及地龙为使药，具有止痒清热之功效；车前草、苦参清热利湿消肿；金银花、黄连具有清热解毒之功效。

【方证要点】面部激素依赖性皮炎是随着糖皮质激素应用而产生的新病种，传统中医学典籍并无记载。现代中医根据本病的病因和临床表现，大多把该病归为"药毒""火毒疮""面疮"等范畴。皮肤长期使用激素后，药毒之邪侵入毛孔，郁而化热，浸淫血脉，可出现红斑、灼热、瘙痒等症；久之则热毒内侵血分，热灼阴液，营血耗散，可致肌肤失于濡养，出现色素沉着等症状。因糖皮质激素药性偏温，是助阳生热之品，日久热毒伤阴，肌肤失于濡养，故可见皮肤潮红、干燥、菲薄发亮，或有烘热紧绷感，多伴有口干欲饮，舌红少苔，脉细数。激素依赖性皮炎属于本虚标实之证，表皮、真皮变薄，各种细胞及细胞因子受抑制，为本虚；灼热、瘙痒、疼痛、干皱感、脱屑、红斑、潮红水肿、丘疹、脓疱等表现，为标实。

【加减变化】若瘙痒症状比较严重，可加白鲜皮、地肤子。若面部潮红较重，可加丹参。如面部肿胀明显，可加大腹皮、冬瓜皮。若皮损呈鲜红色，可加水牛角、大青叶。若面部脓疱若较多，可加入野菊花、蒲公英。若面部表皮萎缩比较严重，可在此方中加入天冬、石斛、枸杞。若面部毛细血管扩张，可在此方中加入紫草、槐花、红花。若失眠严重，可加酸枣仁、五味子。若色素沉着严重，可加白芷。

【使用禁忌】阴虚欲作抽搐者，不宜使用本方。

【经典案例】陈某，女，46岁，2018年3月20日初诊。

主诉：颜面部红斑、丘疹半年。

现病史：患者自诉半年前面部皮肤出现红斑、丘疹，自觉瘙痒，在药店自行购买皮炎平乳膏外擦，瘙痒好转。其后每当面部皮疹瘙痒时即用此药膏，不间断使用半年后患者面颊部出现红斑、丘疹，边界清，自觉干燥、紧绷，瘙痒明显。

刻下症：患者面颊、额头部皮肤出现红斑，红斑上可见绿豆大小红色丘疹，双面颊、前额部弥漫性水肿性红斑，伴毛细血管扩张、干燥脱屑，自觉瘙痒剧烈，有灼热、刺痛及紧束感。舌红少苔，脉细数。

西医诊断：面部糖皮质激素依赖性皮炎。

中医诊断：面疮。

辨证：阴虚内热。

治法：养阴透热，凉血解毒，佐以除湿止痒。

处方：清热养阴汤。

青蒿 15g	知母 10g	生石膏（先煎）20g	金银花 10g
牡丹皮 10g	蝉蜕 6g	大腹皮 10g	冬瓜皮 20g
僵蚕 10g	地龙 10g	苦参 10g	黄连 3g
生甘草 6g			

7剂，水煎服，每日1剂。

嘱患者禁用类固醇激素药膏，外用医学护肤品。

1周后患者面部皮肤红斑、瘙痒、肿胀明显减轻，但面部丘疹未消退，脱屑较多。守上方加蒲公英20g、野菊花10g。2周后，面部皮疹基本见好，脱屑明显减少。1个月后面部皮肤逐渐恢复正常。

按语：人之面部为诸阳交会之所，触及毒邪，并蕴阳化热汇集于面，毒热发于面，可见灼热红斑；热积阴灼，可见干燥脱屑；其阻于面，气血不通，可见面部瘙痒肿胀。秉承解毒消斑、清热凉血的原则进行治疗，以《温病条辨》的青蒿鳖甲汤为基础方加减。此方以养阴为本，兼清面部实火和虚火，临床使用，常获良效。

闵仲生教授认为，本病为血管神经性皮肤病，故需加强与患者的良好沟通，增强患者的依从性，提高患者对治疗的信心，进行健康教育宣传非常重要。临床需耐心告诫患者糖皮质激素外用制剂的副作用及停用反跳现象；合理选择护肤品及化妆品，轻信快速嫩肤美白等虚假广告；尽量避免物理刺激（尤其是避免热刺激）、化学刺激及光刺激；忌辛辣发物、腥膻、菌类、海鲜、热性水果等易加重皮肤病的食物。

血府逐瘀汤

【组成】桃仁、红花、当归、川芎、赤芍、生地黄、柴胡、枳壳、牛膝、桔梗、甘草。

【功效】活血化瘀，行气止痛。

【主治】胸中血瘀证。

【组方特色】清代名医王清仁的《医林改错》云："膈膜之上，满腔皆血，故名为血府。"血府逐瘀汤为胸中血瘀证而设立，是活血行气、化瘀止痛的主方。方中桃仁破血行滞而润燥，红花活血祛瘀以止痛，共为君药。赤芍、川芎助君药活血祛瘀，牛膝活血通经、祛瘀止痛、引血下行，共为臣药。生地黄、当归养血益阴，清热活血；桔梗、枳壳，一升一降，宽胸行气；柴胡疏肝解郁，升达清阳，与桔梗、枳壳同用，理气行滞，使气行则血行，以上均为佐药。桔梗并能载药上行，兼有使药之用；甘草调和诸药，亦为使药。合而用之，使血活瘀化气行，则诸症可愈，为治胸中血瘀证之良方。方中活血与行气相伍，既行血分瘀滞，又解气分郁结；祛瘀与养血同施，则活血而无耗血之虑，行气又无伤阴之弊；升降兼顾，既能升达清阳，又可降泄下行，使气血和调。全方配伍特点是既行血分瘀滞，又解气分郁结，活血而不耗血，祛瘀又能生新。

【方证要点】《医林改错》中记载血府逐瘀汤所治之症为"头痛、胸痛、胸不任物、胸任重物、天亮出汗、食自胸右下、心里热、瞀闷、急躁、夜睡梦多、呃逆、饮水即呛、不眠、小儿夜啼、心跳心忙、夜不安、干呕、晚发一阵热"。

胸胁为肝经循行之处，瘀血内阻胸中，气机郁滞，故胸胁刺痛；郁滞日久，肝失条达之性，故急躁易怒；气血郁而化热，故内热烦闷，或心悸失眠，或入暮潮热；瘀血阻滞，清阳不升，则为头痛；瘀热上冲动膈，可见呃逆不止；至于唇、目、舌、脉所见，皆为瘀血征象。此证因少阳经气不畅，仍可见少阳主证，如头痛、目眩、口苦（甚则口臭）、咽干、心悸、胸闷胸痛、呃逆、饮水呛、发热、汗出、谵语、烦躁、梦多等；因瘀血致面色暗黑，唇舌紫暗，舌有瘀斑，瘀血之处压痛，甚则痛如针刺，且痛有定处，女性可见经色暗黑、有血块、量少，甚则闭经。

【加减变化】气滞重者，可加川楝子、香附、青皮等理气止痛；瘀痛入络者，可加穿山甲、全蝎、地龙、三棱、莪术以破血通络止痛；胁下有瘀血结块者，可加丹参、郁金、䗪虫、水蛭以活血破瘀止痛；血瘀经闭、痛经者，可去桔梗，加香附、益母草、泽兰以调经止痛。

【使用禁忌】出血性疾病非瘀血阻滞者、气血亏虚不耐破血者及孕妇禁用。瘀去则停用，久用耗伤气血。

【经典案例】李某，女，44岁。2017年10月14日初诊。

主诉：黄褐斑10年。

现病史：患者双颊黄褐色斑片10年，逐渐增多、加深。患者食欲可，失眠多梦，便秘。患者月经规律，痛经，有血块。舌暗紫，脉弦细。

既往史：既往乳腺增生、子宫肌瘤病史。

处方：血府逐瘀汤加减。

生地黄 15g	红花 6g	桃仁 6g	当归 10g
赤芍 10g	柴胡 10g	川芎 10g	桔梗 10g
川牛膝 10g	枳壳 6g	酸枣仁 6g	夜交藤 10g
川楝子 6g	香附 6g		

28剂，水煎服，分早晚口服。

四周后二诊：患者面部黄褐斑减少，痛经缓解，多梦改善，大便仍干。舌质较前色红。守上方加菟丝子15g、泽兰10g、制大黄10g，桃仁改为15g。28剂，水煎服，分早晚口服。

四周后三诊：患者面上黄褐斑明显缓解，斑色转淡，面色较前红润，大便通畅，睡眠好转。经期疼痛不显，经血色红，无血块。守上方去制大黄。14剂，水煎服，分早晚口服。

按语：本案患者患有黄褐斑多年，伴乳腺增生、子宫肌瘤、痛经、舌暗紫、脉弦细等表现，故判断其黄褐斑由气滞血瘀所致。血府逐瘀汤由四逆散、桃红四物汤，加桔梗、川牛膝而成，该方既能疏达肝气，又能化瘀养血。方中又加制大黄，既祛瘀又通便使瘀血从下而解。菟丝子补肝肾、益精髓。《神农本草经》认为菟丝子"味辛平，主续绝伤，补不足，益气力，肥健人"。泽兰可以活血利水。全方共奏行气活血、养血祛瘀之功。

柴芎祛斑方

【组成】醋柴胡、川芎、醋香附、郁金、生地黄、山茱萸、红花、茯苓、白芍各10g，甘草5g。

【功效】疏肝健脾，行气活血。

【主治】黄褐斑、黑变病、炎症后色素沉着。

【组方特色】柴胡疏肝解郁，为君药。川芎活血行气止痛，香附理气疏肝止痛，助柴胡以解肝经之郁滞，并增行气活血止痛之效，共为臣药。郁金与醋柴胡、醋香附合用，共奏疏肝健脾、行气解郁之功，红花同川芎活血化瘀，生地黄、白芍滋阴养血生津，茯苓、山茱萸健脾滋肾，养心安神，甘草调和诸药。中医学认为黄褐斑的病位在肝、脾、肾三脏，主要责之于肝。本方中柴胡、川芎、香附、郁金、红花、生地黄、山茱萸和白芍入肝经，香附、茯苓、白芍入脾经，生地黄、茯苓、山茱萸入肾经，肝、脾、肾三脏同调，通过调理脏腑，使气血阴阳平衡，色斑得除。

【加减变化】月经不调者，经前期可根据实际情况加用淫羊藿、鹿角霜、川续断、紫石英、熟地黄、淮山药等温补肾阳，少佐滋阴，促进黄体功能；行经期加用五灵脂、丹参、当归、泽兰、艾叶等，酌量使用活血化瘀药使排经顺利；经后期加用女贞子、墨旱莲、桑寄生、淮山药、牡丹皮、川续断、淫羊藿等滋阴补肾，少佐助阳，意在阳中求阴，滋养卵子，促使卵子发育；经间期可加用丹参、赤芍、泽兰、茺蔚子等，偏阴虚者加熟地黄、枸杞子，偏阳虚者加川续断、菟丝子，主要目的是补肾活血促排卵。

头晕乏力者，加党参10g、黄芪10g；心神不宁者，加合欢皮10g；纳差便溏者，加炒白术10g、陈皮6g；腰膝酸软者，加菟丝子10g、川续断10g、杜仲10g；阴虚火旺明显者，加黄柏10g、知母10g。

【使用禁忌】阴虚气弱，劳热多汗，以及气逆呕吐、肝阳头痛者慎用。

【经典案例】蔡某，女，35岁。2018年9月25日初诊。

主诉：双颊褐色斑片4年。

现病史：患者4年前因妊娠面颊起褐色斑片，未予重视，且平素疏于护肤防晒，现面部色斑面积扩大，颜色加深，遂前来就诊。

刻下症：两颊、口周、前额深褐色斑片，并见毛细血管扩张，时有瘙痒。夜寐欠安，末次月经为9月20日，经前乳房胀痛，经量较少，有血块，痛经，大便3~4日一行，舌紫红、苔少，脉细弦。

西医诊断：黄褐斑。

中医诊断：黧黑斑（肝郁血瘀证）。

治法：疏肝解郁，活血散斑。

处方：①柴芎祛斑方加减。醋柴胡、醋香附、郁金、延胡索、川芎、红花、白芍、茯苓、熟地黄、山茱萸、知母、黄柏各10g，煅珍珠母（先煎）30g，甘草6g。共14剂，水煎服，每日1剂，早晚饭后温服。②紫白散外敷，每日1次。同时嘱患者防晒保湿，保持心情愉悦，起居有节。

二诊：经治疗患者面部毛细血管扩张好转，无瘙痒等自觉症状。面部斑片散开、颜色淡化，夜寐好转，大便 2 日一行。舌紫红、苔少，脉细弦。予原方去郁金、白芍，加桃仁、赤芍。共 14 剂，水煎服，每日 1 剂，早晚饭后温服。继续外敷紫白散，每日 1 次。

三诊：面部色斑消退明显，舌暗红苔少，脉细。患者心情舒畅，要求以中成药继续治疗，遂改用血府逐瘀口服液，每次 2 支，每日 3 次，外用紫白散维持治疗。患者 3 个月后复诊，面部色斑明显变淡，面积缩小，面色荣润，情志舒畅。嘱患者继续注意防晒、保湿，保持生活规律；外敷紫白散，每周 2 次，巩固疗效。

当归拈痛汤

当归拈痛汤出自《医学启源》，书中记载主治"湿热为病，肢节烦痛，肩背沉重，胸膈不利，遍身疼，下注于胫，肿痛不可忍"，可见此方具有清热利湿、疏风止痛的功效，亦可活血养血，主治湿热相搏，外受风邪，脚膝生疮等证候。本方制方严谨、正邪兼顾，气血并调、升降结合、上下分消，全方配伍气味相合，可灵活加减应用于因风湿热内蕴或者风湿化热导致的各种疾病。谭城教授在临床中不断拓展当归拈痛汤在皮肤科的应用范围，治疗湿热型皮肤病，湿热相搏、外受风邪所致皮肤病，以及寒热夹杂的皮肤科诸证，收效甚佳。

【组成】羌活 10g，防风 10g，葛根 10g，升麻 5g，苍术 10g，白术 10g，甘草 10g，茵陈 10g，知母 10g，泽泻 10g，当归 8g，苦参 6g，猪苓 9g，党参 10g。

【功效】清热利湿，疏风止痒。

【主治】

（1）湿热所致皮肤病，如湿热蕴肤型湿疹。

（2）湿热夹瘀所致皮肤病，如痰湿夹瘀型痤疮、湿热瘀阻型结节性红斑。

（3）湿热外感风邪所致皮肤病，如风热湿热互结型扁平疣、风湿蕴肤型神经性皮炎。

（4）湿热夹虚所致皮肤病，如脾虚气滞血瘀型带状疱疹。

（5）风湿免疫类皮肤病，如红斑狼疮伴关节疼痛、天疱疮湿热明显者等。

（6）病久正邪相持，虚实夹杂或寒热夹杂的皮肤病。

【组方特色】顽固性皮肤病常应注意风邪、湿邪兼夹的问题。风邪是"六淫"之首，《黄帝内经》曰"风为百病之长"，风性流动、善行而数变，可使腠理疏泄张开，能与寒、痰、湿、燥、火等联合入侵人体，能使皮肤病之瘙痒连绵不绝。湿性黏滞，湿邪所致皮肤病往往有渗出或水肿的问题，且湿邪致病常病程缠绵，起病缓而病程长；此外，湿邪黏滞而有形、易兼他邪，其中以风、寒、热邪居多。若禀赋不足、饮食失节，则致脾失健运，易生水湿，若兼外受风邪，风湿浸淫肌肤，则会导致诸多皮肤病。

临床遇风湿兼夹的皮肤病，需祛风除湿兼顾。"风药"为一类具有辛散祛风作用的药物，且亦有很好的祛湿作用。"风药"多轻清上升，向外趋表，开泄善行，通过开启腠理而使风寒、风热或风湿外越，从而达到发汗解表、达邪外出的作用；可宣通肺气、调畅气机，清升浊降，使水湿气化为汗尿而去；可疏肝行气，肝气舒则脾胃升降有序，湿气运而有常，不足为病。风药通过"散""宣""行"而达到除湿之功。

从五行层面而言，风属肝木，湿属脾土，木克土则脾虚湿盛，而祛风药可制衡风木，故能助脾胜湿。当归拈痛汤中羌活、防风、升麻、葛根四味均为"风药"，在辛散祛风的同时，亦大大增强了祛湿散水的功效，与李东垣《脾胃论》中以升阳风药祛除脾胃湿气的思想不谋而合。《素问·五常政大论篇》言"汗之则疮已"，羌活、防风可祛风止痒，疗疮败毒，为治疗皮肤病的要药。方中白术、苍术、苦参、黄芩等药物均味苦，合用可健脾燥湿，正如原书所注"湿淫于内，治以苦温"；猪苓、泽泻淡渗利湿，可引湿气从下焦而排；茵陈芳香化湿。以上风药祛湿配合诸药燥湿、利湿、化湿，多种途径结合，则湿邪自除。知母清热生津养阴，亦可制羌活、防风、苍术、白术之燥。此外，风湿病的根源在五脏亏虚，风寒湿邪无虚不入。因此，治疗风湿浸淫类皮肤病需要祛邪，扶正亦不可缺少。当归拈痛汤中白术可健脾祛湿，当归与丹参相伍可养血活血，体现了扶正的思想，防止辛散温燥耗气伤阴。而本方名为当归拈痛汤，意即突出当归养血和营，又能引诸药入于血分，去湿热所致的瘀滞，取内散外达、养血润燥之意。上述药物合用，共奏祛风、除湿、清热、养血之效。谭城教授经多年临床使用发现，当归拈痛汤通过合理的加减配伍，无论应用于风湿、风寒或风热蕴肤所致的顽固性皮肤病均可取得较好疗效。

皮肤病虽发于肌表，但大多数慢性难治性皮肤病均为脏腑、五行失衡的外在表现，即为"有诸内必形之外"，且皮肤病日久亦进一步影响五脏的运化，常有虚实夹杂或本虚标实的证候表现，常见的有湿热、风邪、脾虚、血虚或血瘀合而为病，外感湿邪久而入里可困脾造成脾虚不运，脾虚水湿不运外溢肌表亦可聚而成肤疾；血虚化燥可生风，使皮肤干燥瘙痒不止。因此，临床遇虚实夹杂、本虚标实之证不可以一种证候广而概之。而此类病证治法上往往又互相矛盾：大黄、黄芩等清热凉血药易损伤脾阳，羌活等祛风药、苍术等祛湿药均易耗伤阴血，当归、赤芍等补血养血药有助湿之弊，而川芎、红花等活血化瘀药又有生热之嫌，因此在拟方施治上需仔细斟酌，合理配伍，以免伤正或留邪。当归拈痛汤制方严谨、正邪兼顾、气血并调，是治疗虚实夹杂之顽固性皮肤病的良方。方中羌活、防风、葛根、升麻、苍术均可祛风除湿，而葛根味甘入脾、生津养阴，与升麻相配可升阳举气，苍术与白术相合亦可燥湿健脾；茵陈、苦参苦燥利湿，泽泻、猪苓甘寒利湿，四者合用增强祛湿之功；知母清热祛火；又配以党参、当归、甘草补益气血，扶正固本。因此，全方虚实兼顾，祛风、渗湿、健脾、养血兼顾，在祛邪的同时防止伤正，对于风邪、湿热、脾虚、血虚等虚实夹杂、本虚标实的慢性皮肤病有较好疗效。

临床上很多顽固性皮肤病的致病因素各不相同，皮肤病初期多表现为实证、热证，但日久往往伤正，或因久服寒凉之药损伤阳气，而出现寒热错杂的病机。如慢性湿疹、银屑病等，临床虽可见皮损色红、触之有热等火炎之象，但亦伴有畏寒、便溏等阳虚之症，此时治疗上应注重寒热平调，不可据皮损表现而一味选用清热降火之药。当归拈痛汤中羌活、防风、苍术均为辛温之药，葛根、升麻为辛凉之品，本方重用辛味之药可发散升举气机、化湿和中，配合苦参、茵陈、知母等苦寒之品，可以清热泻火，诸药合用相反相成，有"辛开苦降"之妙，可升降气机、清热化湿；白术健脾利湿，泽泻、猪苓淡渗利湿，亦寒温并用，可平调寒热。故当归拈痛汤治疗寒热错杂、湿热互结之慢性复杂性皮肤病收效甚好。

【方证要点】

（1）慢性病程，正邪相持，虚实夹杂。

（2）身体肥胖，有痰湿之象。

（3）皮损色红且有灼热感，抓破渗出明显或水肿。

（4）皮损伴有关节痛。

（5）脉濡数，舌苔白腻或微黄。

【加减变化】湿邪较重者，加土茯苓、薏苡仁；湿热较重，体质壮实者，可去当归，加白鲜皮、地肤子等；皮损瘙痒明显者，加白僵蚕；关节疼痛明显者，加独活、萆薢、桑枝等；带状疱疹疼痛明显者，加延胡索、川芎；下肢水肿明显者，加木瓜、赤小豆；伴夜寐不安者，可加入酸枣仁等安神之品；若气血亏虚明显，可加鸡血藤、党参等。

【使用禁忌】服此方时禁食辛辣动风、肥甘厚腻等助湿之物，孕妇慎用，儿童与老年患者酌情减量。

【经典案例】李某，女，49岁。2018年6月12日初诊。

主诉：全身风团瘙痒反复发作 5 个月，加重 2 天。

现病史：5 个月前，患者无明显诱因出现全身风团，皮损色红，瘙痒明显，皮损在 24 小时内可自行消退，消退后不留痕迹，反复发作。2 天前外出受凉后皮损加重，瘙痒难忍，伴恶寒发热，体温 37.5℃。患者曾间断服用抗组胺药及中成药治疗，但停药皮损复发。平素夜寐欠安，常有恶心厌食，小便黄，大便常稀溏不爽，有排便不尽感，时感肢体困重乏力。

专科情况：躯干四肢散在风团。舌红、苔白厚腻，脉弦数。

既往史：既往有"慢性肠炎"病史 5 年。否认其他慢性病史。

西医诊断：慢性荨麻疹。

中医诊断：瘾疹。

辨证：湿热中阻，外感风邪。

治法：清热利湿，祛风止痒。

处方：当归拈痛汤加减。

羌活 10g	防风 10g	荆芥 10g	升麻 5g
葛根 10g	党参 10g	苍术 10g	白术 10g
黄柏 10g	当归 10g	泽泻 10g	知母 10g
猪苓 10g	白僵蚕 10g		

水煎服，每日 1 剂。

二诊：服上方 7 剂后，患者诉风团发作次数明显减少，瘙痒明显减轻，无恶寒发热。予原方去木瓜，继服。

三诊：服上方继用 21 日后，仅腿部有少量新起红色风团，大便次数减少、成形。予原方去泽泻，加茯苓。

1 个月后电话随访，患者自述风团未再复发，饮食不佳、困倦乏力等症状均有改善。

按语：荨麻疹是一种临床常见的变态反应性皮肤病，病程迁延，易反复发作。中医学称荨麻疹为"风疹块""瘾疹"等。荨麻疹病机变化多端，但多为本虚标实之证，本虚包括禀赋不耐、卫气不固、气虚血虚等，体虚则易内生各种病理产物，如脾虚生湿、阳虚寒凝等，在此基础上若复感外邪则可发病。外邪则以"风邪"为主，风气往来于腠理，故见剧烈瘙痒，其中包括风寒、风热、风湿等。此外，本虚突出时，荨麻疹易反复发作，缠绵难愈。辨证时需仔细询问病史和伴随症状，分清虚实及病位，治疗上亦当正邪兼顾、补虚泻实。

该患者平素常肢体困重，为湿困所致；大便常稀溏不爽、排便不尽，小便黄，则为湿热之邪流于胃肠所致；患者时感气短乏力，则有脾气亏虚之证；湿气困脾，运化失司则食欲不佳、恶心厌食。2 天前外出受凉后皮损加重，瘙痒难忍，恶寒发热，则是外感风寒之征。舌红、苔白厚腻，脉弦数，亦进一步验证了该患者湿热内阻、外感风寒的证候，但亦不可忽视其脾气亏虚的本质。因此，治疗上应虚实兼顾、寒热平调，故以清热利湿健脾、祛风散寒止痒为法拟方，谭城教授以当归拈痛汤治之。方中羌活、防风、荆芥、苍术解表散寒，祛风止痒；升麻、葛根辛凉，增强祛风散邪之功，又平衡羌活等药的温燥，亦可提升气机，促进体内水湿运化。黄柏、知母苦降寒凉，可清热燥湿。以上药物合用辛开苦降、寒热平调，可清热除湿、祛风散邪。泽泻、猪苓甘寒利湿，在清热的同时可使水湿从小便而去。白术、党参、当归合用，可补气健脾、补血养血，亦可防止辛散之药耗伤阴血。白僵蚕可增强祛风止痒之功，常用于瘙痒明显的皮肤病。诸药协同共奏升清降浊、清热利湿、祛风止痒之功。

皲裂方

中药外洗是中医的一种经典方法，通过借助药力与热力的综合作用，直达病所，可有效促进腠理疏通，以利于局部机能及营养的改善，从而达到祛风润燥、活血化瘀、通络止痛的目的。吴淞教授拟皲裂方以祛风润燥、活血化瘀为原则，适用于各种病因导致的手足皲裂，包括手足皲裂型湿疹、掌跖角皮症伴手足皲裂、掌跖脓疱病伴手足皲裂等。

【组成】当归 10g，白及 10g，伸筋草 15g，透骨草 15g，艾叶 10g，威灵仙 10g，藿香 15g，黄精 15g，白芍 10g，桃仁 10g，红花 10g，丹参 15g。

【功效】祛风润燥，活血化瘀。

【主治】手足皲裂，如手足皲裂型湿疹、掌跖角皮症伴手足皲裂、掌跖脓疱病伴手足皲裂。

【组方特色】中医学认为手足皲裂的病因病机是先天不足，后天脾胃失和，气血失和，外感风寒，血脉凝滞，风寒血燥，肌肤失去养分。吴淞教授认为手足皲裂是肢端脉络瘀阻，导致血虚生风，且风盛而干，进而发病。

本方中当归补血活血，消肿止痛；白及质黏而涩，止血生肌；伸筋草、透骨草合用，伸筋透骨；艾叶温煦气血，散寒止痛；威灵仙善通经络，祛湿止痛；藿香芳香行散，能化湿浊；黄精性平质润，补脾益气；白芍养血敛阴；桃仁、红花活血祛瘀，通经；丹参活血祛瘀，凉血消痈。

【方证要点】

（1）手足皲裂，慢性病程。

（2）皮损色暗，粗糙、增厚、开裂，伴局部出血或疼痛、瘙痒。

【加减变化】如同时合并细菌感染，加皂角刺、苦参清热解毒以抗菌；如瘙痒剧烈，加荆芥、防风、白鲜皮、地肤子祛风止痒。

【使用禁忌】如局部渗出、水疱、脓疱明显，则不适合外用该方。

【经典案例】吴某，女，45岁。2016年2月17日初诊。

主诉：手足干裂1年余。

现病史：手足干裂1年余。平素纳眠可，二便调。面色苍白，月经偏少，血红蛋白水平低，伴有心悸多梦，困乏腰酸，舌淡、苔薄白，脉弦细无力。

专科情况：手指腹、手掌、足底、足跟多处皲裂，部分渗血，伴轻度脱屑。

西医诊断：皲裂型湿疹。

中医诊断：湿疮。

辨证：血虚生风，气血不足。

治法：祛风湿润燥，活血化瘀。

处方：皲裂方加减。

当归10g	白及10g	伸筋草15g	透骨草15g
艾叶10g	威灵仙10g	藿香15g	黄精15g
白芍10g	桃仁10g	红花10g	丹参15g

14剂，水煎外用，泡手足，每日1剂。

另予黄芩油膏外用，每日1次。

二诊（2016年3月2日）：泡药后皲裂基本消退，脱屑减少，疼痛缓解，出现新生皮肤。守上方去威灵仙，7剂，水煎外用，每日1剂。另予黄芩油膏、尿素乳膏外用。

随访时患者上述皮疹消退，病情逐渐痊愈，未见复发。

按语：患者为中年女性，发病时间一年有余，皮损表现为皲裂、渗血、脱屑，伴疼痛，舌淡、苔薄白，脉细。病因为血虚生风、气血不足，治以祛风润燥、活血化瘀，予皲裂方加减。中药外洗疗法利用药物透皮吸收作用进入人体，可使药物直接作用于病变部位，充分实现物理温热与药物的双重作用，进而快速改善皮损症状，促进局部组织的功能活动，并且滋润皮肤，疗效显著。

艾柏熏洗汤

【组成】艾叶10g，侧柏叶10g，防风10g，醋莪术10g，徐长卿10g，蛇床子10g，苦参10g，野菊花10g，黄芩10g。

【功效】清热凉血，活血通络，祛风止痒。

【主治】血热、血瘀型寻常型银屑病。

【组方特色】方中艾叶辛温，温经通络，使气血痹阻不通得到缓解，且能止痒；侧柏叶苦寒，清热凉血；防风、徐长卿辛温，二药配伍，祛风通络止痒；醋莪术配伍徐长卿，活血化瘀通络、软坚散结；蛇床子配伍苦参，清热燥湿、祛风止痒；野菊花、黄芩清热解毒。全方诸药合用，清热凉血解毒、活血通络、祛风止痒，由外达内，标本兼治，每每获得良效。

【方证要点】血热型银屑病患者临床表现为皮疹颜色鲜红，层层银屑，刮去鳞屑有点状出血，可有不同程度的瘙痒、心烦、口渴，或口干、便秘、尿黄、舌红、苔黄、脉数；血瘀型银屑病患者临床表现为皮损经久不愈，鳞屑较厚，颜色暗红，舌紫暗、有瘀点瘀斑，脉涩。

【加减变化】皮损颜色鲜红者，加紫草、黄连。皮损色暗沉、色素沉着明显者，加赤芍、鸡血藤、忍冬藤等。皮损以增生肥厚为主者，加姜黄、桃仁、威灵仙等。皮损瘙痒明显者，加土茯苓、白鲜皮、荆芥、地肤子等。

【使用禁忌】血虚证和血燥证银屑病不宜用。

【经典案例】徐某，男，66岁，2016年7月12日初诊。

主诉：双下肢红斑、瘙痒5年，加重2个月。

现病史：5年来患者双下肢可见红色丘疹，上覆银白色鳞屑，瘙痒明显，患者用激素约膏（具体不详）可暂时控制，2个月前无明显诱因患者病情加重，皮疹泛发至全身。

刻下症：全身皮肤泛发鲜红色丘疹、斑丘疹、斑块，上覆有银白色鳞屑，刮去鳞屑有薄膜现象和点状出血，伴有束状发，皮疹以四肢、胸背为主，瘙痒剧烈，影响睡眠。纳可，寐欠安，小便黄，大便干，舌暗、苔黄稍厚，脉数。

西医诊断：寻常型银屑病。

中医诊断：白疕（血热风燥证）。

治法：清热润燥，活血祛风。

处方：因患者自诉有胃溃疡病史5年，口服活血药或对胃肠有刺激的药物会产生不适感，遂未予药物口服，治疗予艾叶10g、侧柏叶10g、防风10g、醋莪术10g、徐长卿10g、蛇床子10g、苦参10g、野菊花10g、黄芩10g，水煎后先熏后洗，熏洗后于患处涂抹卡泊三醇软膏，每晚1次。

二诊：患者全身皮疹颜色较前变暗，鳞屑大部分脱落，躯干皮疹边缘开始变薄，瘙痒较前明显减轻。

三诊：患者全身皮疹颜色较前明显变暗，未见明显鳞屑，躯干皮疹较前明显变薄、变小，部分皮疹甚至已经消退，未诉明显瘙痒。

四诊：患者躯干皮疹大部分消退，部分留下色素沉着斑片，四肢及头皮皮疹亦明显较前好转,未诉明显瘙痒。

3个月后患者全身皮疹基本消退,色素沉着较前好转,仅下肢有少许肥厚皮疹,嘱患者在家自行外用复方氟米松乳膏。半年内患者未复诊。

按语:因寻常型银屑病以血热证最多见,热者寒之,故寒性药用之为多,如黄芩、苦参、野菊花等。又因苦寒药物虽可以清热,但易于郁遏气机,使热不易外达,而辛味药发散、行气行血、疏利气机,可以助火热之邪消散,因此对于经络阻隔、气血凝滞的银屑病患者,辛味药用之为多,如当归、蛇床子、防风等。热盛煎熬津液,血分津亏,运行不畅而成瘀,故常配伍少量温性药,如艾叶、徐长卿,使血得温则行;同时以醋莪术配伍徐长卿活血化瘀通络。又以苦参、野菊花、黄芩清热解毒,配合防风祛风止痒。因银屑病导致皮肤屏障功能减退,肺主皮毛,使用归肺经的中药可调节皮肤的功能,故重用归肺经药物,如黄芩、侧柏叶等。

闵仲生认为中药熏洗治疗过程中皮肤毛细血管扩张,皮肤通透性增加,药物能够通过皮肤黏膜、孔窍、毛囊、腧穴等部位被直接吸收,进入血络经脉,增强药效,从而减轻口服药物对肝肾功能的影响;且中药熏洗治疗有改善局部血液及淋巴循环,纠正皮损区细胞角化不全或过度增殖的情况,还可以加快炎症的消退,对于改善血瘀型银屑病患者血流不畅的症状也有一定的辅助作用。除此之外,中药熏蒸治疗还可软化和清除鳞屑。

侧艾洗剂

海艾汤是古代中医外科常用外洗方剂之一,出自《外科正宗》:"油风乃血虚不能随气荣养肌肤,致成油风,故毛发根空,脱落成片,皮肤光亮,痒如虫行者……外以海艾汤熏洗。"临床常用来治疗斑秃、雄激素性秃发、头部脂溢性皮炎、头部银屑病,方药组成为海艾、菊花、藁本、蔓荆子、防风、薄荷、荆穗、藿香、甘松各6g。

单敏洁主任以古方海艾散为基础,加用侧柏叶、透骨草等生发活血之品,组成方药侧艾洗剂,每日以汤药按摩、熏洗头部,使药效直达病所,起到祛风止痒、活血生发的作用。三十余年来,临床应用此方治疗脱发、脂溢性皮炎,每获良效。

【组成】侧柏叶、透骨草各10g,艾叶、甘松、菊花、薄荷、防风、藁本、藿香、蔓荆子各6g。

【使用方法】先用1000ml水浸泡上述中药半小时,然后以文火煎沸两次,取药液500ml,二煎加水1000ml,取汁500ml,两煎混合过滤,待药液温度降至室温，用小毛巾浸洗，反复轻轻揉搓头皮，每次 15~30 分钟，不必清水冲洗，自然晾干。每日 1 次。

【功效】清热除湿，祛风生发。

【主治】斑秃、雄激素性秃发、头部脂溢性皮炎、头部银屑病等。

【组方特色】方中侧柏叶清热利湿、生发乌发，透骨草祛风除湿、活血通络，共为君药；艾叶温经祛湿，为臣药；甘松、菊花、薄荷、蔓荆子、藁本、藿香清热除湿，薄荷、菊花、防风、藁本、蔓荆子祛风止痒。诸药配伍，共奏清热除湿、祛风生发之功。现代药理学研究表明，方中药物具有抑制表皮细胞增殖、改善微循环、消炎抑菌、抗真菌、抗过敏、调节免疫功能等作用。

【加减变化】治疗斑秃时，加骨碎补 10g 以加强祛风生发作用；雄激素性秃发者，加丹参 10g 以活血控油；头皮脂溢性皮炎者，如头皮痒加白鲜皮、蛇床子各 10g 加强祛风止痒之功；头皮散在脓疱者，加用蒲公英 15g 以清热解毒；头部银屑病者，加用紫苏叶、蒺藜各 10g 以祛风除湿解毒。

【使用禁忌】孕妇及既往有相关药物过敏史的患者禁用。

【经典案例】王某，男，21 岁。2020 年 4 月 13 日初诊。

主诉：脱发 1 年余。

现病史：患者近 1 年头部脱发明显，前发际逐渐后移，头顶毛发稀少，头皮油腻，反复起红色丘疹，自觉瘙痒。

刻下症：两侧发角稍后移，头顶毛发稀少，头皮油腻，散在红色丘疹，有较多糠秕状鳞屑。平素经常熬夜。食纳可，二便调。舌红、苔黄腻，脉弦。

西医诊断：雄激素性秃发。

中医诊断：发蛀脱发（湿热风盛证）。

治法：清热利湿，祛风生发。

治疗：口服祛风换肌丸，每次 5g，每日 2 次；口服复方甘草酸苷片，每次 2 粒，每日 3 次。外用生发酊，每日 3 次。

二诊（5 月 3 日）：复查肝肾功能，总胆红素、间接胆红素、丙氨酸氨基转移酶、门冬氨酸氨基转移酶均稍高于正常水平。调整治疗方案，以中药外治为主，予侧艾洗剂加减治疗。

处方：侧柏叶、透骨草各 10g，丹参 20g，蒲公英 15g，何首乌、白鲜皮各 10g，艾叶、甘松、菊花、薄荷、防风、藁本、藿香、蔓荆子各 6g。共 20 剂，每剂分 2 天外洗，每日 1 次。

三诊（6 月 10 日）：头皮鳞屑减少，油腻改善，未见红色丘疹，瘙痒平。予上方去蒲公英、白鲜皮。共 20 剂，每剂分 2 天外洗，每日 1 次。

四诊（7月16日）：头顶油腻明显改善，无鳞屑和皮疹，有较多绒毛生长，毛发密度明显改善。患者及父母均感觉效果明显，甚为满意。

海艾汤

海艾汤出自《外科正宗》，是古代中医外科常用的外洗方之一。《外科正宗》云："油风乃血虚……外以海艾汤熏洗。"《本草纲目》有言："艾叶……四明者谓之海艾。"

【组成】艾叶15g，侧柏叶15g，野菊花15g，薄荷10g，荆芥10g，莪术15g，生地黄30g，虎杖15g。

【功效】清热解毒，滋阴润燥，活血化瘀。

【主治】寻常型银屑病（血瘀证）。

【组方特色】艾叶祛湿止痒散寒；生地黄、侧柏叶清热凉血；野菊花、虎杖清热解毒；薄荷、荆芥祛风止痒；生地黄、莪术、虎杖活血化瘀；生地黄滋阴润燥。全方共奏清热解毒、滋阴润燥、活血化瘀之功。

【药理研究】艾叶含有挥发油、鞣酸类等成分，具有抗菌消炎、抗病毒、清除氧自由基、抗衰老、抗血小板聚集的作用。侧柏叶的有效成分为黄酮类、挥发油和鞣质，具有抗菌、消炎、抗氧化、降脂的作用。野菊花中的黄酮类、挥发油和萜类，具有抗菌消炎、抗病毒、调节免疫功能、抗氧化、降糖的作用。薄荷油的主要成分是薄荷脑和薄荷醇，具有抗菌消炎、抗病毒、扩张毛细血管、增加汗腺分泌、促进透皮吸收的作用。荆芥的主要成分是挥发油、黄酮类、萜类和酚类等，具有抗菌消炎、抗微生物、抗氧化的作用。莪术所含成分以莪术油含量最高，莪术油具有抗菌消炎、抗病毒、抑制衰老的作用；其抗肿瘤活性物质中的B-榄香烯能有效抑制细胞有丝分裂，可纠正细胞分化过度。生地黄含有多种类型的化合物，如苷类、酚类、糖类、氨基酸类等，有抗菌消炎、提高免疫功能、抑制丙二醛生成、保护超氧化物歧化酶活性、降糖的作用。虎杖所含有效成分主要为大黄素和白藜芦醇，均具有抗菌（球菌、杆菌、真菌、淋球菌）消炎、抗病毒、抗氧化、清除氧自由基和降脂的作用。白藜芦醇在体内代谢较快，体外试验表明其能缓解角质的过度增生，减少白细胞介素-6、白细胞介素-8的产生，增加白细胞介素-10的含量。

综上，海艾汤中的组成药物均可抑制表皮细胞增殖，改善机体微循环，抗皮肤表面细菌炎症，调节肌肤免疫功能。海艾汤外洗时既可通过洗涤时固有的理化作用而达到治疗效果，又能消炎、抗真菌、调节免疫功能、改善微循环、加速新陈代谢、抑制角质细胞过度增殖，从而纠正皮损异常增生。

【方证要点】皮损反复不愈，皮疹多呈斑块状，鳞屑较厚。好发于头皮及四肢伸侧，以肘关节面多见，常泛发全身。部分病人可见指甲病变，轻者呈点状凹陷，重者或可见于口腔、阴部黏膜。发于头皮者可见束状毛发。起病缓慢，易于复发。有明显季节性，一般冬重夏轻。可有家族史。舌紫暗，有瘀点、瘀斑，脉涩或细缓。

素体阳热偏盛，或肾阳亏虚，复感外来风热之邪侵袭肌肤。邪气遇热或遇寒化瘀，结聚在肌肤腠理，使气血循行失调，气滞血瘀，皮肤失养，从而在外表现为皮肤甲错、鳞屑厚实等临床症状。因风热之邪侵袭肌肤，风邪性发散，故常泛发全身，头皮、四肢伸侧。皮肤颜色暗红，失于光泽，甲板增厚，光泽消失都是肌肤失去营血濡养的表现。冬季阴寒偏，气血脉络因寒邪凝滞，瘀滞加重。夏季阳热偏盛，气血运行加快，瘀滞之证缓解，故冬重夏轻。先天体质的偏盛具有遗传性，故该病具有遗传倾向。舌质紫暗有瘀点、瘀斑，脉涩或细缓均为血瘀之象。

【加减变化】皮损肥厚坚硬，可加桃仁、红花、煅牡蛎活血软坚；皮损鳞屑多，可加鸡血藤、首乌藤养血润肤；皮损瘙痒剧烈，可加钩藤、白鲜皮、蛇床子、海风藤祛风止痒。皮肤薄嫩处去莪术避免刺激。

【使用禁忌】孕妇、产褥期女性、皮损破溃者忌用。对所含成分过敏者禁用。

【经典案例】患者，男，9岁。2015年2月13日初诊。

主诉：双小腿红斑、脱屑10个月，加重1个月。

现病史：10个月前患者无明显诱因双小腿出现鳞屑性红斑，瘙痒不显，无明显加重和缓解病情的因素，自行外用"维A酸乳膏"疗效不显，后于外院就诊，外用药以激素类药膏为主，家属拒用。1个月前，患者病情加重，皮损发至头皮、躯干、四肢，瘙痒明显。

刻下症：皮损以背臀、四肢鳞屑性红斑为主，瘙痒明显。食纳可，夜寐安，二便正常。舌红、苔黄腻，脉数。

专科检查：头皮红斑、脱屑伴局部束状发，躯干、四肢散在多个鳞屑性红斑，粟粒至钱币大小，刮除鳞屑后可见点状出血，有薄膜现象。

家族史：其母有"银屑病"病史。

西医诊断：寻常型银屑病。

中医诊断：白疕（湿热蕴阻）。

治法：清热祛风止痒。

处方：药浴方海艾汤加减。

侧柏叶 15g	莪术 10g	荆芥 10g	蔓荆子 10g
海风藤 15g	甘松 6g	藁本 10g	野菊花 15g
地肤子 15g			

14剂，每日1剂，每日1次，中药加水煎煮3次，3次药液混匀泡澡30分钟，水量以混匀后够泡澡为度，水温不宜过烫或过凉，泡澡结束后30分钟再用清水冲洗，涂抹润肤乳。

另予卡泊三醇软膏与黄芩油膏（江苏省中医院院内制剂）1:1调匀外用。

二诊（2015年2月27日）：鳞屑性红斑增多，呈点滴状；舌红、苔黄腻，脉数。当属湿热蕴阻证，治以清热解毒利湿、祛风止痒。处方：①拟方土槐饮加减：土茯苓10g，生槐花10g，忍冬藤20g，鱼腥草15g，生地黄12g，徐长卿8g，白鲜皮8g，鬼箭羽8g，薏苡仁12g，鸡血藤10g，大青叶10g，甘草5g，六月雪10g，牡丹皮10g。水煎服，每日1剂，每日2次，每次200ml。②药浴方海艾汤加减：侧柏叶15g，莪术10g，荆芥10g，蔓荆子10g，海风藤15g，甘松6g，藁本10g，野菊花15g，地肤子15g，白鲜皮15g，艾叶6g。另予卡泊三醇软膏与黄芩油膏1:1调匀外用。

三诊（2015年3月13日）：背部、下肢皮疹以红斑为主，鳞屑减少，伴瘙痒；舌红、苔黄腻，脉数。拟方仍以土槐饮加减，二诊方去鱼腥草、薏苡仁、牡丹皮，加野菊花15g、蝉蜕6g。药浴方、外用药膏同前。

四诊（2015年3月26日）：背部皮损暗淡，腰臀、下肢依旧，瘙痒明显。拟方仍以土槐饮加减，三诊方去大青叶、鸡血藤、蝉蜕，加川牛膝8g、当归8g、乌梢蛇10g。药浴方海艾汤加减：侧柏叶15g，莪术10g，艾叶6g，荆芥10g，海风藤15g，野菊花15g，藁本10g，白鲜皮15g，地肤子10g，甘松6g。外用药膏同前。

五诊（2015年4月20日）：红斑明显，鳞屑减少，仍有瘙痒，食欲欠佳。舌红、苔黄腻，脉数。辨证当属血热湿蕴证，治拟清热凉血利湿，方用土槐饮合犀角地黄汤加减：土茯苓15g，生槐花15g，水牛角（先煎）10g，生地黄12g，牡丹皮10g，徐长卿8g，白鲜皮15g，紫草10g，川芎8g，蝉蜕6g，乌梢蛇8g，炒麦芽10g，炒谷芽10g，甘草5g，薏苡仁20g，当归8g。药浴方同四诊，外用药膏同前。

六诊（2015年5月18日）：皮损以双下肢鳞屑性暗红斑为主，瘙痒减轻。拟方以土槐饮加减，五诊方去水牛角、牡丹皮、乌梢蛇、薏苡仁、白鲜皮，加鬼箭羽10g、赤芍10g、白芍10g、六月雪10g、鸡血藤10g、川牛膝8g。药浴方海艾汤加减：侧柏叶15g，莪术10g，野菊花15g，艾叶6g，荆芥10g，蔓荆子 10g，甘松 6g，海风藤 15g，黄芩 10g，地肤子 15g。外用药膏同前。

七诊（2015 年 6 月 8 日）：皮损基本消退，仅双下肢散在数个粟粒大丘疹，纳食好转。拟方以土槐饮加减，六诊方去鬼箭羽、赤芍、白芍、川牛膝、炒谷芽、炒麦芽、蝉蜕，加忍冬藤 20g、薏苡仁 10g、丹参 10g、六一散（包煎）8g、地肤子 8g。药浴方海艾汤加减：侧柏叶 15g，野菊花 15g，莪术 10g，地肤子 10g，白鲜皮 10g，荆芥 10g，蔓荆子 10g，艾叶 6g，海风藤 15g，藁本 6g。外用药膏同前。

按语：初诊时，由于患者为 9 岁儿童且初次发病，本着"儿童少服药"的原则，仅用外治法，望能控制病情，故予"海艾汤"加减药浴以奏清热解毒、祛风止痒之功。泡澡结束后 30 分钟再予清水冲洗，涂抹润肤乳，卡泊三醇软膏、黄芩油膏 1∶1 调匀外用，以保护皮肤屏障、抑制皮损。二诊时，病情加重，瘙痒明显，舌红、苔黄腻、脉数。当属湿热蕴阻证，口服土槐饮加减；药浴方仍为"海艾汤"加减，为前方加白鲜皮 15g、艾叶 6g，加强凉血与疏风止痒之力。其后外洗方不变。六诊时，患儿皮损以双下肢鳞屑性暗红斑为主，瘙痒减轻，去白鲜皮、艾叶，加黄芩 10g。七诊时患儿皮损基本消退，仅双下肢散在数个粟粒大丘疹。患儿口服加外用中药汤剂，配合外用药膏，在不伤及患儿肝肾、脾胃的情况下，皮损痊愈。

藿黄浸剂

【组成】藿香 30g，黄精、大黄、皂矾各 12g，醋 500ml。

【功效】杀虫燥湿，收敛止痒。

【主治】脚湿气（角化过度型足癣）。

【组方特色】藿香芳香化浊、发表解暑，大黄清热利湿，皂矾杀虫止痒，黄精养血润燥，醋为基质、祛风止痒。

藿黄浸剂以中医理论为依据组方，选用藿香、大黄、皂矾、黄精为主药，醋为基质，引药深入，醋为酸性，从木化，治风疾，起祛风止痒之效。诸药合用达到润肤软坚、杀虫止痒之功效。

【方证要点】足部不规则红斑，边界清晰或不清晰，上覆盖层状鳞屑，且皮肤干燥粗糙，冬季易皲裂。

【使用禁忌】不适用于水疱、糜烂型足癣。

【经典案例】

案例 1 李某，55 岁，2020 年 3 月 16 日初诊。

患者述患脚湿气 10 余年，外用联苯苄唑乳膏、盐酸特比萘芬乳膏及复方土槿皮酊等，效果不佳。近半年未用药，病情反复加重。刻下见患者双侧手掌、足跖及足跟皮肤角化过度、粗糙、皲裂、脱屑，自觉时痒；双足趾甲除第4趾甲外，其余趾甲均见整个甲板色灰、增厚、中空如虫蛀，并有碎屑脱落。皮损及病甲鳞屑真菌镜检阳性。

西医诊断：角化型手足癣，甲癣。中医诊断：鹅掌风及鹅爪风，灰趾甲。

予藿黄浸剂浸泡手足及趾甲，每日1次，每次0.5小时左右。嘱其浸泡期间忌用皂碱。3个月后复诊时见掌跖皮肤变软，较前光滑，裂口愈合。所有病甲根部已有1/3左右正常甲板长出。9个月后，患者手足皮肤如常，趾甲全部恢复正常，真菌镜检阴性。停药1个月后复诊，临床症状未见复发，真菌学检查呈阴性。

案例2 秦某，45岁，男，2019年12月20日初诊。

患者自述患脚湿气5年。平时自用硝酸咪康唑乳膏、盐酸特比萘芬乳膏、联苯苄唑乳膏等外涂，时能缓解，冬季病情加重，足部后跟皲裂，自觉疼痛，外涂润肤剂效果不佳，影响行走。近2个月未用任何药物。此次来我院就诊，要求用中药治疗。刻下见患者双足底见有边界明显的红斑脱屑，皮肤干燥、角化肥厚，尤以右足跟为重，可见数条裂口。皮损鳞屑真菌镜检阳性。

西医诊断：角化型足癣。中医诊断：鹅掌风。

予藿黄浸剂浸泡双足，每日1次，每次0.5小时左右。嘱其坚持浸泡3个月，期间忌用皂碱。3个月后来诊，患者双手皮肤恢复正常，真菌学检查阴性。停药1个月后复诊，临床及真菌学检查均正常。

解毒祛疣方

"疣"之病名始见于《灵枢》，又名"疣目""瘊子""枯筋箭""竖头肉"等。中医学认为，其内因为局部腠理不密，气血瘀滞；外因为风热毒邪乘虚入侵，搏结于局部。故治疗上应以调和气血、平肝潜阳、软坚散结为原则。西医学认为该病与人乳头瘤病毒感染有关，无特定治疗药物，多行物理治疗。多发性寻常疣、跖疣在临床中尤为棘手。陈力教授在临床中发现局部外用清热解毒活血类中药治疗疣病疗效佳，尤其对于多发性难治性跖疣，具有创伤小、无疼痛、复发率低等优势，患者更易接受，故组"解毒祛疣方"治疗寻常疣、跖疣，收效良好。

【组成】木贼15g，香附20g，大青叶30g，马齿苋30g，薏苡仁20g，贯众15g，虎杖10g，大黄10g。

【功效】清热解毒，活血消结。

【主治】多发性寻常疣、跖疣。

【组方特色】解毒祛疣方中大青叶清解热毒、泻肝疏风，诸效并进为君药。以马齿苋、贯众、薏苡仁清热凉血，破除毒肿，虎杖、大黄活血解毒，祛瘀散结，香附疏肝解郁、行气消积，共为臣药。再佐以木贼疏散风热、消解积块。诸药合用则清热解毒、活血行气、泻肝疏风、消结除疣。

【方证要点】皮肤破损部位腠理不固，风热毒邪乘虚入侵而发为此病，故手、足等易摩擦破溃部位好发。风热毒邪搏结于局部，因局部腠理不固，内湿易在局部潴留，与风热之邪相搏而成瘀，日久热毒湿瘀凝聚肌肤，表现为皮损隆起、坚硬、边界清楚。局部瘀血凝滞，肌肤失于濡养，故日久皮损表面角化，粗糙不平。瘀血阻络，肌肤失养，故皮损呈灰褐、灰黄或污灰色。除去表面角质层后，其下有乳白色乳头状角质露出，挑之易出血，此亦为热毒湿邪瘀滞于此的表现。瘀毒凝滞，不通则痛，故皮损伴有压痛。

【加减变化】疣体坚硬，疼痛明显者，可加三棱、莪术、煅牡蛎、灵磁石等破血逐瘀，软坚散结。局部潮湿多汗者，可加用祛湿、收敛干燥药，如麻黄根、明矾、乌梅、炉甘石、土茯苓；足部平素偏凉、怕冷者，酌情外用温性药物，如艾叶、蜀椒、蛇床子。

【使用禁忌】局部皮肤感染或破溃者禁用，对所含药物有过敏史患者禁用。

【注意事项】浸泡温度建议控制在41~45℃，每日1次，每次20分钟，连续治疗4~12周。

【经典案例】患儿，男，7岁。2015年8月就诊。

主诉：双足掌多发跖疣1年，行走疼痛。

现病史：患儿父母1年前发现患儿左足掌米粒大小硬结，无不适感，未予重视，自行以剪刀修剪。后皮损逐渐增大，周围散发大小不等结节。外院就诊，予液氮冷冻治疗，但自觉疼痛难忍，故治疗中断。外院先后予干扰素凝胶、伊可尔药液外涂，均未显效。皮损逐渐增多、增大，终致双足掌受累，患儿行走时有不适感。

处方：木贼15g、香附20g、大青叶30g、马齿苋30g、薏苡仁20g、贯众15g、虎杖10g、大黄10g、醋青皮10g、延胡索10g，煎汤外泡。嘱患者控制浸泡温度为41~45℃，每日1次，每次20分钟。共28剂。

二诊：患儿服药4周后，双足掌疣体较前变软、变平，无新发疣，疼痛感减轻。予上方继续外用，28剂。

三诊：患儿服药4周后，足掌部分疣体消退，遗留疣体较前缩小，但足掌皮肤较前干燥，有脱屑裂纹。予上方去薏苡仁、虎杖、大黄，加鸡血藤15g、首乌藤 10g、积雪草 10g，继续外用，14 剂；泡后予黄芩油膏厚涂，滋润皮肤。

四诊：患儿服药 2 周后，大部分疣体消退，仅剩少许疣体残留，皮肤干燥好转，无脱屑裂口。继用上方 14 剂，外用黄芩油膏。

五诊：患儿服药 2 周后，跖疣完全消退。

按语：足部易摩擦破溃，风热毒邪乘机侵袭，发为此病。患儿腠理不固，体内湿热偏盛，外感风热毒邪后局部凝滞而发疹。儿童患病后，选择儿童可耐受的治疗方法十分重要。多发性跖疣以液氮冷冻治疗时疼痛较为明显，且需多次治疗，治疗后可起水疱，需休息。但儿童天性好动，限制活动亦不利于其生长发育。治疗时的疼痛感也让很多儿童无法配合。外用药物在手足掌等角质层较厚部位难以渗透，药物经皮吸收量少，难以达到理想效果。患儿初诊时曾建议其应用光动力疗法，但考虑费用高，不作为首选。中药外泡，费用在可接受范围内，且无疼痛，不影响患儿日常活动，依从性好。故给予解毒祛疣方外泡治疗，加用醋青皮、延胡索既可行气而促进药物吸收，又可行气止痛以减轻患儿局部不适感。三诊时患儿局部皮肤干燥明显，去方中清热利湿的薏苡仁、虎杖、大黄，加鸡血藤、首乌藤、积雪草养血润肤，并配合黄芩油膏外涂滋润皮肤。前后共治疗 4 个月，患儿疣体完全消退。

青敷膏

【组成】大黄 250g，姜黄 250g，黄柏 250g，白及 180g，白芷 120g，赤芍 120g，天花粉 120g，青黛 120g，甘草 120g，饴糖（赋形剂）。

【功效】清热解毒，活血散结，消肿止痛。

【主治】外科疮疡阳证，如急性淋巴管炎（丹毒、红丝疔）、急性乳腺炎（乳痈）、急性腮腺炎（痄腮、发颐）、急性淋巴结炎（痈）、急性蜂窝组织炎（疽、发）的初起阶段。但主要用于疖肿、丹毒无明显皮肤破损者；痤疮之结节、囊肿。用时根据红肿范围的大小将膏药摊涂于两层薄棉纸间，制成敷贴贴敷于患处。痤疮患处每晚敷之，晨起揭除。用治丹毒可外加纱布覆盖，胶布或绷带固定，每日更换 1 次。

【组方特色】清代名医马培之创制的"马氏青敷散"治疗各种痈肿疼痛效果奇佳，是"青敷膏"的前身。《内经》曰："诸痛痒疮疡，皆属心火。"又曰："膏粱之变，足生大疔。荣气不从，逆于肉理，乃生痈肿。"故外感邪毒或饮食失节，湿热蕴积于肠胃，导致邪热灼血，气血凝滞而成痈肿。治疗应以清热、活血为原则。

方中青黛为君药，清热解毒、凉血止血、泻肝火、散郁热。生大黄、黄柏性寒味苦，用以清热燥湿、活血祛瘀。大黄其性甚速，走而不守，推陈致新，导瘀血，破癥结，散坚聚，止疼痛，败痈疽热毒，消肿胀，俱各如神。黄柏性寒润降，去火最速，主五脏肠胃中结热，外用可解毒疗疮。姜黄辛香燥烈，入脾，破血行气，治气中之血；赤芍入肝家血分，凉血活血。白芷、白及、天花粉泄热散结，排脓生肌。诸药共用，相得益彰，使湿热火毒得清、气血运行得畅，共奏清热解毒、活血消肿之功。

此方为外科箍围药，其赋形剂饴糖能够保持敷药的黏性和湿润，促进药物成分的吸收。常用于红肿热痛的疮疡阳证，可起到箍集围聚、收束疮毒的作用，使肿疡初起轻者可以消散；毒已结聚者疮形缩小，趋于局限，使得体表感染不至于扩散。

【药理研究】黄柏具有抗病原微生物作用，对金黄色葡萄球菌、溶血性链球菌、皮肤真菌等具有抑制作用。大黄的有效成分大黄素在体内外实验中均可抑制炎性介质白三烯 B4 的生物合成，是花生四烯酸脂氧酶抑制剂，阐明了大黄素的抗炎机制。

【方证要点】

（1）急性起病。

（2）患处高肿局限，色红活润泽，皮温高，焮赤疼痛。

（3）常伴臖核肿痛、形寒发热、口渴、便秘、溲赤、脉洪数而有力等实热征象。

【配伍应用】治疗丹毒、痤疮及痈疖等阳证疮疡，可配合黄连解毒汤、普济消毒饮、萆薢渗湿汤等汤药口服，或配合丁半合剂、痤疮灵颗粒同用，加强清热解毒、泻火除湿之功。

【使用禁忌】

（1）对"青敷膏"成分过敏者忌用。

（2）阴证疮疡，疮形平塌散漫，不疼，皮色不变或紫暗、沉黑者不宜使用。

（3）创面破溃者不适用。

（4）已成脓，按之有明显波动感者，或疾病后期已溃脓、脓流将尽者，不适用本制剂。

（5）痤疮仅有粉刺，无明显炎症者不适用。

【经典案例】刘某，男，37岁，2020年7月14日初诊。

主诉：左下肢红肿热痛1周。

现病史：1周前，患者因参与抗洪防汛，左足足趾间浸渍糜烂10天，进而出现左足足背及左小腿伸侧红斑肿胀，疼痛明显，伴恶寒发热。3天前至社区医院急诊就诊，诊断为"丹毒"，予头孢类药物静脉滴注（具体药物不详），体温逐渐恢复正常，但左下肢肿痛无明显改善。

刻下症：左小腿伸侧及左足背红肿热痛，左足足趾间浸渍糜烂。病程中患者口渴喜热饮，大便干，小便灼热，左侧腹股沟臖核肿痛，余无恶寒发热等特殊不适。舌苔薄黄微腻，脉弦数。

专科情况：患者表情痛苦，精神可，左小腿伸侧至左足足背红斑肿胀，边界清楚，色鲜红至暗红，其上无水疱及破溃，表面光亮绷急，触之较硬，皮温高，触痛明显。左足趾间浸渍糜烂，足底角化脱屑。

既往史：患者既往有足癣病史多年，未予治疗。

西医诊断：丹毒，足癣伴感染。

中医诊断：流火，脚湿气。

辨证：湿热毒蕴。

治法：清热利湿解毒。

处方：继续予头孢类抗生素静脉滴注，并予口服五神汤；外用我院自制皮炎洗剂冷湿敷清热燥湿，青敷膏外敷红肿疼痛处。

具体操作：将皮炎洗剂（大黄、黄芩、黄柏、苦参按比例水煎，瓶装 500ml 灭菌）充分摇匀，按 1：30 的比例兑蒸馏水或冷开水，浸透 4 层纱布垫（稍挤至不滴水为度），敷于患处（左侧小腿及左足背红肿处，左足糜烂处），面积以大于患处边缘 2cm 为宜，每日 1 次，每次 30 分钟。用压舌板取适量青敷膏均匀涂抹于对折的棉纸夹层中，厚度约 0.3cm，敷药面积要求大于肿胀边缘 2cm，外用普通纱布绷带包扎松紧适宜，妥善固定，每日更换 1 次。注意敷药不应接触足趾糜烂破溃处。嘱患者卧床休息，少走动，穿透气棉布拖鞋，休息时抬高患肢。

二诊：处置 3 天后，左下肢肿胀较前明显好转，红斑颜色变暗，皮肤较前松弛，触之略软，皮温正常，疼痛减轻。足趾间糜烂渗出减轻。左侧腹股沟臖核肿痛消退。治疗同前。

三诊：继续调治 1 周后，左下肢红斑肿胀基本消退，遗留色素沉着，皮肤表面松软有褶皱，无自觉疼痛及触痛。足趾及足底散在脱屑，皮肤干燥，无浸渍糜烂及渗出。口干、便秘等全身不适均已改善。

紫白散

【组成】紫草、当归、红花、三七粉、皂角刺、白茯苓、薏苡仁、白附子、白蒺藜、白僵蚕、白及等。

【使用方法】上药共研细末，过 200 目筛，烘干装盒备用。洁面后，取 3~5g 紫白散，加适量冷开水或矿泉水，和蜂蜜（1：1）调成糊状，以不流淌为度，用棉棒或洗净的手直接把药糊均匀敷在色斑处或全脸，半小时后用清水洗去面部的药膜，最后涂上保湿修复的医学护肤品。每日或隔日1次，3个月为一疗程。

【功效】活血祛风，美白消斑。

【主治】黄褐斑、黑变病、炎症后色素沉着。

【组方特色】古方美白迄今已有几千年的历史。古方中凡是"白"字头的中药均有美白养颜的作用，如白芷、白蔹、白术、白茯苓、白及、白蒺藜和白僵蚕等。其中，白术可以补气益血、美白润肤，《药性论》中曾记载其"主面光悦，驻颜祛斑"，《医学入门》记载的中医美容方"三白汤"流传较广泛，其中也包含了白术，适用于气血虚寒导致的皮肤粗糙、萎黄、黄褐斑、色素沉着等。白茯苓能祛斑增白、润泽皮肤，还可以增强免疫功能、扩张血管。《本草品汇精要》曰："茯苓为末，合蜜和，敷面上疗面疮及产妇黑疱如雀卵。"白及，美白祛斑，收敛止血，消肿生肌，被誉为"美白仙子"。《药性论》曰其"治面上疮，令人肌滑"。《本草纲目》云其"洗面黑、祛斑"。白蒺藜久服可祛脸上瘢痕，使肌肤柔嫩润滑。白僵蚕有祛皯悦颜之功，用于治疗面皯、雀斑、白癜风。《普济方》曾记载："白僵蚕、白附子、白芷、藁本各一两，共为末。如常面药洗之，治粉刺、黑鼻干。"

外用制剂紫白散由古方七白散加减化裁而来。七白散，又称七白子，由七味"白字头"中药组成，即白蔹、白术、白牵牛、白芍、白僵蚕、白芷、白附子。紫白散根据现代人体质特点，去掉了含有光活性物质的白芷，避免了使用后引起光敏感等不适反应，又加入活血化瘀、健脾化湿、祛风解毒之品。

紫白散中当归、紫草、三七、皂角刺行气养血，能够促进面部血液循环，祛瘀生新；白茯苓、薏苡仁均为药食同源之品，性味甘淡平和，可健脾化湿，使血脉通畅；白及据《药性论》记载，能"令人肌滑"；僵蚕、白附子、白蒺藜亦具有祛风化瘀之功。诸药配伍，共奏祛风化湿、活血消斑之功效，直接作用于面部，使面部皮肤得以滋养，以白治黑，功专力宏。此外，有研究报道，组成紫白散的中药均具有祛色素、增白、抗皱、抗衰老的作用，能抑制酪氨酸酶的活性，使黑色素产生减少。而且当归在体外实验中对人血超氧化物歧化酶有十分显著的激活作用，可通过增强其的活性抑制脂质过氧化物的产生，减少色素的产生。

【使用禁忌】孕妇及皮肤敏感者慎用，既往有相关药物过敏史的患者禁用。

【相关研究】郭琴将65例门诊黄褐斑患者随机分成2组，治疗组予面部外敷中药紫白散，每日1次，配合左旋维生素C精华液超声离子导入，每周1次；对照组予左旋维生素C超声离子导入，每周1次。12周后发现，治疗组总有效率（70%）高于对照组（48.57%）。治疗组有1例、对照组有2例出现皮肤不适，表现为导入部位皮肤破损、轻微灼痛、发红，但均可耐受，并逐渐消失。结果证实：

紫白散外敷配合左旋维生素 C 超声离子导入治疗黄褐斑疗效确切、安全可靠。

单敏洁教授将黄褐斑患者随机分为 2 组，治疗组 60 例，应用自配中药归白散（即现紫白散）行面膜倒模术治疗；对照组 84 例，单用石膏面膜倒模术。两组均辅以面部离子喷雾和外用维生素 E 霜，并根据经络和按摩理论，施以手法面部按摩及穴位按压。7 天治疗 1 次，5 次为一疗程，3 个疗程后统计疗效。结果显示：治疗组有效率 96.67%，疗效优于对照组 92.85%。

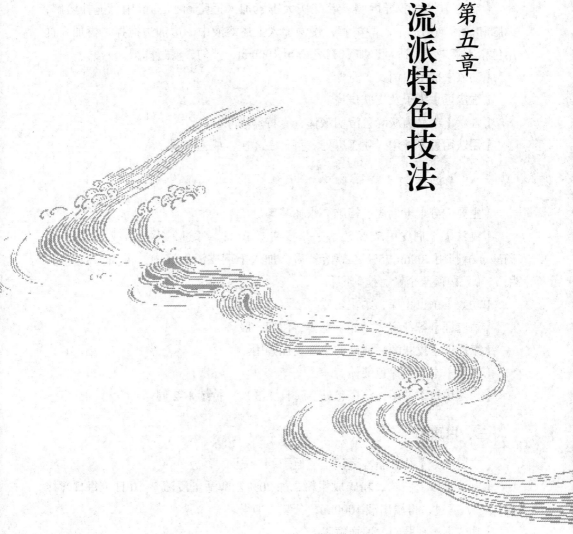

第五章

流派特色技法

第一节　制药技术

一、皮炎灵

【主要成分】樟脑、薄荷脑等。

【制法】将盐酸异丙嗪、硫酸庆大霉素加入适量60%乙醇中，搅拌溶解；樟脑和薄荷脑用适量乙醇溶解，慢慢加入上述溶液中，边加边搅拌；再加入食用色素（苹果绿）适量，加60%乙醇至1000ml，搅匀，滤过即得。

【功效】抗菌，消炎，止痒。

【适应证】痱子及皮肤瘙痒。

【性状】本品为淡绿色澄明液体，有特殊清凉香气。

【用法用量】外用，喷于患处。每日3~4次，或遵医嘱。

二、土荆皮酊

【主要成分】土荆皮、樟脑、水杨酸等。

【制法】土荆皮用75%乙醇适量浸渍7~10日，滤过，得浸出液700ml；水杨酸、樟脑用200ml 75%乙醇溶解后，加入土荆皮浸出液中，再加甘油搅匀，用75%乙醇调至全量，搅匀即得。

【功效】杀虫止痒，柔化角质。

【适应证】各种癣症，如手足癣、体癣、股癣。

【禁忌证】皮肤糜烂溃破的急性炎症禁用。

【性状】本品为棕色液体。

【用法用量】外用，涂搽患处。每日2~3次。持续1~2周。

三、白斑酊

【主要成分】补骨脂、菟丝子、栀子。

【制法】以上三味，粉碎成粗粉，加70%乙醇适量浸渍7~10日（每日搅拌1~2次），滤过，得浸出液1000ml，分装，即得。

【功效】滋补肝阴，凉血解毒。

【适应证】皮肤白斑、白癜风、斑秃等。

【性状】本品为绿褐色液体，气微香。

【用法用量】外搽患处，每日2~3次。搽药后，患处在日光下照射（避免日光强烈暴晒）约 20 分钟，疗效更佳。

四、祛风换肌丸

【主要成分】胡麻仁 10g，苍术（炒）10g，何首乌 10g，牛膝 10g，苦参 10g，天花粉 10g，石菖蒲 10g，当归 5g，川芎 5g，淫羊藿 10g，红花 5g，甘草 5g。

【制法】以上十二味，粉碎成细粉，过筛，混匀，以水泛丸，干燥，即得。

【功效】养血祛风，清热除湿。

【适应证】雄激素性秃发、斑秃等。

【性状】本品为暗黄色至深褐色水丸，气微香，味苦。

【用法用量】口服。每次 5g，每日 2 次。

五、白驳丸

【主要成分】蒺藜 50g，白蔹 3g，拳参 3g，降香 3g，红花 5g，苍术（炒）2g，甘草 3g，白药子 3g，紫草 5g，龙胆草 2g，桃仁 3g，海螵蛸 2g。

【制法】以上十二味，粉碎成细粉，过筛，混匀，用水泛丸，干燥，即得。

【功效】活血祛风，清热解毒。

【适应证】血热毒盛之白癜风，症见全身瘙痒、白斑等。

【性状】本品为黄褐色至红褐色的水丸，气微香，味苦。

【用法用量】口服。每次 6g，每日 2 次。

六、解毒搽剂

【主要成分】雄黄、白矾（煅）、黄柏。

【制法】以上三味，雄黄、白矾粉碎成细粉，过筛，混匀；黄柏用适量 20% 乙醇浸渍 7~10 天（每天搅拌 1~2 次），滤过，得浸出液 800ml，加入雄黄、白矾细粉，加甘油至总量 1000ml，搅匀，及时分装，即得。

【功效】解毒止痒，除湿杀虫。

【适应证】干性皮肤瘙痒、红肿痛痒、疥癣、毒虫咬伤等。

【性状】本品为棕黄色混悬液，放置后有棕红色沉淀物。

【用法用量】外搽患处。每日 3~4 次，用前摇匀。

七、白屑风酊

【主要成分】蛇床子 50g，间苯二酚 2g，薄荷脑 3g，侧柏叶 200g，苦参 100g。

【制法】以上五味，蛇床子、苦参、侧柏叶加适量 60% 乙醇浸渍 7~10 日（每日搅拌 1~2 次），滤过，得浸出液 900ml；薄荷脑、间苯二酚加 100ml 60% 乙醇溶解后，加入上述浸出液中，加乙醇调至全量 1000ml，搅匀，即得。

【功效】燥湿杀虫，收敛止痒。

【适应证】头部脂溢性皮炎，头屑多或湿疹类皮肤病瘙痒。

【性状】本品为绿褐色液体，气微香。

【用法用量】外搽患处。每日 2~3 次。

【不良反应】间苯二酚对皮肤有轻度刺激，但一般均可耐受。

八、青敷散

【主要成分】青黛 40g，大黄 100g，姜黄 100g，甘草 40g，白及 60g，黄柏 100g，赤芍 40g，天花粉 40g，白芷 40g。

【制法】以上九味，粉碎成细粉，过筛，混匀，即得。

【功效】清热解毒，消肿止痛。

【适应证】一切痈疡疮疖初起，红肿热痛。

【性状】本品为淡青色粉末，气微香，味苦。

【用法用量】外敷。取粉末适量，用饴糖调成稠膏状外敷患处。

九、大风子酊

【主要成分】大风子 30g，槟榔 30g，蛇床子 30g，斑蝥 3g，百部 30g，樟脑 15g。

【制法】以上六味，除樟脑外，余五味粉碎成粗粉，加适量 60% 乙醇，浸渍 7~10 天（每天搅拌 1~2 次），滤过，得浸出液 800ml，备用。樟脑加 200ml 乙醇溶解，加入上述浸出液中，加乙醇至 1000ml，搅匀，分装，即得。

【功效】攻毒杀虫，除湿止痒。

【适应证】顽固性皮疹、疥癣、慢性湿疹等。

【禁忌证】皮肤破溃、急性炎症禁用。

【性状】本品为棕色液体，有樟脑特异气味。

【用法用量】外搽患处。每日 3~4 次。

十、生发酊

【主要成分】何首乌 25g，丹参 25g，黄芪 25g，骨碎补 25g，红花 25g，补骨脂 18.75g，绞股蓝 15g，桃仁 25g，干姜 18.75g，樟脑 7.5g，辣椒 5g。

【制法】以上十一味，取辣椒酊予碎断，加适量 70% 乙醇浸渍 15 天，滤过，得浸出液 100ml；取何首乌、丹参、黄芪、骨碎补、补骨脂、绞股蓝、桃仁、干姜八味粉碎成粗粉，与红花合并，加 70% 乙醇 1000ml 浸渍 15 天，每天搅拌 1 次，滤过，得浸出液。另取樟脑，加 25ml 乙醇溶解，溶液与上述浸出液合并，滤过，滤液加 70% 乙醇至全量 1000ml，搅匀，即得。

【功效】活血通阳，祛瘀生发。

【适应证】斑秃。

【禁忌证】皮损破溃者慎用。

【性状】本品为棕色澄明液体。

【用法用量】外用，以棉签或毛蘸沾药液涂患处。每日 3 次。

十一、止痒洗剂

【主要成分】黄柏 64g，防风 80g，蛇床子 96g，荆芥 64g，苍术（炒）64g，枯矾 32g。

【制法】以上六味，加水煎煮 2 次。第 1 次加 7 倍量水，煎煮 5 小时；第 2 次加 6 倍量水，煎煮 1 小时。滤过，合并滤液，减压浓缩至 1000ml，分装，100℃流通蒸汽灭菌 30 分钟，即得。

【功效】清热燥湿，杀虫止痒。

【适应证】湿疹，疥癣等瘙痒性皮肤病。

【性状】本品为棕褐色至棕黄色液体，有沉淀，振摇即散。

【用法用量】外用熏洗患部，取本品 100ml 加热水稀释至 1000ml，擦洗患部，冷后可加热再熏，每次 30 分钟，每日 2~3 次；亦可冷湿敷。用时摇匀。

十二、皮炎洗剂

【主要成分】大黄 100g，关黄柏 100g，苦参 100g，黄芩 100g。

【制法】以上四味，加水煎煮 2 次。第 1 次加水 7 倍量，煎煮 5 小时；第 2 次加水 6 倍量，煎煮 1 小时。滤过，合并滤液，滤液减压浓缩至 1000ml，分装，100℃流通蒸汽灭菌 30 分钟，即得。

【功效】清热解毒，杀虫，止痒。

【适应证】急性、亚急性湿疹，过敏性皮炎及部分感染性皮肤病。

【性状】本品为黄棕色液体，有沉淀，振摇即散。

【用法用量】外用熏洗患部，取本品 100ml 用热水稀释至 1000ml，擦洗患部，冷后可加热再熏洗，每次 30 分钟，每日 1~2 次；亦可冷敷。用时摇匀。

十三、藿黄浸剂

【主要成分】广藿香 80g，黄精 40g，大黄 40g，皂矾 40g。

【制法】以上四味，粉碎成粗粉，加食醋 1000ml，浸渍 7~10 日，滤过，滤液加食醋调至 1000ml，搅匀，分装，100℃流通蒸汽灭菌 30 分钟，即得。

【功效】化湿解毒，杀虫润燥。

【适应证】足癣，甲癣。

【禁忌证】糜烂、渗液者及手足湿疹者忌用。

【性状】本品为棕褐色液体，有食醋的特异香气。

【用法用量】外用。取本品适量于清洁塑料袋内，以塑料袋包裹手、足，使手、足患处浸泡于药液中 20~30 分钟，每日 2 次，连续使用 30 日为一疗程。

十四、加味黄芩油膏

【主要成分】冰青散 150g，黄芩（炒）500g。

附：冰青散由轻粉 20g、石膏（煅）120g、冰片 6g、青黛 24g、黄柏 66g、枯矾 15g 组成。

【制法】取黄芩加水煎煮 2 次，每次加 8 倍量水，煎煮 45 分钟，滤过，合并滤液，滤液浓缩至适量；另取黄凡士林 1000g 加热融化，适当冷却后加入黄芩煎液，搅匀，再加入冰青散，搅匀，放至室温，分装，即得。

【功效】清热解毒，杀虫止痒。

【适应证】亚急性、慢性湿疹，症见湿疹瘙痒、流水不止、肌肤腐烂、汗水淋漓。

【性状】本品为黄绿色软膏。

【用法用量】外敷，涂敷于患处，每日 1 次，或遵医嘱。

十五、止痒酊

【主要成分】蛇床子 90g，百部 110g，薄荷脑 5g，冰片 5g。

【制法】以上四味，蛇床子、百部二味粉碎成粗粉，加适量 65% 乙醇，浸渍 7~10 日（每日搅拌 1~2 次），滤过，得浸出液 800ml；冰片、薄荷脑用乙醇 200ml 溶解，加入上述浸出液中，搅匀，分装，即得。

【功效】杀虫止痒。

【适应证】用于各种瘙痒性皮肤病，虫蚊叮咬。

【性状】本品为黄褐色液体，辛凉气浓。

【用法用量】外搽患处，每日 3~4 次。

十六、消风冲剂

【主要成分】荆芥、地黄、蝉蜕、生石膏、甘草、地骨皮、盐酸去氯羟嗪、氨茶碱、醋酸甲萘氢醌。

【制法】取盐酸去氯羟嗪、氨茶碱、醋酸甲萘氢醌混合后粉碎成西药细粉，备用。取生石膏，加 5 倍量水，煎煮 1 小时，滤过，滤液另存；药渣与其余荆芥等五味合并加水煎煮 2 次，第一次加 8 倍量水，煎煮 5 小时，第二次加 6 倍量水，煎煮 1 小时，合并煎液，滤过。滤液与石膏煎液合并，浓缩至相对密度为 15（80℃）的浸膏；加入倍量乙醇，静置 24 小时，取上清液回收乙醇，继续浓缩至 20~25（80℃）的清膏。取清膏、蔗糖（细粉）、糊精、西药细粉按比例混匀，制成颗粒，干燥，制成 1000g，即得。

【功效】清热凉血，疏风止痒。

【适应证】风疹、皮肤瘙痒、荨麻疹及皮肤过敏等。

【禁忌证】

（1）驾驶机、车、船，从事高空作业、机械作业者工作期间慎用。

（2）孕妇及哺乳期女性慎用。

【性状】本品为棕黄至浅黄色颗粒，味先甜后感略苦。

【用法用量】开水冲服。每次 10g，每日 3 次，或遵医嘱。儿童及老人用量请咨询医师或药师，儿童必须在成人监护下使用。

【不良反应】个别患者可能出现嗜睡。

第二节　治疗技术

一、刺络拔罐技术

【定义】刺络拔罐是使用点刺出血加拔罐的方式，使局部皮肤充血、瘀血，以发挥通经活络、行气活血、清热泻火、祛风止痒、消肿止痛作用的一种治疗方法。

【物品准备】罐具（根据病证及操作部位选择）、75% 酒精消毒棉签、三棱针或皮肤针、打火机、95% 酒精棉球、血管钳、治疗盘、灭火罐、速干手消毒液。

【操作步骤】

（1）衣帽整洁，洗手，戴口罩。

（2）核对医嘱，评估患者，嘱患者排空二便，做好解释工作。

（3）关闭门窗，遮挡屏风，携用物至床旁。

（4）协助患者取合适体位，暴露刺络拔罐部位，注意保护隐私及保暖。

（5）检查罐体，确保完整，罐口内外光滑、无毛糙。

（6）选取相应部位或穴位，行针区域皮肤用 75% 酒精棉签由内向外消毒。

（7）用三棱针或皮肤针点刺出血，再以闪火法将火罐拔上。

（8）观察患者局部皮肤颜色变化，询问患者有无不适。

（9）留罐 5~10 分钟后取罐，一手扶住罐身，另一手的手指按压罐口一侧皮肤，空气入罐，罐即脱落。

（10）刺络拔罐完毕，消毒局部皮肤，协助患者穿衣，安置舒适体位，整理床单位。

（11）向患者及家属交代注意事项。

（12）整理用物，罐具放置于 2000mg/L 含氯消毒液中浸泡消毒。

（13）洗手，记录。

【技术要领】

（1）刺络拔罐要避开大血管部位、心前区、水肿部位等。

（2）应根据不同部位选用不同口径的火罐，拔罐时应采取合适的体位，避免活动，以防罐体脱落。

（3）皮肤针扣刺时动作要垂直、快、准、稳，每部位扣刺 5 下左右，速度均匀，力度以患者能耐受为宜。

（4）拔罐时，动作要快、稳、准，起罐时手法要轻缓，切勿硬拉或旋转，操作中防止烫伤，留罐时间不宜太久，避免皮肤起水疱。

（5）拔罐过程中若出现头晕、胸闷、恶心欲呕、四肢厥冷等现象时为晕罐反应，立即停止操作，通知医生对症处理。

【适应证】湿疹、痒疹、荨麻疹、带状疱疹、神经性皮炎、痤疮、酒渣鼻、红皮病、丹毒、静止期银屑病等。

【禁忌证】合并肝、肾、造血系统严重原发疾病及精神病患者禁用，月经来潮、孕妇及哺乳期女性禁用，身体极度虚弱及有出血倾向者禁用，有传染病者禁用。

二、平衡火罐技术

【定义】平衡火罐疗法主要运用闪罐、揉罐、走罐、抖罐、留罐等手法，选择与病症相对应的且能修复病灶起平衡作用的特定部位，实施熨揉、牵拉、挤压、弹拨等良性刺激，利用火罐的温热效应，连续不间断地向大脑中枢神经系统反馈信息，使机体恢复到相应的平衡状态，从而达到疏通经络、调理全身脏腑、平衡阴阳治疗慢性疾病的疗效。

【物品准备】罐具、石蜡油、止血钳、95%酒精棉球、纱布、打火机、血管钳、治疗盘，灭火罐、速干手消毒液。

【操作步骤】

（1）衣帽整洁，洗手，戴口罩。

（2）核对医嘱，评估患者，嘱患者排空二便，做好解释工作。

（3）关闭门窗，遮挡屏风，携用物至床旁。

（4）根据病情选择拔罐部位，协助患者取俯卧位。

（5）选取背部的督脉和足太阳膀胱经。

（6）拔罐前再次检查罐体、罐口边缘，依据病情施以闪罐、揉罐、走罐、抖罐或坐罐的操作。

①闪罐：皮肤初与火罐接触后，将火罐即刻拔起，施以"扣吸 – 拔起 – 扣吸 – 再拔起"的反复交替手法，闪罐的频率一般为每分钟10~30次。

②揉罐：用温热的火罐均匀揉背部，以病变部位为重点，可重复此操作，直到火罐处于温凉状态。

③走罐：在相应部位涂抹润滑剂后，用火罐沿着膀胱经及督脉上下来回走罐，以均匀的力度，使患者自觉舒适为宜，至走罐部位皮肤潮红或紫红为度。

④抖罐：走罐后，进行抖罐，频率在每分钟100~120次。

⑤坐罐：沿背部膀胱经走向及病变皮损处依次留罐，留罐时间为5~10分钟。

（7）拔罐过程中询问患者有无不适，随时观察罐口吸附情况、皮肤颜色和患者的全身情况。

（8）留罐10分钟取罐，一手扶住罐体，另一手用手指按压罐口皮肤，待空气进入即可起罐，并观察患者皮肤情况，隔着纱布适当按摩，轻轻擦拭皮肤。

（9）向患者及家属交代注意事项。

（10）整理用物，罐具放置500mg/L含氯消毒液中浸泡消毒。

（11）洗手，记录。

【技术要领】

（1）选择适当的体位，拔罐过程中不能移动体位，以免火罐脱落。

（2）根据所拔部位的面积大小选择大小合适的罐具。用火罐时应注意勿灼伤或烫伤皮肤。拔罐用的酒精棉球不可过湿，以防酒精滴落灼伤或烫伤皮肤。

（3）拔罐时动作要稳、准、快，闪罐时至少选择 3 个口径相同的火罐轮换使用，以免罐口烧热烫伤皮肤；走罐时，选用口径较大、罐壁较厚且光滑的玻璃罐。起罐时不要强拉，以免损伤皮肤。

（4）做好 95% 乙醇的使用安全管理，规范点火器及灭火处置管理，确保安全。

【适应证】湿疹、荨麻疹、神经性皮炎、痤疮、斑块型银屑病等。

【禁忌证】高热抽搐，凝血机制障碍者；皮肤有溃疡、水肿及大血管处；孕妇的腹部、腰骶部不宜拔罐。

三、火针技术

【定义】火针又称为白针、烧针，古代又称为焠刺（属九刺法之一）、燔针。火针是用特制的针具经加热、烧红后，采用一定手法，刺入身体的腧穴或部位，并快速退出，发挥温壮阳气、散寒除湿、消癥散结、生肌排脓、祛风止痒、止痛缓急等作用以祛除疾病的一种针刺方法。

【物品准备】治疗盘、酒精灯、打火机、针具（一般用不锈钢钢针，如 2 寸长不锈钢针或特制的针具，如弹簧式火针、三头火针及电火针）、碘伏棉签或 75% 酒精棉签、干棉球。

【操作步骤】

（1）衣帽整洁，洗手，戴口罩。

（2）核对医嘱，评估患者，嘱患者排空二便，做好解释工作。

（3）关闭门窗，遮挡屏风，携用物至床旁。

（4）协助患者取合适体位，充分暴露火针治疗部位。

（5）确定好针刺部位后，以 75% 酒精棉签（酒精过敏者用碘伏棉签）消毒。

（6）以点燃的酒精灯为火源，左手将火源移近针刺的穴位或部位，右手以握笔式持针，将针尖、针体伸入火焰的外层，根据针刺深度确定针体烧红的长度。

（7）将针烧至通红时，迅速准确将针刺入穴位并迅速将针拔出，这一过程不超过 1 秒。

（8）观察病情及局部皮肤颜色变化，操作过程中询问患者感受，如有不适，立即停止。

（9）火针治疗完毕，协助患者穿衣，取安全舒适体位，整理床单位，告知患者火针治疗完毕注意事项。

（10）终末处理，洗手、记录。

【技术要领】

（1）一般情况下不留针，特殊情况需留针时，可以配合行针手法。出针后需要用干棉球按压针孔片刻。

（2）火针的进针角度以直刺为多。进针深度由针刺部位、疾病、体质等多因素决定。胸背部一般不超过 3mm，四肢可刺入超过 10mm。

（3）头面部施针时要仔细，避免刺入过深。

（4）针刺后针孔出现红晕、发痒，或高出皮肤的红点，属正常现象，数日可消除。如出现水疱，注意避免摩擦，任其自行吸收；如水疱过大，可消毒后用无菌注射器抽出水疱内液体，同时给予抗感染处理。针孔瘙痒时，勿搔抓。

（5）操作过程中如患者晕针，突然出现头晕目眩、面色苍白、恶心呕吐、出冷汗等症状，应立即停止火针，令患者呈取平卧位，头偏向一侧，避免因呕吐物窒息，轻者休息片刻即可缓解，严重者及时就医。

（6）针刺后穿宽松衣物，避免摩擦患处。当天避免洗浴，以防感染。

（7）使用火针时应注意防止火灾或烧伤等意外事故发生。

【适应证】火热毒邪内蕴之疾病，在皮肤科中对带状疱疹、白癜风、银屑病、荨麻疹、湿疹、痤疮等效果显著。

【禁忌证】精神过于紧张、过饥、过饱、过劳、见血易晕者，以及大醉之人禁用；糖尿病患者慎用，血液病患者（白血病、紫癜患者或出血不易止者）禁用。血管和主要神经分布部位不宜施用火针；大血管、内脏及主要器官处，应禁用火针。

四、腕踝针技术

【定义】腕踝针，是一种只在腕踝部特定针刺点循肢体纵轴用针灸针皮下浅刺治病的特色针刺疗法。该操作通过针刺刺激浅表部位的神经末梢，促进机体释放神经递质，改善微循环，兴奋神经以达到治疗疾病的目的。

【物品准备】25mm × 0.25mm 毫针、治疗盘、治疗碗、碘伏棉签或 75% 酒精棉签、一次性医用输液贴、速干手消毒液。

【操作步骤】

（1）衣帽整洁，洗手，戴口罩。

（2）核对医嘱，评估患者，嘱患者排空二便，做好解释工作。

（3）关闭门窗，遮挡屏风，携用物至床旁。

（4）协助患者取合适体位，暴露穿刺部位。

（5）按腕踝针的分区选穴原则选择正确的针刺部位。分区不明时选择双上1区。

（6）再次确认针刺部位，消毒皮肤，检查毫针。

（7）一手固定针刺点下部，另一手持针柄，针尖朝向病变端，针身与皮肤呈30°快速刺入皮下后，针体自然垂倒贴近皮肤表面，轻轻推进针体，行针过程中询问有无不适，若有酸麻胀痛感，应及时调整针的深度和方向。

（8）用一次性医用输液贴固定针柄及针眼，询问患者留针后有无不适。一般留针30分钟，最长不超过24小时。

（9）协助患者取舒适卧位，整理床单位。

（10）整理并规范处理用物，洗手，记录。

【技术要领】

（1）进针方向：以朝向病端为原则，针刺方向一般向上，如果病症在手足部位时，针刺方向朝下（手足方向）。针上1、下1，或上6、下6针刺点时，针体应与腕部或踝部的边缘平行。

（2）针刺时，以医者感到针下松软，患者无任何特殊感觉为宜。若针下有阻力或患者出现酸、麻、胀、沉、痛等感觉，则表示针刺太深。应将针退出，使针尖到达皮下，重新刺入更表浅的部位。

（3）注意不要刺伤血管，避免皮下出血。针身通过的皮下若有较粗的血管或针刺部位皮肤显著疼痛时，进针点要沿纵线方向适当移位。

（4）留针时，不施提插或捻转等手法，注意晕针的发生，应防止针刺部位感染。

【适应证】湿疹、结节性痒疹、神经性皮炎、银屑病静止期等疾病症见严重瘙痒者，带状疱疹急慢性疼痛者。

【禁忌证】无绝对禁忌证；进针部位皮肤有瘢痕、伤口、溃疡及肿物者，不宜针刺；女性月经期、妊娠不足3个月者不宜针两侧下1区。精神病患者不宜长时间留针。

五、刺络放血技术（耳尖放血）

【定义】刺络放血，是用三棱针、梅花针、毫针或其他工具刺破人体某些腧穴、病灶处、病理反应点或浅表小静脉，放出少量血液而治疗疾病的方法，具有清热泻火、镇肝潜阳、清脑明目、散瘀及调和阴阳等治疗作用。

【物品准备】治疗卡、治疗盘、治疗碗、弯盘、一次性无菌采血针（或三棱针、梅花针、毫针等）、75%酒精棉签、一次性无菌棉签或无菌纱布、清洁手套、速干手消毒液。

【操作步骤】

（1）衣帽整洁，洗手，戴口罩。

（2）核对医嘱，评估患者，嘱患者排空二便，做好解释工作。

（3）关闭门窗，遮挡屏风，携用物至床旁。

（4）协助患者取合适体位，清洁耳部。

（5）用手指按摩耳郭使其充血，取患者单侧耳轮顶端的耳尖穴，确定耳尖的部位，并用75%酒精棉签消毒局部皮肤2次，待干。

（6）戴手套，左手固定耳郭，右手持一次性采血针对准耳尖部位迅速刺入，深度为1~2mm，随即将针迅速退出。

（7）轻轻挤压针孔周围的耳郭，使其出血。然后用无菌棉签或无菌纱布吸取血滴，刺血的出血量一般为5~10滴。

（8）挤出血液，血色变即止，观察局部皮肤的情况及变化，询问患者有无不适。

（9）用无菌棉签按压穿刺处片刻，擦净局部皮肤，助患者采取舒适体位，清理用物。

（10）向患者及家属交代注意事项。

（11）洗手，记录。

【技术要领】

（1）严格消毒，防止感染。

（2）治疗时患者取舒适体位，一般取仰靠坐位，防止晕针发生。

（3）操作前要做好耳部局部按摩，直至局部肤色微微发红。

（4）点刺时手法宜轻、稳、准、快，不可用力过猛，防止刺入过深。

（5）挤压时不能局限于耳尖局部，应从较远的范围向耳尖进行轻微挤压，尽可能减轻或消除疼痛等不良反应的发生。

（6）出血量不宜过多，一般是根据病情、体质而定。大概每侧穴位放血5—10滴，血色变即止。

（7）操作过程中常见意外情况及处理方案

①小血肿：在耳尖放血的过程中，在患者耳郭小而薄、血液循环不佳、出

血量不足的情况下，为了达到一定的放血量会对耳尖部位进行挤压，有时会导致放血部位小血肿的发生。当发现放血部位有小血肿时，应立即用消毒干棉球按压血肿部位1分钟，以防止血肿变大。一般血肿会在两天以后消失。

②晕针、晕血：在耳尖穿刺及放血时，个别患者出现面色苍白、头晕目眩、心烦欲吐，甚至昏厥等症状，统称为晕针、晕血。一旦发生，应立即停止治疗，让患者平卧在治疗床上，呈头低足高位，口服糖水或50%葡萄糖20ml静脉滴注，患者一般2~3分钟即可恢复；严重者在上述处理的基础上，按压人中、内关、合谷等穴位，即可恢复。

【适应证】邪热火盛、血瘀等所致的皮肤病，如湿疹、痒疹、荨麻疹、带状疱疹、神经性皮炎、痤疮、酒渣鼻、红皮病、丹毒等。

【禁忌证】合并肝、肾、造血系统严重原发疾病及精神病患者禁用；月经期、妊娠期及哺乳期女性禁用；身体极度虚弱及有出血倾向者；皮肤破损或患有传染病者禁用。

六、穴位注射技术

【定义】穴位注射，又称水针，是将小剂量药物或自体血注入腧穴内，通过药物和穴位的双重作用，达到治疗疾病的一种操作方法，是中医临床护理的一种重要疗法。应用穴位注射治疗皮肤病时，具有调节机体免疫和止痒止痛的作用，

【物品准备】治疗盘、治疗卡、治疗碗、碘伏棉签、干棉签、无菌注射器及针头、一次性无菌治疗巾、药液、弯盘、锐器盒、速干手消毒液。

【操作步骤】

（1）衣帽整洁，洗手，戴口罩。

（2）核对医嘱，评估患者，嘱患者排空二便，做好解释工作。

（3）关闭门窗，遮挡屏风，携用物至床旁。

（4）协助患者取合适体位，充分暴露局部皮肤，注意保暖。

（5）遵医嘱取穴，通过询问患者感受确定穴位的准确位置，注射部位用碘伏棉签由内向外消毒，消毒范围大于5cm。

（6）再次核对医嘱，注射器排气后抽取药液。

（7）一手绷紧皮肤，另一手持注射器，对准穴位快速刺入皮下，然后用针刺手法将针身推至一定深度，上下提插至患者有酸胀等"得气"感后，回抽无回血，即可将药物缓慢推入。

（8）注射过程中观察是否有晕针、弯针、折针等情况。

（9）迅速拔针，用无菌棉签按压针孔片刻。

（10）观察患者用药后症状改善情况，安置舒适体位。

（11）整理用物，洗手，记录。

【技术要领】

（1）严格执行三查七对及无菌操作流程。药物要求现配现用，避免药物沉淀而引起过敏反应。

（2）注意针刺角度，回抽观察有无回血。避开血管丰富部位，避免药液注入血管内，患者有触电感时针体应往外退出少许后再行注射。

（3）穴位注射剂量取决于注射部位及药物性质和浓度。一般情况下，四肢穴位注射量为 1~2ml。

（4）同一组穴位宜相隔 1~3 天再行注射，通常 3~10 次为 1 个疗程，穴位可左右交替使用。

（5）患者出现不适症状时，应立即停止注射并观察病情变化。

【适应证】风疹、痤疮、银屑病等。

【禁忌证】有出血倾向及高度水肿患者、局部皮肤有瘢痕或损伤者禁用；对注射药物过敏的患者禁用；凝血功能障碍或一直服用抗凝药（如华法林、肝素等）者禁用；严重惧针者禁用。患者疲乏、饥饿、精神高度紧张时慎用。孕妇之三阴交、合谷等穴不宜进行注射，以免引起流产。

七、耳穴刮痧技术

【定义】耳穴刮痧技术是在中医经络腧穴理论指导下，应用边缘钝滑的器具，如砭石、黄铜、木质、牛角等刮板，蘸上刮痧油、水或润滑剂等介质，在耳郭相关部位及穴位反复刮拭，刺激穴位，疏通经络，达到防治疾病的一种方法。

【物品准备】治疗盘，刮具，干纱布 2~3 块，75% 乙醇，介质，弯盘，毛毯，温开水 1 杯，医疗及生活垃圾桶，必要时备屏风。

【操作步骤】

（1）衣帽整洁，洗手，戴口罩。

（2）核对医嘱，评估患者，嘱患者排空二便，做好解释工作。

（3）关闭门窗，携用物至床旁。

（4）取舒适体位，暴露刮痧部位。

（5）用干纱布蘸取 75% 乙醇清洁耳郭皮肤。

（6）刮痧前后涂介质循环按摩耳郭，各 5 分钟左右。

（7）全耳刮痧：用刮痧板以 45°角按自下而上、由外向内的顺序，耳郭正面具体刮痧方向依次是耳垂→耳轮→耳舟→对耳轮→耳甲腔→耳甲艇→耳甲→三角窝→耳前；耳郭背面具体刮痧方向依次是耳垂背面→耳轮尾背面→耳轮背面→对耳轮后沟→对耳屏后沟→耳甲腔后隆起→耳轮脚后沟→耳甲艇后隆起→对耳轮下脚后沟→三角窝后隆起→耳后至胸锁乳突肌。由轻到重，用力适中均匀，以患者能耐受为度，在耳郭局部或相关穴位上刮拭，单一方向，不可来回刮；刮痧油油量适中，患者刮痧处皮肤出现红紫色瘀点瘀斑或皮肤微红透热、感觉舒适即可，不强求出痧。除全耳刮痧外，每种疾病的重点穴位辨证后再进行重点刮拭。

（8）观察及询问：密切观察病情变化和局部皮肤情况，及时询问患者感受，随时调整手法的力度。

（9）协助患者整理衣着，安置舒适体位，刮痧后饮温开水 1 杯，整理床单元，处理用物，按消毒隔离规范进行终末处理。

（10）洗手、记录。

【技术要领】

（1）刮痧用具边缘光滑，以免划伤皮肤。刮痧时取单一方向，用力应均匀，力度适中，以患者能耐受为宜。动作要轻柔，力度适中，略有热胀感微痛感为佳，对不出痧或出痧少者不可强行出痧。

（2）刮痧过程中要随时观察病情变化，询问其感受，如患者出现头晕、目眩、心慌、面色苍白、出冷汗、恶心欲吐，甚至神昏仆倒等情况，应立即停止操作并紧急救治。

（3）皮肤病患者除全耳刮痧外，针对皮肤病发生病机及常见症状，一般重点刮拭心、肝、肺、脾、膈、神门、枕、风溪、过敏区、耳尖、屏尖、皮质下、肾上腺、口（催眠点）、垂前、睡眠深沉区等。

（4）刮痧后 4 小时内不宜洗澡，避免吹风。

（5）刮痧后 1 周内耳郭轻微水肿，属正常情况，1 周左右水肿可自行消退。

【适应证】耳穴刮痧作为皮肤科疾病的辅助治疗方法，对湿疹、荨麻疹、痒疹、白疕等引起的皮肤瘙痒，带状疱疹、丹毒等引起的疼痛，各类皮肤病引起的便秘、失眠等有较好疗效。

【禁忌证】耳郭局部有炎症、冻疮或表面皮肤破溃者禁用，习惯性流产的孕妇禁用。

八、耳穴压豆技术

【定义】耳穴压豆，简称压丸法，是指用硬而光滑的药物种子或药丸，如王不留行籽、莱菔子、白芥子及磁珠等贴压及刺激耳郭上的穴位或反应点，适度揉、按、捏、压，使其产生酸、麻、胀、痛等刺激感应，以达到治疗目的一种方法。

【物品准备】治疗盘、弯盘、75%酒精消毒棉签、耳压板、棉签、探棒，镊子、速干手消毒液，必要时备耳穴模型。

【操作步骤】

（1）衣帽整洁，洗手，戴口罩。

（2）核对医嘱，评估患者，嘱患者排空二便，做好解释工作。

（3）关闭门窗，遮挡屏风，携用物至床旁。

（4）协助患者取合适体位，充分暴露耳郭皮肤。

（5）操作者一手持患者耳轮后上方，另一手持探棒由上而下进行耳穴探查，找到敏感点。

（6）取75%酒精棉签，对选取的耳穴区域进行消毒。自上而下、由内至外、从前到后消毒2遍，待干。

（7）用镊子夹取王不留行籽耳穴贴，然后一手手指持托耳郭，另一手持镊子将药籽对准穴位贴压。

（8）用拇、食指指腹按压耳穴贴3~5分钟，使患者有热、麻、胀、痛等感觉，疼痛以患者能忍受为度。

（9）根据病情需要和季节留籽，教会患者正确按压方法。向患者及家属交代注意事项。

（10）留籽期间注意观察局部皮肤有无红肿、破溃，胶布有无脱落及症状缓解情况。

（11）整理用物，探棒及镊子用75%乙醇擦拭。

（12）开窗通风，撤去屏风，洗手，记录。

【技术要领】

（1）患者严重心脏病、严重器质性疾病及高度贫血者不宜进行耳部强刺激。

（2）在进行耳穴压豆前，确保耳部皮肤干燥，避免在潮湿或出汗的情况下进行贴压。

（3）贴压及按压耳穴时力度应适中，以患者能够耐受为宜。过度用力可能会导致皮肤损伤或疼痛。

（4）治疗期间注意观察患者耳部皮肤情况，留置期间应防止胶布脱落或污染，对普通胶布过敏者改用脱敏胶布。

（5）每次选择一侧耳穴，双侧耳穴轮流使用。夏天1~3天，春秋3~5天，冬天5~7天。如出现潮湿、脱落应及时更换。每日自行按压3~5次，每次每穴1~2分钟。

（6）治疗过程中如出现皮肤红肿、瘙痒等过敏症状或疼痛难忍时，应立即取下耳穴贴，并咨询医生进行处理。

【适应证】皮肤科各类疾病的对症治疗，如瘙痒、疼痛、失眠、便秘等。

【禁忌证】耳郭有冻疮、炎症的部位禁用；习惯性流产的女性禁用。

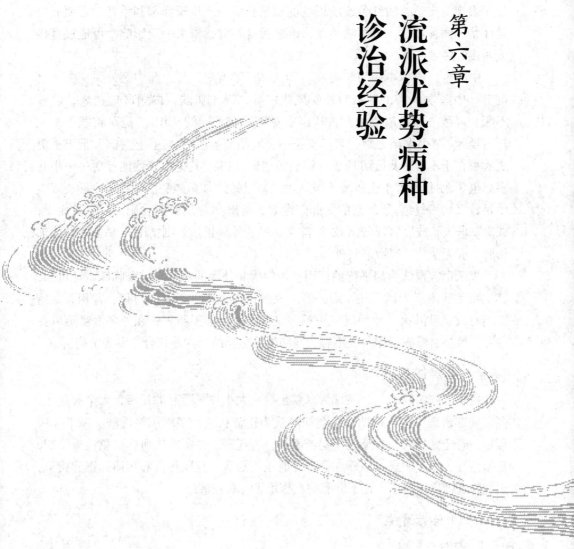

第六章

流派优势病种
诊治经验

第一节　扁平疣

（一）疾病认识

扁平疣是由人乳头状瘤病毒感染引起的，好发于青少年的病毒感染性疾病。临床表现为皮色、粉红色或淡褐色的扁平丘疹，多见于面部和手背，无明显自觉症状，病程慢性，可影响美观，给患者身心健康带来一定影响。可通过直接或间接的接触传染。

中医古籍中称本病为"扁瘊""晦气疮""疣疮"等，属中医外科"疣"之范畴。中医学认为，本病为外受风热之邪，搏于肌肤；内因肝虚血燥，筋脉不荣，以致气滞血凝而生。古代医家对该病有不同的认识。"疣"首载于《灵枢·经脉》："手太阳之别，名曰支正……实则节弛肘废，虚则生疣。"指出了疣之病根在于本虚。巢元方所著《诸病源候论》曰："其疮生皆两两相对……小儿多患也。"明代医家李梴所著《医学入门》记载："如鱼鳞痣、千日疮一样，多生手足，又名悔气疮。"薛己的《薛氏医案》指出："疣属肝胆少阳经，风热血燥，或怒动肝火，或肝客淫气所致。"陈实功的《外科正宗》则指出："枯筋箭乃忧郁伤肝，肝无荣养，以致筋气外发。"

魏跃钢教授认为扁平疣的病因多为内因和外因的总和，结合临床辨证可知，其主要致病因素为风、热、虚、瘀。该病在内主责之于肝，与肺、肾相关，情志不舒或怒动肝火，致使气机不畅，瘀血内生，郁于肌表；在外多因复感风热毒邪，风热血燥或素体营卫不和，与肺胃郁热搏结，内外相合，发为本病。

（二）辨证思路

扁平疣病情较单一，表现为米粒至绿豆大小扁平隆起的丘疹，无全身症状，多以局部辨证为主。初期丘疹色淡红或为正常肤色，多属风热搏肤。扁平疣病程长，若迁延日久，丘疹色淡褐或暗褐，为气滞、血瘀或气血虚。急性爆发期，丘疹色红、隆起明显、瘙痒加剧，此时正气渐盛，与风热毒邪相搏，正邪相争，正气胜邪则皮疹消退；正不胜邪则皮疹增多，病程缠绵。

（三）治疗方案

1.内治

（1）风热毒蕴证

症状：皮疹色红而隆起，有轻重不等的痒感，口干作热。舌红苔黄，脉浮数。

辨证：风热毒邪，蕴结肌肤。

治法：清热解毒，疏风平疣。

处方：桑叶 10g　　　菊花 10g　　　牛蒡子 10g　　　生地黄 12~15g

金银花 10~15g　马齿苋 15~30g　板蓝根 15g　　　薏苡仁 15~30g

蝉蜕 3~6g

分析：多为扁平疣早期。方中桑叶、菊花甘凉轻清，疏散上焦风热；牛蒡子疏散风热、消肿解毒；蝉蜕疏散风热、息风止痒；金银花、马齿苋、板蓝根清热解毒；生地黄清热生津止渴；薏苡仁健脾、解毒散结。

（2）肝虚血燥证

症状：皮损结节疏松、色灰或褐、大小不一，头眩心烦，舌淡、苔薄白，脉弦。

辨证：肝虚血燥，筋气失荣。

治法：养血柔肝，软坚散结。

处方：熟地黄 12~15g　白芍 10g　　　当归 10g　　　川芎 10g

蒺藜 10g　　　玄参 10g　　　钩藤 10~15g　珍珠母 30g

生牡蛎 30g

分析：清代医家许克昌所著《外科证治全书》认为扁平疣"系肝虚血燥，筋气不荣，治宜滋肾水以生肝血，润风燥以荣筋气"，指出本病可采用滋水涵木之法治疗。方中熟地黄滋阴养血填精，白芍补血敛阴和营，滋水涵木共为君药。当归补血活血，川芎活血行气开郁，玄参滋阴降火、解毒散结，补中有通，滋阴不腻，温而不燥，共为臣药。蒺藜平肝解郁、活血祛风，钩藤清热平肝，珍珠母与生牡蛎益阴平肝潜阳、软坚散结。

（3）热瘀互结证

症状：扁平疣病程长，皮疹质硬、色褐或暗红，舌红或暗红、苔薄白，脉沉弦。

辨证：热瘀互结，气血凝滞。

治法：活血化瘀，清热散结。

处方：桃仁 10g　　　红花 6~10g　　　熟地黄 12~15g　当归 10g

紫草 15g　　　板蓝根 15~30g　马齿苋 15~30g　浙贝母 10g

薏苡仁 30g

分析：扁平疣迁延日久，热瘀互结，予桃红四物汤加减以活血化瘀、清热散结。方中桃仁、红花活血化瘀；甘温之熟地黄、当归滋阴补肝，养血活血；紫草凉血活血；板蓝根、马齿苋清热解毒；浙贝母、薏苡仁解毒散结。

（4）卫表不固证

症状：皮损色淡、扁平，病势缠绵，体虚易感，舌淡、苔薄白，脉细无力。

辨证：正气不足，卫表不固。

治法：扶正祛邪，益气固表。

处方：黄芪 15~30g　　防风 10g　　　白术 10g　　　党参 10g

当归 10g　　　　柴胡 6g　　　陈皮 6g　　　炙甘草 6g

分析："本虚"为扁平疣的内因，正气不足，气血失调，肌肤不密，腠理不固，而致病势缠绵，体虚易感。以玉屏风散加味扶正祛邪，益气固表。方中黄芪甘温，内补脾肺之气，外可固表止汗，为君药。党参、白术健脾益气，助黄芪以加强益气固表之功，共为臣药。防风走表而散风邪；当归养血和营，协党参、黄芪补气养血；陈皮理气和胃，使诸药补而不滞，共为佐药。少量柴胡疏肝解郁、升阳举陷，协助君药以升提中气，为佐使药。炙甘草调和诸药为使药。且黄芪得防风，固表而不致留邪；防风得黄芪，祛邪而不伤正。

2. 外治

（1）药物外治：清代医家吴师机所著《理瀹骈文》记载："外治之理，即内治之理。"外治与内治一样，均是以中医学基本理论为指导的，在临床运用上，医理与药性并无很大区别，"所异者，法耳"，只是在方法上有所不同。故"外治之药，即内治之药"。上述内服方，均可以第三煎外用。

①涂擦：用棉签蘸中药药液涂擦皮疹，稍用力涂擦 2~3 遍，30 分钟后清水清洗局部，予保湿霜剂护肤。

②湿敷：将 6~8 层纱布置于药液中浸透，挤去多余药液后敷于患处，药液温度为 25~30℃，每次 30 分钟，每日 1 次。

③熏蒸：中药煎剂去渣留液，药液温度以 40℃~45℃为宜，以蒸汽熏蒸患处，每次约为 20 分钟，每日 1 次。

（2）非药物外治

①毫火针：先用 75% 乙醇消毒，然后选择毫火针，左手持酒精灯，右手持针，使针尖在火焰上充分烧灼，至针尖发红，甚至发白，然后持针迅速在疣体顶部烧刮，至疣体完全脱落，以不出血为度，不超过基底部为宜。

②头皮针：针刺前清洁皮肤，并用碘伏或医用乙醇消毒局部皮肤，根据疣体大小选择大小适中的无菌头皮针，针与疣体呈 15~30°，快速、密集地刺至真皮乳头层，以点状出血为度。每日 1 次，连续针刺 2~3 日。

③梅花针：皮疹局部碘伏或医用乙醇消毒，梅花针叩刺皮疹局部，每次叩打 3 次，以局部微微出血为度，每 3 日 1 次，治疗 3~5 次。

④耳穴贴压：以王不留行籽贴压耳穴，可选取交感、内分泌、皮质下、肾上腺、肝、肾等耳穴，将王不留行籽贴于胶布上，用血管钳送至相关穴位，贴紧后用手加压，嘱患者自行按压穴位，直至发热发红，每日 3~4 次，每 2 日给药 1 次。两耳交替。

⑤艾灸疗法：将点燃的艾条置于皮疹上方，距离皮肤约 3cm，平行往复左右移动或旋转，使皮肤有温热感而不至灼痛，每次灸 10~15 分钟，每日 1 次。

（四）案例分析

魏跃钢医案

梅某，女，23 岁，2018 年 4 月 2 日初诊。

初诊：患者 1 个月前无明显诱因面部出现针头大小丘疹，大小不一，表面光滑，高出皮肤，色淡红，无明显自觉症状。近 1 个月皮损明显增多，遂至江苏省中医院就诊。

刻下症：面部脸颊处散在针尖大小丘疹，大小不一，色淡红，高出皮肤，表面光滑，无瘙痒疼痛，无恶寒发热，纳寐可，二便调，舌红、苔薄，脉弦数。

西医诊断：扁平疣。

中医诊断：扁瘊（风热毒蕴证）。

辨证：患者青年女性，素体情志不畅，不慎外感风热毒邪，风热血燥，瘀血内生，郁于肌表。

治法：清热解毒，养血活血。

处方：马齿苋 15g　　板蓝根 15g　　紫草 15g　　香附 10g
　　　红花 10g　　　虎杖 15g　　　贯众 10g　　川芎 10g
　　　生薏苡仁 15g　牡丹皮 10g　　甘草 5g

二诊（2018 年 4 月 15 日）：服药以来，患者面部丘疹未增多，颜色稍淡，皮损表面渐平，舌红、苔薄黄，二便正常。予原方加黄芩 10g、桔梗 6g、桑白皮 10g，续服 14 剂。

三诊（2018 年 4 月 30 日）：患者面部皮损颜色明显变淡，范围缩小，患者诉纳差，稍感咽痛，舌淡红、边有齿痕，苔薄黄。予原方加鸡内金 5g、陈皮 6g、马勃（包煎）6g，续服 7 剂巩固治疗。

随访：患者颜面部皮损颜色明显消退，恢复良好。

分析：魏教授认为该患者初诊时，病程较短，为病情初期，皮损"颜色淡红""1 个月来皮损明显增多"，符合风邪善行数变的特性，为外感风热毒邪所致，故辨为风热毒蕴证，治以马齿苋合剂加减。现代药理研究表明，马齿苋、紫草、板蓝根均有不同程度的抗病毒作用，对人乳头瘤病毒具有一定的抑制作用。患者为青年女性，重视颜面美观，患病以来心理压力大，加之素体肝郁，内外合邪而发为本病，舌苔、脉象皆为佐证。方中马齿苋、板蓝根、紫草、贯众、牡丹皮清热解毒凉血，红花、虎杖活血散瘀，香附合川芎疏肝行气，薏苡仁健脾渗湿，甘草调和诸药。二诊时患者舌红、苔薄黄，风热壅肺，加黄芩、桔梗、桑白皮入肺经，清肺热，且《本草求真》云："桔梗为诸药舟楫，载之上浮。"该患者扁平疣位于面部，配伍桔梗载药上行，使药直达病所。三诊时患者面部扁平疣明显消退，然而患者自感纳差、咽痛，故以原方加鸡内金、陈皮健运脾胃，马勃清肺利咽。随访时，患者面部扁平疣未再发展，颜色较治疗初期明显消退，疗效明显。

（五）临证经验

管汾教授认为，扁平疣属于病毒感染，无论是何种类型的扁平疣在临床治疗时均可"舍证从病"，适当予一些具有抗病毒作用的中药，如马齿苋、板蓝根、大青叶、败酱草等，临床疗效较为满意。临床常见的患者在治疗过程中皮疹急性发作，如色泽转红、隆起明显、瘙痒增剧等，但继续服药，发疹即迅速趋于消退，若因惧而停治，则致前功尽弃。

《素问·痹论篇》指出："病久入深，营卫之行涩，经络失疏故不通。"慢性疾病可致阴阳失调，气机不畅，影响血运而成瘀。清代医家叶天士云："大凡经主气，以络主血，久病血瘀。"清代医家王清任云："久病入络为瘀血。"国医大师颜德馨教授总结和概括古代医家的论述，明确提出"久病必瘀"这一观点，认为各种疾病久病不愈必致血脉瘀滞。扁平疣病程长，患者多患病数年，甚至十余年，皮疹色褐或深褐，即使舌质和脉象无明显血瘀之象，亦可加活血化瘀药，如桃仁、红花、三棱、莪术等。

《灵枢·经脉》中有"虚则生疣"的记载，指出了本病的根本病机在于本虚。西医学亦认为扁平疣的发病机制为免疫力下降致病毒感染，常予提高免疫功能的药物，如胸腺肽、转移因子、干扰素等治疗。所以扁平疣的中医药治疗亦应重视"扶正祛邪"，可予补益气血、卫外固表药，如黄芪、党参、当归等。

对于病程长，服药2~4周无明显变化的患者，可行中西医结合治疗，在口服中药的同时，根据患者的年龄、生育情况等选择维A酸类药（如异维A酸胶囊、阿维A胶囊等）或光动力治疗。

若扁平疣患儿畏服中药，可以只外用，以中药煎剂局部涂擦，稍用力，擦至微微色红，但尽量不要擦破，亦可有效。皮疹少者，亦可以物理治疗，如冷冻或激光等。

（六）零金碎玉

1. 心理暗示、疏导提高疗效

扁平疣病程较长，多数患者经过药物、物理（冷冻、激光等）等治疗无效时会寻求中医治疗，中药治疗有比较满意的疗效，但起效较慢，需帮助患者树立信心，提高其依从性。扁平疣患者因皮损影响容貌而存在焦虑、抑郁等心理障碍，可能引起一定程度的细胞免疫功能低下，使得病情反复；而长的病程会进一步加重焦虑、抑郁等心理障碍，形成恶性循环。在药物治疗的同时，应给予一定的心理疏导和暗示，从而提高疗效。

2. "药食同源"薏苡仁

薏苡仁，味甘、淡，性凉，归肺、脾、胃经，具有健脾利湿、除痹止泻、清热排脓、解毒散结之功效，常用于扁平疣的治疗，单独食用亦有较好的疗效。有研究表明，薏苡仁可能通过调节扁平疣患者皮损中 T 淋巴细胞亚群的水平从而恢复患者细胞免疫功能，使机体更好地抵抗人乳头状瘤病毒感染，最终使疣体消退。薏苡仁属于"药食同源"的一味中药，无明显副作用及禁忌证，适合大部分患者长期食用。

（七）专病专方

木贼草汤：木贼 15g，马齿苋 15g，紫草 15g，败酱草 15g，薏苡仁 30g，红花 10g，生牡蛎（先煎）30g，制香附 10g，板蓝根 15g，生甘草 5g。

扁平疣多为实证或虚实夹杂证，主要致病因素包括风、热、虚、瘀，其中风热毒邪是主要病因。方中木贼草疏风清热，马齿苋、板蓝根、败酱草、紫草清热解毒，凉血消肿，薏苡仁健脾利湿、清热，红花活血祛瘀，制香附理气解郁，生牡蛎平肝潜阳、软坚散结，生甘草解毒而调和诸药。诸药合用以达到清热疏风解毒、通络活血散结之效。

有畏寒肢冷、面色苍白、大便溏薄、小便清长、脉沉无力等阳虚体征者不宜服用本方。孕妇忌用。

（八）问诊路径

扁平疣皮疹较单一，大部分患者无明显全身症状。扁平疣的问诊主要包括问病程、问皮损变化情况、问情绪、问饮食、问睡眠、问二便等方面。

具体问诊：①皮损出现的时间；②皮损的大小、外观、范围、数量等是否发生变化；③有无其他不适症状；④以前是否有过类似的症状；⑤有无受伤、皮肤破损；⑥是否进行过治疗。

第二节 丹毒

（一）疾病认识

丹毒是一种累及真皮浅层淋巴管的急性感染性皮肤病，主要致病菌为乙型溶血性链球菌。细菌可通过皮肤或黏膜的细微损伤侵入，足癣、甲癣、小腿溃疡、鼻炎、慢性湿疹，以及不清洁的脐带结扎、预防接种等均可诱发本病，糖尿病、慢性肝病、营养不良等所致免疫功能低下均可成为促发因素。丹毒好发于面部、小腿，足背也可发病，多为单侧，起病急。典型皮损为水肿性红斑，界限清楚，表面紧张发亮，迅速向四周扩大，有时在红斑的基础上可出现水疱、大疱或血疱，自觉灼热，触痛明显，可有不同程度的发热、畏寒、恶心、呕吐等全身中毒症状和附近淋巴结肿大。病情多在4~5天达高峰，红斑消退后局部留有色素沉着及脱屑。但致病菌可潜伏于淋巴管内，引起复发。下肢丹毒反复发作可致皮肤淋巴管受阻，回流不畅，致受累组织肥厚，日久形成象皮肿。

中医学对本病早有认识。《素问·至真要大论篇》云："少阳司天，客胜则丹疹外发，乃为丹熛疮疡。"其中"丹"即指丹毒。巢元方所撰《诸病源候论·丹毒病诸候》云："丹者，人身体忽然焮赤，如丹涂之状，故谓之丹。或发手足，或发腹上，如手掌大，皆风热恶毒所为。重者，亦有疽之类，不急治，则痛不可堪，久乃坏烂。"指出丹毒病势急骤，如不及时施治，病邪深入，可引起皮肤坏疽。《医宗金鉴》述："丹毒一名天火，肉中忽有赤色，如丹涂之状，其大如掌，甚者遍身，有痒有痛，而无定处。"

中医学中根据丹毒发病部位不同有多种名称。生于头、面部者，称"大头瘟""抱头火丹"，名见高锦庭之《疡科心得集》。生于胸腹腰胯者，称"内发丹毒"。发于腿胫者，称"流火"或"腿游风"。清代医家顾世澄之《疡医大全》谓："流火，两脚红肿光亮，其热如火是也。"新生儿丹毒发无定处，游走甚速，名为"赤游丹"。

管汾教授认为，本病因血热之体，肌肤外伤，火毒之邪乘机侵入而成。发于头面者，多兼风邪；发于胁下腰胯者，多兼肝火；发于下肢者，多夹湿邪；发于新生儿者，多由胎热火毒所致；若火毒炽盛，扩散入营，内攻脏腑，则成败血症。

（二）辨证思路

临床可根据发病部位、病情轻重、兼邪之不同而予以辨证论治。发于头面部者，皮肤焮红灼痛，眼胞肿胀难睁，常伴恶寒发热及头痛等全身不适，当属风热火毒蕴于肌肤；发于胸腹或腰胯部位者，皮肤大片红肿，伴有口苦咽干、便秘尿赤、胸胁疼痛的症状，辨证属肝经郁火；发于下肢者，常伴足部湿烂，在红斑的基础上常伴水疱、大疱，为火毒兼湿热下注，江南梅雨季节此证尤为多发。病势凶猛，未得及时治疗，红肿迅速蔓延，势如燎原，并见壮热、神昏、呕哕等全身症状者，当属逆证，为毒邪内攻、热入营血。

（三）治疗方案

1. 内治

（1）火毒兼风证

症状：常发于头面、颈部等处，红肿灼痛，甚则出现水疱，眼胞浮肿，伴恶寒发热、头痛、口渴喜饮、便秘尿黄。舌红、苔薄黄，脉浮数或洪数。

辨证：风热毒邪，蕴结肌肤。

治法：清热解毒，疏风散邪。

处方：黄芩 10g　　黄连 10g　　连翘 9g　　薄荷（后下）3g
　　　牛蒡子 9g　　金银花 9g　　板蓝根 30g　　紫花地丁 30g
　　　菊花 9g　　　车前子 9g　　陈皮 9g　　牡丹皮 9g
　　　柴胡 6g　　　升麻 6g　　　桔梗 6g　　生甘草 6g

分析：本证多由风热疫毒之邪，壅于中焦，发于面部所致。治疗以普济消毒饮加减清热解毒散风。风热疫毒之邪攻于头面，故见头面红肿焮痛，目不能开；风热疫毒之邪，灼伤津液，故见口渴；舌红苔黄，脉浮数或洪数，均为里热炽盛之症。方中黄连、黄芩清热泻火，祛上焦头面热毒，共为君药；牛蒡子、连翘、薄荷辛凉疏散头面，共为臣药。金银花、板蓝根、紫花地丁加强清热解毒之力；生甘草、桔梗清利咽喉；菊花、车前子清热明目；牡丹皮清热凉血；陈皮理气散邪，共为佐药。升麻、柴胡疏散风热，引药上行，为佐使药，有"火郁发之"之意。

（2）火毒攻肝证

症状：发于胸腹、腰背、胁肋、脐周等处，皮肤大片红肿，表面灼热、肿胀、疼痛，伴发热，口苦咽干，纳差，便秘，尿赤。舌红、苔黄腻，脉弦数。

辨证：肝经郁火，毒热蕴肤。

治法：清热解毒，疏泄肝火。

处方：龙胆草 6g　　黄芩 9g　　　山栀子 9g　　泽泻 12g
　　　木通 9g　　　车前子 9g　　当归 8g　　　牡丹皮 12g
　　　赤芍 10g　　　生地黄 20g　　柴胡 10g　　六一散 10g

分析：内发丹毒，即丹毒之发于腰胁部位者，多因热毒兼肝火所致。治宜清泻肝火，内服化斑解毒汤或龙胆泻肝汤加减。方中龙胆草大苦大寒，既能清利肝胆实火，又能清利肝经湿热，为君药。黄芩、栀子苦寒泻火，燥湿清热，共为臣药。泽泻、木通、车前子、六一散渗湿泄热，导热下行；牡丹皮、赤芍同入肝经，清热凉血，使热不入营血；实火所伤，损伤阴血，当归、生地黄养血滋阴，邪去而不伤阴血，共为佐药。柴胡疏畅肝经之气，引诸药归肝经，为使药。

（3）火毒兼湿证

症状：发于小腿及足背部，发疹红肿成片，表面光亮，可起水疱、大疱，或见血疱、紫斑，甚则结毒化脓或皮肤坏死，红肿常可蔓延游走。伴恶寒发热，头痛骨楚，附近臀核肿痛。常有反复发作病史。舌红、苔黄腻、脉濡数。

辨证：湿热毒蕴，郁阻肌肤。

治法：清热解毒，分利湿热。

处方：茯苓 20g　　　车前子 15g　　紫花地丁 15g　　金银花 15g
　　　牛膝 12g　　　黄柏 10g　　　泽泻 10g　　　赤小豆 30g
　　　生甘草 5g

分析：湿热下注，复感外邪，湿热毒邪瘀结于下肢，郁阻肌肤，经络阻塞，故局部红赤肿胀、灼热疼痛，或见水疱、紫斑；热毒炽盛，腐化肌肉，故甚者可致结毒化脓或坏死；舌红、苔黄腻、脉滑数为湿热蕴结之象。湿性黏滞，与热胶结，故易反复发作。常治以五神汤加减。方中茯苓、车前子、泽泻利水渗湿泄热；金银花、紫花地丁清热解毒；牛膝引血下行；黄柏解毒疗疮、清膀胱湿热、泄肾经相火；赤小豆利水消肿，解毒排脓；生甘草清热解毒、调和诸药。若肿胀明显，可加萆薢、防己、薏苡仁、苍术等分利除湿；若有血疱、紫斑，可加红花、鸡血藤、赤芍、玄参等凉血活血。

（4）火毒内攻证

症状：皮损范围较大，红肿蔓延迅速，可见高热、烦躁、神昏、谵语、皮肤瘀点等毒邪内攻，气血两燔之征。舌绛红、苔黄、脉洪数。

辨证：火毒炽盛，热入营血。

治法：清热解毒，凉血泻火。

处方：生地黄 20g　　　黄芩 12g　　　牡丹皮 15g　　　生石膏 30g

栀子 9g	竹叶 10g	水牛角 30g	玄参 15g
连翘 15g	知母 15g	金银花 15g	黄连 6g
赤芍 15g	牛膝 12g	当归 10g	甘草 6g

分析：此为火热疫毒内侵脏腑，外窜肌表，气血两燔，表里俱盛的火热实证，当用犀角地黄汤或清瘟败毒饮加减，以奏凉血泻火、清热救阴之效。方中重用生石膏直清胃热。胃为水谷之海，十二经之气血皆禀于胃，胃热清则十二经之火自消。石膏配知母、甘草，有清热保津之功，加以连翘、竹叶，轻清宣透，清透气分表里之热毒；再加黄芩、黄连、栀子通泄三焦，可清泄气分上下之火邪。诸药合用，清气分之热。犀角（水牛角）、生地黄、玄参、赤芍、牡丹皮共用，专于凉血化瘀，清血分之热。此外，竹叶、栀子同用，则清心利尿、导热下行。诸药配伍，共清内外气血之邪，为大寒解毒之剂。伴神昏谵语者，可加服紫雪丹或安宫牛黄丸；便秘、腹胀满者，加生大黄、芒硝；抽搐肢动者，加钩藤、全蝎、蜈蚣。

2. 外治

（1）敷药：以蜂蜜或水调金黄散如糊状外敷局部红肿处，或以我院自制青敷膏外敷。青敷膏的具体方法如下：取适量青敷膏均匀涂抹于对折的棉纸夹层中，厚度约0.3cm，敷药面积要求大于肿胀处边缘，外用普通纱布绷带包扎松紧适宜，妥善固定，每日更换1次。注意敷药不应接触水疱及糜烂破溃处。

（2）湿敷（渐渍）：将皮炎洗剂（大黄、黄芩、黄柏、苦参按比例水煎，瓶装500ml灭菌）充分摇匀，按1∶30的比例兑蒸馏水或冷开水，浸透4~6层纱布（稍挤至不滴水为度），敷于红肿及糜烂处，每次20~30分钟，过程中每隔5~10分钟更换纱布，保持其充分湿润，每日1次。

（3）熏洗：象皮肿可用鲜乌桕汁、鲜樟树叶、松针各60g，生姜30g，切碎煎汤，每晚熏洗1次。

（4）火针：取足三里、血海、阴陵泉、委中穴，以火针施毫针泻法，留针20~30分钟，每日1次或隔日1次，治疗下肢丹毒。

（5）刺络法：毫针针刺大椎、曲池、血海、合谷穴，留针20分钟，每日1次；同时配合三棱针速刺四缝穴，挤出少量黏液，隔日1次；或以三棱针快速刺入肿胀处，慢出针，待黑血及组织液自行溢出，每次4~5针。下肢丹毒可以毫针针刺阳陵泉、环跳、血海、三阴交，用泻法，每次留针30分钟，每日1次；委中穴用三棱针点刺放血，每日1次。

（6）梅花针：下肢反复发作的丹毒，用梅花针叩刺皮肤出血，有助于局部肿胀消退。

（四）案例分析

管汾医案

胡某，男，61岁。患者5天前因右侧面部皮肤作痒，抓破后形成红肿，日渐加重。自觉局部灼热、疼痛，晚上发热畏寒。体格检查见右侧颜面部大片潮红肿胀，边缘清楚，扪之灼热感；二眼因肿胀不能睁开，附近淋巴结可扪及。舌红，体温37.8℃。

中医诊断：丹毒。

辨证：风热上袭头目，火毒蕴结。

治法：清热解毒散风。

处方：普济消毒饮加减。

板蓝根 30g	黄芩 9g	金银花 9g	紫花地丁 30g
连翘 9g	蒲公英 30g	菊花 9g	牡丹皮 9g
车前子 9g	生甘草 6g		

3剂，水煎服。另以金黄散水调涂敷。

二诊时告知，服1剂后面部红肿即感轻松，3剂后红肿渐消，发热亦退。刻下见面部仅有红斑脱皮，临床基本痊愈，予成药丁半合剂巩固疗效。

（五）临证经验

管汾教授认为，丹毒一证，来势凶猛，故急性者治宜大剂量清火解毒药；慢性反复发作者，多因湿热蕴结缠绵不解所致，则须佐以化湿之品。待急性症状消退或形成象皮肿者，可加用活血透托之品，如穿山甲、皂角刺、乳香、没药、贝母、当归、刘寄奴、王不留行等。

面部丹毒患者常有挖鼻孔之恶习，下肢丹毒多由于足癣破损，故丹毒治愈后，必须纠正挖鼻恶习、治疗足癣以免经常复发。

（六）零金碎玉

吴孟医派处于江苏地区，长夏之季正逢"梅雨"，丹毒患者多为涉水加重脚湿气所诱发的下肢丹毒。此时节暑湿盛行，患者常伴头重如裹、身体疲惫、脘闷欲呕、四肢酸楚、肌肤不仁等症状。治疗可酌加藿香、佩兰、木香等芳香化湿之品或鲜冬瓜皮、六一散、赤小豆等利湿消暑之品。

（七）专病专方

丁半合剂

组成：紫花地丁、半边莲。

用法用量：口服。每次 50~60ml，每日 3 次，7 天为一疗程。

本品为"消法"方剂，适用于丹毒初起，火毒蕴肤，尚未入营血者。素体阳虚，或丹毒反复缠绵不愈，久病入络，气滞血瘀而热象不著者不宜服用。妊娠期、哺乳期女性，14 岁以下儿童，既往有相关药物过敏史的患者，不建议服用。

（八）问诊路径

丹毒的问诊主要包括问病史、问病因、问皮损变化情况、问全身情况。具体如下。

（1）问病史：是否有反复发作的病史。

（2）问病因：是否有局部搔抓破溃，或是否患有足癣、鼻炎、慢性湿疹等相关疾病。

（3）问皮损变化：红肿范围是否迅速扩大，是否出现水疱，甚至坏死破溃，判断病势缓急。

（4）问全身情况：是否有高热寒战、纳差呕恶、便秘尿赤等。

（5）问是否进行过治疗，治疗是否有效。

第三节　铜绿假单胞菌趾蹼感染

（一）疾病认识

足趾间皮肤常处于高温潮湿的环境，易感染微生物，出现脱皮、浸渍糜烂、发白、瘙痒并伴有特殊臭味。一般认为此类疾病为足趾间皮肤真菌感染所致，但临床常出现外用抗真菌药物无效或有效转为无效的情况。因为除真菌外，铜绿假单胞菌等细菌感染亦可引起趾蹼部位的浸渍，还可出现多种真菌、细菌之间相互转变的情况，让临床选择抗菌药物的难度大大增加。现代研究表明，真菌感染使角质层遭到破坏，且局部不规范地使用抗生素打破了菌群的平衡，因此足真菌感染后期可转变为细菌感染；某些革兰阴性菌可产生抗真菌物质，随着革兰阴性菌群增加，皮肤真菌显著减少，因此在细菌感染愈合的过程中细菌数量减少，又可出现皮肤癣菌、酵母菌等增多而引起皮损加重的情况。例如，铜绿假单胞菌通过产生可扩散的抗真菌剂，可抑制红色毛癣菌等真菌的竞争性生长。

铜绿假单胞菌趾蹼感染常始于表皮癣菌和革兰阴性菌的感染，表现为足趾间界限清楚的浸渍，有时被染成绿色，局部炎症加重时可有脓液渗出，伴周围组织红斑水肿，也可继发念珠菌感染。因此，足趾间铜绿假单胞菌感染引发的皮损，往往是同时由多种微生物的生长引发的，而且在不同的疾病阶段微生物的数量和种类均有所变化，但均可归为中医学"臭田螺"的范畴。中医药的治疗方法，在抑菌杀虫的同时亦可有效减少皮损渗出，改变真菌、细菌生长所需的潮湿环境。不仅疗效可观，亦可有效减少服用抗生素所产生的副作用及耐药现象。

"臭田螺"又可称为"脚湿气""田螺泡"，是由足部感染邪毒、久处水中而导致的，足趾间脱皮、浸渍糜烂、发白、瘙痒而有特殊臭味的皮肤病。"臭田螺"一词首次记载于明代医家陈实功所著《外科正宗·臭田螺》，其曰："臭田螺，乃足阳明胃经湿火攻注而成。此患多生足指脚丫，随起白斑作烂，先痒后痛，破流臭水，形似螺靥；甚者脚面俱肿，恶寒发热。"其发病是外感邪气与内在体质因素共同作用的结果，其病机不外乎湿、热、虫毒三邪。多为体内风湿火毒本盛，又因起居不慎，复感湿热虫毒之邪而致经络气血不畅，郁于肌肤腠理，则发为浸渍、破溃、瘙痒、疼痛等症。古代医家在治疗上，多立足整体而内外兼施，以清热解毒、杀虫止痒、利湿收敛为主要治疗原则，多选用清热燥湿、杀虫止痒之品。例如，《外科正宗》据其脾胃二经湿毒火热之因，以牛蒡子、防风、石膏、山栀、苍术、黄芩、甘草、木通、灯心草组方，创"解毒泻脾汤"内服以清热解毒、健脾除湿；外治方面，陈实功创"枯矾散"，以枯矾、石膏、轻粉、黄丹组方，对渗出明显者见效颇佳。该辨证论治思想沿用至今，对后世医家防治该病具有启迪作用。

吴孟医派对"臭田螺"病因病机的认识与古代医家相仿，但为提高疗效，对治疗方法进行了改良。因中药外治法具有见效快、价格低廉、副作用小等优点，亦可达到气血调和、舒经通络、祛邪扶正的目的，故吴孟医家治疗"臭田螺"常以外治法为主，或内外兼施，治则为清热利湿、杀虫止痒。因"臭田螺"会导致局部破溃，而酊剂、酒剂、醋剂刺激性较大，故忌用之；又因膏剂、乳剂不利于缓解渗出，亦弃用。在临床中主要基于辨证论治原则，采用内治结合外泡中药的方法。

（二）辨证思路

谭城教授经多年临床经验总结和对皮损的观察，在中医理论的指导下，经取象比类，总结了"臭田螺"的皮损辨证方法，除繁就简地将其辨证清晰化，并因证立法，自拟"苦矾浸足方"治疗"臭田螺"疗效显著，并经皮损辨证而灵活加减、指导用药，同时视病情予口服药进行内治，提高了临床疗效，并大大减少了抗生素的使用。

"臭田螺"的皮损辨证以望诊为主，主要观察其皮损颜色、湿燥，有无水疱、鳞屑、渗出等情况。皮损色鲜红者为热证，色暗红者为瘀血，色淡白者为血虚证；皮损干燥脱屑者为燥证；渗出明显，或有水疱、水肿者为湿证。以上表现亦常常合而为病，如皮损红肿、渗出明显者为湿热下注，皮损色红而干燥脱屑者为燥热，等等。在诸多皮损表现中，水疱较为特殊，因其中含有水湿、脓液等多种病理产物，故通过"辨疱"可获得多种病证信息：水疱疱液色清者为湿盛，疱液色黄者为湿热，大疱为风湿热毒所发，而脓疱则为热毒入里，肌肉化腐而成。皮损辨证在此基础上亦需四诊合参：判断皮损臭味程度、有无酸腐等；询问患者病程长短、恶寒发热、瘙痒程度、二便状况等；通过脉象判断寒热虚实，亦可切皮损寒热。根据以上皮损辨证方法，可将"臭田螺"分为湿热虫蕴证、热毒流注证、脾虚湿盛证三个证型。不同证型需针对性择药拟方，不可一概而论。

（三）治疗方案

（1）湿热虫蕴型

症状：患处瘙痒剧烈，搔破流黄白津水，肿连足背，疼痛偶作，臭味明显。口干、便结溲赤，舌红、苔黄腻，脉滑。

辨证：湿热下注，虫毒蕴肤。

治法：清热燥湿，杀虫止痒。

处方：①内服萆薢渗湿汤加减。药用萆薢 10g、黄柏 6g、薏苡仁 10g、牡丹皮 10g、泽泻 10g、滑石 10g、防风 10g、蝉蜕 10g、白鲜皮 10g。

②外用苦矾浸足方加减。药用苦参 30g、白矾 6g、蛇床子 20g、白鲜皮 20g、蒲公英 30g、土荆皮 30g、麸炒苍术 15g、生大黄 15g、侧柏叶 30g、藿香 15g、百部 15g。

分析：此型是"臭田螺"最常见的类型。皮损处流黄白津水，肿连足背，此为湿热下注所致；瘙痒为虫毒所致；有臭味是湿热浸肤日久所致；舌红、苔黄腻、脉滑均为湿热之象。萆薢渗湿汤中茯苓、薏苡仁健脾利湿；滑石、黄柏、萆薢清利下焦湿热。上药合用，有清热除湿、泻火解毒的作用，适用于脚趾间糜烂渗出、瘙痒臭秽的患者。苦矾浸足方中苦参、白矾、蛇床子均有燥湿收敛的作用，可有效减少渗出，改变局部潮湿环境；白鲜皮、生大黄、蒲公英、侧柏叶均可清热解毒杀虫；苦参、白鲜皮、蛇床子止痒功效较强；诸药合用达到标本兼治的目的，治疗"臭田螺"疗效显著。原方基础上可加藿香芳香化湿、百部杀虫疗疮，增强祛湿、止痒的功效。

（2）热毒流注证

症状：趾间潮红肿胀，浸淫成片，或红丝上窜，局部破溃糜烂，可见脓性液体渗出，疼痛明显，灼热，有酸臭味。伴或不伴寒战发热。舌红、苔黄，脉数。

辨证：热毒流注，肌腐成脓。

治法：清热拔毒，利湿排脓。

处方：①内服四妙勇安汤加减。药用金银花20g、玄参20g、当归10g、甘草9g、蒲公英10g。

②外用苦矾浸足方加减。药用苦参30g、白矾6g、蛇床子20g、白鲜皮20g、蒲公英30g、土荆皮30g、麸炒苍术15g、生大黄15g、侧柏叶30g、蒲公英20g、白花蛇舌草20g。

分析：此型是足趾间感染炎症较重的类型。趾间潮红肿胀，浸淫成片，或红丝上窜，局部破溃糜烂，此为热毒流注所致；脓性液体渗出是热毒侵犯入里，腐肉成脓所致，因此酸臭味明显；寒战发热，舌红、苔黄、脉数均为热毒炽盛的表现。四妙勇安汤中，金银花甘寒，可清热解毒，当归活血散瘀，玄参泻火解毒，甘草清解百毒，四药合用，既能清热解毒，又能活血散瘀；蒲公英可清热解毒排脓，增强全方疗效。此证型中使用苦矾浸足方外用，在原方基础上加蒲公英清热解毒排脓、白花蛇舌草清热止痒，增强原方清热拔毒、利湿排脓的作用。

（3）脾虚湿盛证

症状：足部漫肿，按之下陷，患处渗出大量澄清液体，局部皮肤浸渍发白，瘙痒偶作，臭味及红肿热痛不显。舌淡，或有齿痕，苔白，脉濡。

辨证：脾虚湿盛，外邪蕴肤。

治法：健脾利湿，解毒杀虫。

处方：①内服参苓白术散加减，药用党参10g、茯苓10g、白术10g、苍术10g、白扁豆10g、莲子10g、甘草6g、山药10g、砂仁10g。②外用苦矾浸足方，药用苦参30g、白矾6g、蛇床子20g、白鲜皮20g、蒲公英30g、土荆皮30g、麸炒苍术15g、生大黄15g、侧柏叶30g。

分析：此型多见于年老体虚患者。足部漫肿，按之下陷，患处渗出大量澄清液体，局部皮肤浸渍发白，为脾虚水湿不化所致；臭味及红肿热痛不显，说明热毒不明显；舌淡，或有齿痕，苔白，脉濡均为脾虚湿盛的表现。参苓白术散中党参益气健脾，白术、茯苓健脾渗湿，山药、莲子肉既能健脾，又有涩肠止泻之功，二药可助党参、白术健脾益气，兼以厚肠止泻；白扁豆健脾化湿，薏苡仁健脾渗湿；佐以砂仁芳香醒脾、行气和胃，既助除湿之力，又畅达气机；炒甘草健脾和中，调和药性。诸药合用，可补气健脾、渗湿止泻。此证型中使用苦矾浸足方外用，无需加减。

（四）案例分析

魏某，男，55岁。2016年8月24日初诊。

主诉：左足趾间糜烂、渗出2个月，加重1周。

现病史：患者2个月前无明显诱因下出现左足趾间糜烂、渗出，瘙痒明显，曾于外院就诊，间断外用抗真菌药物，未见明显缓解。1周前气温较高，外出游玩后，足趾间皮损面积扩大，渗出黄白色液体，疼痛明显，遂今于我院门诊就诊。否认其他慢性病史。

刻下症：无寒战发热，纳食可，小便黄，大便干，夜间疼痛难安。舌红、苔黄腻，脉数。

专科情况：左足2、3、4趾间皮肤浸渍糜烂，渗出黄白色液体，酸臭味明显；局部红肿疼痛，皮温升高。

西医诊断：铜绿假单胞菌趾蹼感染。

中医诊断：臭田螺。

辨证：热毒流注证。

治法：清热拔毒，利湿排脓。

处方：①内服四妙勇安汤加减，药用金银花20g、玄参20g、当归10g、甘草9g、蒲公英10g。水煎服，每日1剂。②外用苦矾浸足方加减。药用苦参30g、白矾6g、生大黄15g、土荆皮30g、蒲公英20g、白花蛇舌草15g、黄芩15g、白鲜皮20g、麸炒苍术15g、蛇床子15g。水煎外泡，每日20分钟。

二诊：用药5剂后，红肿疼痛不显，渗出明显减轻。守上方治疗。

复用5剂后愈。随访半年未见复发。

分析：本病案辨证为热毒流注证。局部红肿疼痛明显，治宜清热拔毒、利湿排脓。方中苦参、白矾共为君药，燥湿收敛、清解热毒；黄芩、蒲公英、白花蛇舌草共为臣药，清热排脓、凉血解毒；生大黄、白鲜皮为佐药，清热解毒、杀虫止痒。苍术燥湿健脾，常用于内外湿气引起的皮肤病，与土荆皮、蛇床子共为使药，杀虫祛风止痒，且二者性温，寒温并用增强燥湿作用。该患者除糜烂渗出外，局部红肿热痛，亦为热毒炽盛征象。方中苦参、黄芩、蒲公英、白花蛇舌草、大黄、白鲜皮均有清热解毒杀虫的功效，可有效缓解红肿热痛；白矾、苍术可燥湿收敛，改善局部渗出，则收效佳。

（五）临证经验

"臭田螺"的病因为体内风湿火毒本盛，又因起居不慎，复感湿热虫毒之邪而致经络气血不畅，郁于肌肤腠理。但是因患者体质不同、就医时病程长短不同，则证型亦不相同，临床遇足趾间微生物感染的患者，需细心观察皮损、全面问诊，皮损辨证加上四诊合参，正确判断证型，对症施药，方能药到病除。如若施药不当，容易激惹皮损，导致皮损加重、破溃流脓，甚至引起寒战发热。

（六）专病专方

"臭田螺"为足趾间细菌、真菌感染引起，多表现为足趾间浸渍、破溃、瘙痒，治疗时需改变局部环境，加以抑菌杀菌，再配合止痒。谭城教授自拟"苦矾浸足方"治疗该病，取效甚佳。方中苦参、白矾、蛇床子、苍术均有燥湿收敛的作用，可有效减少渗出，改变局部潮湿环境；白鲜皮、生大黄、蒲公英均可清热解毒杀虫；苦参、白鲜皮、蛇床子止痒功效较强，诸药合用以达到标本兼治的目的。不同证型的患者均可用该方加减治疗，如湿热虫蕴证加藿香、百部，热毒流注证加白花蛇舌草，脾虚湿盛证可不加减。

（七）问诊路径

（1）问病程：病程短者多表现为瘙痒、渗出黄白色液体、疼痛，多为湿热虫蕴证或热毒流注证；病程长、反复不愈者多表现为皮损浸渍发白，疼痛不明显，多为脾虚湿盛证。

（2）问患者瘙痒情况：痒重者为风热虫毒较甚。

（3）问疼痛情况：疼痛重者湿毒较重，往往炎症明显。

（4）问二便：小便黄、大便干结者为热毒内蕴，大便稀溏者为脾虚湿盛。

（5）问治疗情况：若长期使用抗生素或抗真菌药物，则多有微生物菌群失衡，应避免继续使用该类药物。

第四节　头部脓肿性穿掘性毛囊炎

（一）疾病认识

头部脓肿性穿掘性毛囊炎，中医学称之为"蝼蛄疖""蟮拱头"，是临床少见的慢性炎症性皮肤病，以青年男性多见，以结节、脓肿、瘘孔，以及皮下组织侵蚀破坏、相互沟通为特点，后期可形成瘢痕，并导致不可逆的脱发。本病病因不明确，病机较复杂，病程易迁徙，治疗有一定难度。

关于病因病机，众说纷纭，但无外乎内因及外感。外因以风湿热邪为主，内因责之气血亏虚。《医宗金鉴·外科心法》记载："此证多生小儿头上，俗名貉，未破如曲蟮拱头，破后形似蝼蛄串穴。"赵炳南认为，此病多为素体虚弱，复感风湿热邪，蕴结肌肤，日久化郁成脓而成。孙东民等认为，本病患者多为湿热体质，加之外感风邪，内外合邪，内不疏泄，外不透达，以致气血瘀滞，郁积腠理，发为本病，方选解毒生肌汤。席菊兰认为本病主因脾虚湿盛，以《外科正宗》之"如意金黄散"加减制成膏药制剂治疗。石丽莉强调本病属本虚标实之证，多因素体气血虚弱，复感风湿热邪，蕴结肌肤，郁久生脓而成，以扶正清热解毒为治法自拟方剂，方中金银花、蒲公英、连翘清热解毒治其标，车前草、薏苡仁解毒除湿，当归、赤芍、白芷、皂角刺化瘀透脓，黄芪、陈皮、甘草补气养血，共奏扶正益气之效。杜桂营等根据皮损不同时期的特点将其分为阳证、阴证及半阴半阳证。历代医家对本病的认识是一个逐渐发展、日趋完善的过程，但均强调了疾病发生是外感邪气与内在体质共同作用的结果。

目前西医治疗蝼蛄疖多采用抗生素、糖皮质激素、维 A 酸类、免疫抑制剂、生物制剂等单用或联合应用。病情严重者，需行外科手术切开引流，但切开排脓反而会导致局部组织损伤较重，出血量多，反复的炎症刺激更易形成纤维化，造成瘢痕增生，且过程痛苦，限制了其临床推广。此外，激光、光动力等新型的医疗技术的产生为本病的治疗带来了福音，但治疗费用较高，限制了此类技术的推广。近年来，随着中医学的兴盛发展，在辨治某些难治性皮肤病方面亦取得了可喜的进展。中医学治疗强调整体观念、辨证论治，且疗效显著，用药相对安全，具有独特优势和广阔前景。

（二）辨证思路

皮肤病辨证，除遵从传统中医四诊合参、整体辨证的原则外，还要结合皮肤病自身皮疹特点，辨病与辨证结合，整体与局部辨证结合，以达到病证悉除、人体平衡的状态。

临床上，多根据患者局部炎性丘疹、结节，继发囊肿、脓肿、窦道，甚至瘢痕及脱发，结合病史，从而确定蝼蛄疖的诊断。然后根据病程、皮疹特点及伴随症状提供辨证依据，确定治疗原则。具体辨证步骤如下。

（1）辨病：根据皮疹特点及全身症状，辨为头部脓肿性穿掘性毛囊炎。

（2）辨证：根据病程及伴随症状，四诊合参，确定证型。

（3）辅助辨证：①辨人：人是大自然的产物，首先，人体出生时间不同，因而孕育生机不同，患病后会有相应寒暖燥湿内症可循。其次，形体有高瘦矮胖之分，形态有好动喜静之偏，性格有热情淡漠之别。因此，可以通过辨析人体外在特征，确定五行属性，指导临床辨证。②辨发病时间：人受命于天，人体阴阳消长、卫营运行、气血流注、五脏主时、脉象、色泽变化等均与自然界季节变化相应，人体气血阴阳因时间不同而呈现偏盛偏衰。

（三）治疗方案

1. 内治

目前国内对于头部脓肿性穿掘性毛囊炎的中医证型尚无统一的证治分型。通过总结诸位近现代医家的治疗经验，归纳临床常见证型如下。

（1）气滞痰凝证

症状：皮损多发生在枕部，多伴轻度疼痛或无疼痛；皮疹多为黄豆至花生大小结节，不红不热，质地较韧，类似囊肿样变。多无全身症状，或伴情志不畅、胸胁胀闷。舌苔薄腻，脉弦滑。

治法：理气化痰，软坚散结。

处方：通气散坚丸加减。药用陈皮、半夏、茯苓、甘草、石菖蒲、枳实、胆南星、天花粉、桔梗、川芎、海藻、当归、贝母、香附、黄芩。

（2）热毒蕴结证

症状：皮损可遍及头皮各处，表现为大小不等之红色结节、囊肿、脓肿；脓液稠稀不等，分泌物多；肉芽鲜红，创面肿胀明显；脓肿常穿通成瘘，可挤出脓性分泌物。伴发热、口渴、便秘，舌红、苔黄，脉数有力。

治法：清热解毒，消肿散结。

处方：仙方活命饮加减。药用金银花、野菊花、蒲公英、紫花地丁、天葵子、赤芍、当归、白芷、贝母、乳香、没药、穿山甲、天花粉。

（3）风湿热证

症状：头部可见散在大小不一的结节、囊肿、脓肿，易软化出脓，触之有波动感，易与周围皮损相通，形成塞孔样溢脓液，皮损表面毛发脱落，有明显压痛，常伴有头晕乏力、腹泻等全身症状，常反复发作，此起彼伏，舌红、苔黄腻，脉弦数。

治法：清热解毒，疏风利湿。

处方：解毒生肌汤加减。药用金银花、连翘、地肤子、地骨皮、泽兰叶、苍术、蛇床子、荆芥穗、防风、透骨草。

（4）阳虚寒凝证

症状：头皮局部可见散在的结节、囊肿、脓肿、溃疡等，溢脓较少，质地清稀，肉芽苍白，多伴瘢痕性脱发；常伴有畏寒肢冷，四肢喜温，少气懒言，神疲乏力等全身症状。舌淡胖、苔白滑，脉沉迟。

治法：温阳散寒，托毒外出。

处方：阳和汤加减。药用熟地黄、炙麻黄、肉桂、鹿角胶、白芥子、炮姜、当归尾、炙黄芪、生甘草。

2. 外治

中医外治疗法历史悠久、疗效独特、作用迅速、具有简、便、廉、验之特点。其治疗范围遍及内、外、妇、儿等学科，与内治法相比，具有"殊途同归，异曲同工"之妙，对"不肯服药之人，不能服药之症"更有其独特优势。蝼蛄疖作为一种慢性化脓性炎症性皮肤病，其治疗重点在于防治感染、预防扩散，其外治疗法常见以下几种。

（1）膏药贴敷：一般应用于疾病早期，具体是指药物研为细末后，与各种不同的液体调制成糊状制剂，然后贴敷于局部，以达到治疗疾病目的的方法。蝼蛄疖早期多表现为丘疹、脓肿、质地较硬的囊肿，局部表现为灼热红肿。可选用青敷膏（江苏省中医院院内制剂，主要成分为青黛）或如意金黄膏（主要成分为黄柏、苍术、天花粉、白芷、天南星、厚朴、陈皮、姜黄、大黄、甘草等）敷于患处，每12小时换药1次，直至囊肿、结节缩小，甚至消退，如果已经成脓或破溃则应选用中药湿敷或手术清创。

（2）中药湿敷：是指用纱布蘸取药汁敷于患处以治疗疾病的方法，具有抗感染、防渗出、收敛止痒、消肿止痛、促进愈合等作用。蝼蛄疖中期，皮损创面溃脓，溢出黏稠味重之分泌物时，可选五味消毒饮加味、收湿解毒汤等清热利湿解毒之剂进行湿敷。坚持使用，可及时控制感染，防止病灶扩展。

（四）案例分析

患者，男，41岁，出生于1976年6月。2017年7月26日初诊。

主诉：头部结节、脓肿伴疼痛3年，加重半月。

现病史：患者3年前头部出现散在大小不一的结节，部分化脓，曾口服及外用抗生素治疗，症状时轻时重，病情反复。半月前患者头枕部出现多个脓肿溢脓并贯通，遂来就诊。患者体型肥胖，大腹便便，性情急躁，诉平素胃胀不舒，口干，大便干结难解，舌红、苔薄少津，脉弦细。

专科情况：头顶及后枕部可见密集的黄豆至蚕豆大小的脓肿和结节，呈鲜红色，压痛明显。部分聚集的脓肿形成互通的窦道，压之有脓液溢出。后枕部可见散在瘢痕，部分形成瘢痕性脱发。

西医诊断：头部脓肿性穿掘性毛囊炎。

中医诊断：蝼蛄疖。

处方：坎离方加减。

酸枣仁 10g	百合 10g	知母 10g	生地黄 10g
山茱萸 10g	南沙参 10g	麦冬 10g	栀子 10g
夏枯草 10g	淡竹叶 10g	金银花 10g	连翘 10g

每日 1 剂，共 14 剂。

二诊（8月9日）：患者头部脓肿结节较前缩小，脓液有所减少，无新发皮疹，诉口干好转，大便易解。原方继进 14 剂。

三诊（8月24日）：患者头部脓肿结节明显缩小，脓液明显减少，胃胀感较前减轻，但皮疹局部疼痛隐作。守上方去金银花、连翘，加黄芪 20g、当归 10g，继服 14 剂。

四诊（9月8日）：患者头部脓肿结节基本扁平，基本无脓液，无新发皮疹，胃脘胀满、口干诸症已消。

分析：患者大腹便便，符合离中空的特点。生于炎夏，阳气蒸腾，火炎木焚。患者性情急躁，佐其木旺之征。木旺火炎，土燥不生，则胃脘胀满。火盛伤津耗液，土焦无以运化，则口干、大便难解。火旺木易焚，土焦无以固，则新发难生，久之则形成不可逆性的脱发。治以泻火滋阴、甘寒调候，方中栀子、百合、淡竹叶清心降火，泄肝旺；北沙参、麦冬润肺金，泄土壅；生地黄、山茱萸滋肾水，佐知母使焦土得润；夏枯草、酸枣仁养肝平肝；患者早期脓肿结节较多、疼痛明显，加金银花、连翘增强消肿散结之效。疾病后期，患者皮损逐渐好转，隐痛为主，酌加黄芪、当归以发挥补气养血之功，促进皮损愈合。

（五）临证经验

谭城教授认为皮肤病临证辨治有其特殊性，将传统中医理论内的"取向比类法"，结合"天人合一""整体观念"等概念创造性地应用于皮肤病宏观皮损及微观病理辨治当中，提出"火炎土焦"病机，针对此病机，自拟"坎离方"。火炎土焦证不仅适用于以脓肿结节为临床表现的头部脓肿性穿掘性毛囊炎，还适用于表现为红斑鳞屑的银屑病，具有红斑脱屑丘疹表现的玫瑰痤疮，足底皲裂脱屑之足癣，掌心足底见红斑鳞屑脓疱之掌跖脓疱病，等等。

头部脓肿性穿掘性毛囊炎表现为囊肿、结节、脓肿和窦道，演变为瘢痕性脱发。自然界，烈日暴晒，久旱土干，雨水洒落，燥土得润，万物蓬勃生长，然遇滂沱大雨，则形成处处泥潭，万物难以滋生。究其本质，热盛为本，高温不除，热气上腾，大雨不停，灾害不除。此外，干旱之地，岩体风化，遇降雨冲击，洪积及泥石顺势而下，则形成股股泥石流。究其本质，火盛土焦，水土不容，乃成其害。察脓肿，似此泥潭、泥石流之象，热盛土焦，水易浊。以头发类比树木花草，其正常生长依赖于大地的受纳与包容，若水土失调，发将无存。火性炎上，故可以将脓肿、结节等明显突出皮肤且发展迅速的皮损类比火象。镜下可见疱液内多含嗜酸性粒细胞及中性粒细胞，按"呼形喝象"理论，中性粒细胞取其"中"之名，五行属土，皮损色黄亦为土象。嗜酸细胞经苏木素–伊红染色，火属阳，其性炎上，在病理切片下呈红色，甚则见"火焰征"，红为火，故为火炎之象。临床上患者多生于立夏至大暑之间者，烈日炎炎，火盛水死，水火未济。患者大腹便便，符合离中空的特点。火炎木焚，患者多表现为性情急躁、控制力差。

蝼蛄疖不论其囊肿、结节、脓肿等宏观皮损，还是嗜酸性粒细胞或中性粒细胞的微观病理特征，以取类比象的思维，皆符合火炎土焦之象。因此，谭城教授以坎离方治疗蝼蛄疖，发挥其泻火滋阴、甘寒调候之功，使得燥土得润，化泄生金，五行流通，疾病乃愈。

（六）零金碎玉

蝼蛄疖的发病特点为多处发病，此愈彼起，疮面溃破后极易彼此贯通，故疮面护理干预对减少病情复发至关重要。对患者进行护理宣教的内容包括：①作息规律，忌熬夜，积极锻炼，增强体质；②清淡饮食，忌辛辣油腻刺激之品，多食水果、蔬菜，保持大便通畅；③注重头皮清洁卫生，勤洗头，勤理发，忌用发胶、发蜡等易致毛囊堵塞的产品。

此外，本病后期极易形成永久性瘢痕和脱发，使患者产生焦躁、紧张、自卑等不良情绪。皮肤科医生应当重视情志疏导，对患者开展耐心细致的解释工作，使患者对自身疾病有一正确的认识，增强患者战胜疾病的信心，同时鼓励患者进行文娱活动，纾解不良情绪，从而加快疾病的康复。

（七）专病专方

坎离方为治疗蝼蛄疖之专方，方中君药生地黄、知母性寒质润，泻火滋阴；臣药栀子、北沙参、麦冬等苦寒或甘寒，泻火生津，润肺金，泄壅土；佐药野百合、淡竹叶、山茱萸、夏枯草、酸枣仁，各入肺、心、肾、肝经流通五行，起养阴、清热、生津之效。诸药合用，共奏泻火滋阴、甘寒调候之功。

（八）问诊路径

（1）客观问诊、明确诊断：有针对性地询问患者，避免暗示性及诱导性问诊，明确主诉，并进行鉴别诊断，最后确定头部脓肿性穿掘性毛囊炎诊断。

（2）询问病史、判断病期：通过询问现病史，了解病程、诱发因素及治疗过程，结合现症，确定病期（早期、中期、后期）。初期以气滞痰凝为主，疼痛不明显，无溃脓，多无全身症状；中期以风湿热毒邪为主，表现为红色结节、囊肿、脓肿，脓液稠稀不等，分泌物量多，肉芽鲜红，创面肿胀明显，脓肿常穿通成瘘，可挤出脓性分泌物，或伴发热，口干口苦等全身症状；后期反复难愈，伤津耗血，则见溢脓较少、质地清稀，肉芽苍白，多伴瘢痕性脱发。

（3）明确证候，确立治疗方案：结合十问歌进行伴随症状协助证候诊断，初步拟定治疗方案。

（4）保证用药安全：询问既往史、食物药物过敏史及婚育史，排除用药禁忌。

第五节　湿疹

（一）疾病认识

湿疹，是临床上常见的炎症性、变应性皮肤病。中医学文献记载类似湿疹之病甚多，如周身遍发红粟、瘙痒剧烈者名粟疮，渗水淋漓、泛发全身者名浸淫疮，抓之出血者名血风疮。按照发病部位的不同，有旋耳疮、乳头风、脐疮、肾囊风等多种病名。《内经》云"诸痛痒疮皆属于心，诸湿肿满，皆属于脾"，为判断湿疹的病机打下了理论基础。参照湿疹（湿疮）中医诊疗专家共识（2016年），可将湿疮分为急性湿疮、亚急性湿疮和慢性湿疮。

（1）急性湿疮：皮损呈多形性，可见潮红、丘疹、水疱、糜烂、渗出、痂皮、脱屑等，常数种形态同时存在。起病急，自觉灼热，剧烈瘙痒。皮损常对称分布，以头、面、四肢远端、阴囊等处多见，亦可泛发全身。可发展成亚急性或慢性湿疮，时轻时重，反复不愈。

（2）亚急性湿疮：皮损渗出较少，以丘疹、丘疱疹、结痂、鳞屑为主。有轻度糜烂面，颜色较暗红，亦可见轻度浸润，剧烈瘙痒。

（3）慢性湿疮：多局限于某一部位，边界清楚，有明显的肥厚浸润，表面粗糙，或为苔藓样变，呈褐红或褐色，常伴有丘疹、疱疹、痂皮、抓痕。倾向湿润变化，常反复发作，时轻时重，有阵发性瘙痒。

（二）辨证思路

湿疹的发生常有内、外之因，管汾教授认为以内因为主，患者素体血热，或饮食不节，脾失健运，水湿停滞，湿热内蕴；又外因风邪所侵，风、湿、热三邪搏于肌肤，营卫失和而发病。急性期则表现为红斑、丘疹、水疱、脓疱、糜烂、渗液等，慢性期多由急性期演变而来，急性湿疹反复发作，病久邪深，湿郁化火，耗伤津血，以致血虚生风化燥，肤失濡养。

（三）治疗方案

1. 内治

（1）湿热浸淫证

症状：常见于急性湿疹。急性病程，皮损潮红，多见丘疹、丘疱疹、水疱，皮肤灼热，瘙痒剧烈，抓破后糜烂、渗出，可伴心烦，口渴，尿黄，便干，舌红、苔黄腻，脉滑。

辨证：湿热之邪，浸淫肌肤。

治法：清热利湿。

处方：萆薢 15g　　薏苡仁 30g　　赤茯苓 15g　　黄柏 10g
　　　　牡丹皮 15g　　泽泻 15g　　　滑石 30g　　　通草 10g

分析：方中萆薢为君药，清热别浊利湿，湿浊去则症自平。薏苡仁、赤茯苓益气健脾利湿为臣，脾气健则湿能化。滑石、通草渗湿降泄，使湿从小便而走；泽泻清热渗湿，利水而不伤阴；黄柏清热燥湿，功专利下焦湿热；牡丹皮清血分热，凉血活血散瘀。

（2）脾虚湿蕴证

症状：常见于亚急性湿疹。皮损以丘疹或丘疱疹为主，色暗或有鳞屑，少量渗出，瘙痒，可伴食少乏力，腹胀便溏，小便清长或微黄，舌淡胖、苔薄白或腻，脉濡。

辨证：脾气亏虚，湿邪内生。

治法：健脾利湿。

处方：苍术 10g　　厚朴 10g　　陈皮 6g　　　猪苓 15g
　　　　泽泻 15g　　赤茯苓 15g　白术 10g　　滑石 30g
　　　　防风 10g　　山栀子 10g　木通 6g　　　肉桂 6g
　　　　生甘草 5g

分析：草薢利水祛湿，分清化浊；黄柏清热利湿，解毒疗疮；泽泻渗湿泄热；薏苡仁利水渗湿，赤茯苓分利湿热，滑石利水通泄；牡丹皮清热凉血、活血化瘀，清膀胱湿热，泻肾经相火，共同辅助使下焦湿热从小便排出；通草清热滑窍，通利小便，使湿热随小便而出。诸药合用，共奏导湿下行、利水清热之功。

（3）风湿袭表证

症状：常见于急性湿疹初发者或慢性湿疹急性发作。病变进展快，皮损以红色丘疹为主，可见鳞屑、结痂，渗出不明显，皮肤灼热，瘙痒剧烈，可伴发热、口渴，舌红或边尖红、苔薄黄，脉浮。

辨证：风湿二邪蕴结肌肤。

治法：祛风除湿。

处方：消风散加减。

当归 10g	生地黄 15g	防风 10g	蝉蜕 6g
知母 10g	苦参 10g	胡麻仁 10g	荆芥 10g
苍术 10g	牛蒡子 10g	石膏 30g	生甘草 6g
木通 6g			

分析：方中荆芥、防风、牛蒡子、蝉蜕疏风透邪，消疹止痒，共为君药。苍术辛苦散风燥湿，苦参苦寒清热燥湿，木通苦寒渗利湿热，共为臣药。石膏、知母清热泻火，生地黄清热养血，合当归养血活血，胡麻仁润燥养阴，扶已伤之阴血，又制祛风除湿药之燥利，寓有"治风先治血"之意，共为佐药。生甘草解毒和中、调和诸药，为佐使。

（4）血虚风燥证

症状：常见于慢性湿疹。皮损干燥脱屑、粗糙肥厚、苔藓样变、抓痕，瘙痒严重，可伴口唇淡白，月经色淡，舌淡、苔白，脉细弱。

辨证：阴血亏虚，内燥生风。

治法：养血祛风。

处方：			
当归 10g	白芍 10g	川芎 10g	生地黄 15g
蒺藜 12g	防风 10g	荆芥 10g	何首乌 10g
黄芪 12g	炙甘草 5g		

分析：方中当归为君药，补血活血、调益荣卫。白芍补肝阴，生地黄凉血生津，川芎行气活血，黄芪补气升提，川芎、黄芪相配伍则补血不碍气，行气不伤血，以上四味共为臣药，益气补血，润燥滋阴。防风、荆芥祛风散邪，透疹止痒，何首乌补益精血，能解疮、疬毒邪，蒺藜行气祛风，此四味为佐药，

增强祛风止痒之力。甘草调和诸药，为使药。

（5）阴虚湿热证

症状：主要见于慢性湿疹。皮损表现为丘疹散在或集簇，渗水不多而旷日持久，皮肤干燥或有脱屑，瘙痒不休，兼见口渴不思饮，舌红绛少津、苔净或根部稍腻，脉弦细。

辨证：阴津亏虚，湿热内生。

治法：滋阴除湿。

处方：

川芎 10g	当归 10g	白芍 10g	熟地黄 10g
柴胡 6g	黄芩 10g	陈皮 6g	知母 10g
贝母 10g	泽泻 15g	地骨皮 10g	生甘草 5g

分析：方中当归、熟地黄、白芍、知母具有养血滋阴之效为君药，滋阴而不助湿。泽泻渗利湿热，使邪随便去，陈皮、贝母化痰散结，黄芩、柴胡清热除湿，湿热之邪日久，胶着难解，四者相合共为臣药有祛除湿热顽痰之意。地骨皮清营分虚热，助君药滋阴清热。

2. 外治

（1）中药药浴：急性期可选用苦参、白鲜皮、地肤子、马齿苋、黄柏等药物，以清热燥湿、凉血止痒；慢性湿疹可选用当归、桃仁、生地、鸡血藤，以滋阴养血、润燥止痒。根据患者的病情进行施浴，选择不同的方药及药浴方法。病变范围小的，可局部洗浴；病变范围大的，可全身洗浴。水温宜控制在38℃~43℃，微微发汗即可。每次 20 分钟，每日 1 次。中药药浴适用于急性、亚急性及慢性湿疹皮损明显渗出者，具有清热凉血、祛风止痒、养血润燥之功；

（2）中药溻渍：采用黄柏溶液、三黄洗剂等具有清热燥湿止痒功效的药液浸湿消毒纱布 4~6 层后，拧至不滴水对皮损进行冷湿敷，每次 20 分钟，每日 2~4 次或遵医嘱。中药溻渍适用于炎症较重，渗出明显的皮损，具有清热燥湿止痒之效。

（3）臭氧治疗：患者在专业医护人员的指导下进行臭氧水浸泡（浓度 3.5~7.5mg/L），每次 20~30 分钟，每日 1 次，至少连续治疗 4 次，每次治疗结束将皮损处半擦干后涂抹保湿剂。研究表明，臭氧水可快速渗透皮肤，进入细胞，增加皮损处组织的含氧量，促进释放多种血管舒张因子，改善血管通透性，有利于水肿的消除。臭氧不仅可以消肿还可以杀菌，且杀菌后释放氧气，安全性高、刺激性小，促进伤口愈合。

此外，亦可根据病情选用普通针刺、火针、灸疗、穴位注射、穴位贴敷、穴位埋线、皮肤撽针等外治疗法。

（四）典型案例

魏跃钢医案

刘某，男，76岁，2018年10月9日初诊。

初诊：患者1个月前无明显诱因双小腿出现红斑、丘疹伴瘙痒，一开始未予重视，自行搔抓，后瘙痒逐渐加重，出现破溃，遂至我院皮肤科门诊就诊。患者诉二便正常，平素偶有饮酒。查体：双小腿胫前及足背有红斑、丘疹，部分连成片状，可见少许蚕豆大小的糜烂面，双下肢轻度肿胀，皮疹处有明显抓痕和少量液体渗出。舌红、苔黄腻，脉弦。

西医诊断：湿疹。

中医诊断：湿疮病。

辨证：患者老年男性，平素有饮酒史，酒为阳热之品，易生湿化热，湿热蕴结肌肤，出现红斑、丘疹、渗液，辨为湿热浸淫证。

治法：清热利湿。

处方：

生地黄15g	牡丹皮15g	苦参10g	黄芩10g
黄柏10g	白鲜皮10g	大腹皮20g	茯苓15g
金银花15g	紫花地丁15g	泽泻15g	乌梢蛇10g
白花蛇舌草15g	徐长卿15g	生甘草5g	

二诊（2018年10月24日）：服药以来，患者诉双下肢肿胀稍有缓解，糜烂面较前减小，渗液较前大大减少，红斑颜色较前变暗，但患者皮疹仍有瘙痒，抓痕仍然明显。舌红、苔黄稍腻，脉弦。原方去金银花、紫花地丁、大腹皮，加茯苓皮15g、当归15g，继续服用14剂。

三诊（2018年11月10日）：患者诉瘙痒有所减轻，双下肢肿胀较前明显好转，糜烂面愈合，未见明显渗液，大便干，口干。舌红、苔少，脉弦细。原方去黄柏、茯苓皮、乌梢蛇，加天花粉10g、炒白芍10g，14剂继服。

患者后间断于魏主任门诊复诊，瘙痒反复，红斑丘疹颜色较暗，双下肢无明显肿胀。

分析：魏跃钢教授认为诸痛痒疮皆属于心，心火炽盛，产生血热，遂身起红斑、丘疹；血热生风，故瘙痒不已。平素嗜食辛辣炙煿之品，易酿生湿热，蕴结肌肤。魏教授治疗急性湿疹，善清热凉血、健脾利湿，以生地黄、牡丹皮、黄芩、金银花等清热凉血，茯苓、泽泻健脾利湿，黄柏、苦参、白鲜皮清热除湿。治疗顽固性瘙痒，可以配合白花蛇舌草、徐长卿等清热利湿止痒之品，效果颇佳。急性湿疹演变为慢性湿疹时，遵循"治风先治血，血行风自灭"的原则，加入当归、白芍、熟地黄等滋养阴血之品，减少清热利湿药伤阴之弊。

（五）临证经验

吴孟皮科流派认为湿疮乃风湿热邪累及心、脾、肺等脏所致。风为百病之长，湿疹发作时多瘙痒无度，而痒必夹风。风为阳邪，易于化热，故风热常相互搏结于肤，玄府开泄，气血运行加速，皮肤出现潮红、灼热之状。风湿热蕴，伤及脾经，脾失健运，湿蕴肌肤。若心营不足，肌肤失养，或湿热毒邪日久，脾胃失其健运，气血生化不足，肝血失濡，阴虚风生，内外风邪合力，进一步加重病情。因此，治疗湿疮应重视清热消风、清营利湿、健脾化湿、养血祛风。

吴孟皮科流派还主张"和缓醇正"的医学思想。具体体现在三方面：①用药轻灵：江南地带鲜品醇正，柔者力倍，刚者亦润。孟河名医丁甘仁治疗湿疮，风湿热蕴者，善用肥玉竹、肥知母、生薏苡仁、苦参、绿豆衣等，均为鲜品药材。取其轻灵，药效倍佳。②辨证细腻，制方灵活：管汾教授继承发扬孟河医家辨证细腻的特点，在传统中医辨证论治的基础上，主张先明确皮肤病诊断再辨证施药，应判断预后，辨明轻重缓急。③剂型多变：湿疮的治法灵活多样，但不论内治还是外治，均以辨证为基础。临床常根据患者体质、病程等改变药物剂型，如丁甘仁指出慢性湿疹的病机复杂、病程漫长，可以丸代煎。

吴孟医家擅长运用虫类药物，但虫类药物多具有毒性和燥性，故多强调药品炮制的重要性，以实现峻药缓投，或直接运用皮壳，如蝉蜕、蛇蜕等，也能取得佳效。

（六）专病专方

萆薢渗湿汤

组成：萆薢 15g，薏苡仁 30g，赤茯苓 15g，黄柏 10g，牡丹皮 15g，泽泻 15g，滑石 30g，通草 10g。

湿疹的发生常有内、外之因共同作用，管汾教授认为以内因为主，患者素体血热，或饮食不节，脾失健运，水湿停滞，湿热内蕴，外因风邪所侵。风、湿、热三邪搏于肌肤，营卫失和而发病。方中萆薢利水祛湿，分清化浊；黄柏清热利湿，解毒疗疮；泽泻渗湿泄热；薏苡仁利水渗湿，赤茯苓分利湿热，滑石利水通泄；牡丹皮清热凉血，活血化瘀，清膀胱湿热，泻肾经相火；通草清热滑窍，通利小便，使湿热随小便而出。诸药合用，共奏导湿下行，利水清热之功。

（七）问诊路径

（1）皮损出现的时间。

（2）皮损的大小、外观、范围是否发生变化。

（3）皮损是否瘙痒。

（4）近期是否食用海鲜等发物。

（5）近期是否外用护肤品或者药物，是否接触某些特殊化学物质。

（6）有无进行过治疗，效果如何。

（7）既往是否有过类似症状。

（8）是否有高血压、糖尿病等慢性病病史。

（9）是否有药物过敏史。

第六节　荨麻疹

（一）疾病认识

荨麻疹是一种以皮肤出现红色或苍白色风团，时隐时现为特征的瘙痒性、过敏性皮肤病，俗称"风疹块"。临床上较为常见，是由于皮肤、黏膜小血管扩张及渗透性增加而出现的一种局限性水肿反应，通常在2~24小时消退，但反复发生新的皮疹，其基本皮疹为风团，病程迁延数日至数月。

荨麻疹属于中医学"瘾疹"范畴，"瘾疹"一名最早出现于春秋时期。《素问·四时刺逆从论篇》言："少阴有余，病皮痹隐疹。"这是"瘾疹"作为病名出现的最早记载。隋代出现了赤疹和白疹的分类。《诸病源候论·风病诸候下·风瘙隐轸生疮候》言："邪气客于皮肤，复逢风寒相折，则起风瘙隐轸。若赤轸者，由凉湿折于肌中之热，热结成赤轸也，得天热则剧，取冷则灭也。白轸者，由风气折于肌中热，热与风相搏所为。白轸得天阴雨冷则剧，出风中亦剧，得晴暖则灭，著衣身暖亦瘥也。""风疹瘙疮"首见于《备急千金要方》，《备急千金要方》卷八《论杂风状》云："风邪客于肌肤，虚痒成风疹瘙疮。""鬼饭疙瘩"首见于清代医家吴谦所著《医宗金鉴》："此证俗称鬼饭疙瘩，由汗出受风，或露卧寒凉，风邪多中表虚之人，初起皮肤作痒，次发扁疙瘩，形如豆瓣，堆累成片。"明代医家王肯堂《证治准绳·疡医》曰："古方亦名为瘾疹，非特风寒热，亦兼备四气，近世方论呼为白婆瘼，赤为血风。"

吴淞教授认为，本病病因或为禀性不耐，或为外邪侵袭，或为饮食失调，或为七情内伤，或为卫外不固，等等；诱因或为风邪客于肌表，或为肠胃湿热郁于肌肤，或为情志内伤、冲任失调、肝肾不足，故使风邪气血相搏结于肌肤，或为气血不足，虚风内生。

（二）辨证思路

荨麻疹证候演变，需将局部辨证与整体辨证相结合考虑，重视辨证分期治疗。通常初诊患者的证型及演变有二：其一为肺卫不固兼有湿热证，经治疗一段时间后，随着病情的减轻，舌质由红转为淡红或淡白，提示邪有出路；其二为风湿热蕴肤证，通过治疗，风湿热邪祛除，达到痊愈，或风湿热少去，但又出现肺卫不固证。证候多变，难以一一详述，然总由"虚实夹杂"逐渐转为纯虚，或"先实后虚"。故证型的不断变化要求医者辨证精细，适时调整治法及方药，效不更方和效必更方运用得当，才能取得满意疗效。

（三）治疗方案

1. 内治

（1）风胜热盛证

症状：风团色红，遇热增剧，得冷则瘥。恶风微热，口渴心烦。舌红、苔薄黄，脉浮数。

治法：祛风清热。

处方：消风散加减。荆芥、防风、牛蒡子、苦参、蝉蜕、煅石膏、知母、生地黄、胡麻仁、木通、生甘草等。

（2）风寒外袭证

症状：发疹色淡红或白，浸涉冷水或吹风受寒后加重，得暖则轻。自觉恶寒恶风，口不渴。苔薄白，脉浮缓。

治法：疏风散寒。

处方：麻黄汤或桂枝汤加减。麻黄、桂枝、白芍、羌活、独活、荆芥、白鲜皮、生姜、炙甘草、红枣等。

（3）卫阳不固证

症状：患者平素多汗，发疹每于汗出后，皮疹多为针头或豆大，少呈大片者。发病时觉凛凛恶寒，微微自汗。发作不休，顽固难治。舌淡苔薄，脉沉细。

治法：固表敛汗祛风。

处方：玉屏风散加减。黄芪、白术、防风，牡蛎、碧桃干、浮小麦、牛蒡子、蝉蜕、苍耳子、生甘草等。

（4）阴虚火旺证

症状：病多发于午后或晚间，皮疹时隐时现，面色萎黄，偶有头晕眼花、潮热颧红、口干咽燥、手足心热等阴虚之证。舌红苔光，脉细数无力。

治法：养血滋阴降火。

处方：四物汤合青蒿鳖甲汤加减。当归、生地黄、何首乌、玄参、地骨皮、白芍，青蒿、龟甲、鳖甲、钩藤、甘草等。

（5）气血两虚证

症状：大都系久病后耗气伤血所致，发疹不息，食纳锐减，夜寐欠安，神情疲惫，面色苍白，肢软无力，动辄气喘，唇甲色淡。舌体胖嫩、质淡，脉细弱。

治法：补血益气。

处方：八珍汤加减。黄芪、党参、茯苓、白术、当归、丹参、炙鸡内金、焦神曲、炒枣仁、合欢皮、炙甘草等。

（6）心阴不足证

症状：多于情绪波动或心神不宁之际发病，风团隐红。伴心悸健忘，失眠多梦。舌红苔少，脉细数。

治法：补血宁心。

处方：天王补心丹合朱砂安神丸加减。当归、生地黄、熟地黄、白芍、茯神、何首乌、龙骨、牡蛎、珍珠母，远志、五味子、炙甘草等。

（7）脾胃湿热证

症状：发疹时脘腹疼痛难忍，拒按，甚则坐卧不安，不能进食，倦怠无力，大便溏泄，间或秘结。舌红苔黄腻，脉濡数。

治法：清肠泄热，利胆化湿。

处方：除湿胃苓汤合茵陈蒿汤加减。茯苓、苍术、白术、厚朴、山栀子、茵陈、泽泻、薏苡仁、枳壳、大黄等。

（8）热毒燔营证

症状：多因食物中毒或服药致病。发病突然，疹块弥漫全身并呈大片鲜红色，瘙痒剧烈，并伴高热恶寒，口渴喜冷饮，甚或面红目赤，心烦不安，小便短赤，大便秘结或溏薄。舌红苔黄，脉洪数。

治法：泻火清营，凉血解毒。

处方：清瘟败毒饮加减。黄连、黄芩、生石膏、知母、金银花、玄参、人中黄、芦根、土茯苓、滑石、生甘草等。

（9）虫积伤脾证

症状：此证多见于患有肠寄生虫或丘疹性荨麻疹的儿童。患儿往往身体消瘦，面黄或有白斑，时有脐周疼痛，偏嗜零食，睡中磨牙。大便常规检查中寄生虫卵多为阳性。苔白或腻，脉濡。

治法：驱虫健脾，消食化滞。

处方：化虫丸合保和丸加减。使君子、槟榔、苦楝皮、木香、茯苓、山楂、神曲、白术、甘草等。

（10）冲任失调证

症状：多为女性，往往月经不调，超前落后，经来腹痛，色紫红或有瘀块。发疹多于经前，经后可不治自消。舌有紫气、苔薄，脉弦数。

治法：调摄冲任。

处方：桃红四物汤加减。桃仁、红花、丹参、当归、赤芍、川芎、香附、木香、菟丝子、淫羊藿、巴戟天、甘草等。

（四）案例分析

吴淞医案

王某，女，31岁，2018年7月6日初诊。

主诉：全身风团瘙痒间作3年余，加重4个月。

病史：患者3年前无明显诱因全身散在小风团，瘙痒，时隐时现，未予重视及治疗。4个月前吃鱼后皮损加重，全身出现大片风团，瘙痒难耐，发疹时脘腹疼痛难忍，拒按，甚则坐卧不安，不能进食，倦怠无力，曾在多家医院进行中西药治疗，病情可控，停药则发。现风团每日出，瘙痒，纳眠可，大便溏泄，间或秘结。舌稍红、苔黄腻，脉濡数。

西医诊断：慢性荨麻疹。

中医诊断：瘾疹（脾胃湿热证）。

治法：清肠泄热，利胆化湿。

处方：

茯苓 10g	苍术 10g	白术 10g	厚朴 10g
山栀子 10g	茵陈 10g	泽泻 10g	薏苡仁 30g
枳壳 10g	大黄 6g		

14剂，水煎服。枸地氯雷他定片8.8mg，每日睡前服。

复诊：用药后风团仅少许出，舌稍红、苔薄白，脉左弱右沉。继服原方加减1个月后，西药减量，风团不出，舌稍红、苔薄黄，脉沉稍弱。再服原方加减2个月，病愈。随访风疹未发。

分析：患者为青年女性，全身出现风团，伴瘙痒，又有舌稍红、苔黄腻等实证表现，脉症合参，当属脾胃湿热证。治以清肠泄热，利胆化湿。药证相符，顽疾得愈。

（五）零金碎玉

慢性荨麻疹患者大多数病程较长，或已接受过西药治疗而对本病信心不足，抱着试一试的态度前来就诊。基于患者这种心态，吴淞教授建议接诊时不应孤立地只针对病情，同时还要考虑患者的心理感受，立足整体，用心沟通、耐心倾听，设计出个体化的中医治疗方案，以增强患者治疗的信心，而患者也会主动配合，坚持治疗，使依从性大大提高。主要采用中西医结合的方法治疗，既辨证用中药整体调节，又用西药快速控制风团，之后逐渐减少西药用量至停，中药持续服用，并根据证候演变灵活用药，在已经取得疗效的基础上不断鼓励患者，直至疾病痊愈。

（六）专病专方

消风散

组成：当归 10g、生地黄 10g、防风 10g、蝉蜕 10g、知母 10g、苦参 10g、胡麻仁 10g、荆芥 10g、苍术 10g、牛蒡子 10g、石膏 10g、甘草 6g、木通 3g。

本方所治之风疹，是由风湿或风热之邪侵袭人体，浸淫血脉，内不得疏泄，外不得透达，郁于肌肤腠理之间所致。治宜疏风为主，佐以清热除湿之法。痒自风而来，止痒必先疏风，故以荆芥、防风、牛蒡子、蝉蜕之辛散透达，疏风散邪，使风去则痒止，共为君药。配伍苍术祛风燥湿，苦参清热燥湿，木通渗利湿热，是为湿邪而设；石膏、知母清热泻火，是为热邪而用，俱为臣药。然风热内郁，易耗伤阴血，湿热浸淫，易瘀阻血脉，故以当归、生地黄、胡麻仁养血活血，并寓"治风先治血，血行风自灭"之意为佐。甘草清热解毒、和中调药，为佐使。

风疹属虚寒者，不宜用。服药期间，应忌食辛辣、鱼腥、烟酒、浓茶等，以免影响疗效。

（七）问诊路径

荨麻疹皮疹较单一，表现为风团。临床问诊可包括问病程、问皮损变化情况、问情绪、问饮食、问睡眠、问二便等方面，具体如下。

（1）皮损出现的时间和皮损消退的时间。

（2）皮损的大小、外观、范围、数量等是否发生变化。

（3）皮损出现前是否有可疑诱因，如食物、药物、物理因素、精神因素等。

（4）有无其他不适症状，如皮损疼痛、关节疼痛等，是否伴有胸闷、呼吸不畅。

（5）是否有家族史。

（6）是否伴有过敏性鼻炎、哮喘等疾病。

（7）是否进行过治疗，效果如何。

（8）是否合并其他内科基础疾病，肝肾功能如何。

第七节　扁平苔藓

（一）疾病认识

扁平苔藓是一种不明原因引起的累及皮肤、毛囊、指（趾）甲、黏膜的慢性炎症性疾病，多发于中年人。表现为小的、紫红色、多角形扁平丘疹，表面有光泽，可见白色网状条纹（威克姆纹），多分布于手腕和前臂的屈侧，以及手背、前臂、颈部、骶尾部，可对称分布或发于一侧一处，亦可泛发全身。患者自觉瘙痒，搔抓后损害沿着抓痕形成条状或串珠状排列的新损害（同形反应），反复搔抓易形成肥厚的疣状斑。扁平苔藓可累及黏膜部位，最常发生于口腔，表现为双颊黏膜为主的白色网状细纹，也可出现糜烂、溃疡、大疱，伴有烧灼感。部分患者可发生甲扁平苔藓，表现为甲板增厚、粗糙、凹凸不平，也可出现萎缩，特征性表现为甲翼状胬肉——甲板消失，甲小皮向前覆盖甲床。

扁平苔藓属中医学"紫癜风"范畴，宋代《圣济总录》对本病的临床表现及病因病机都有记载，以后各家宗其说，曰："紫癜风之状，皮肤生紫点，搔之皮起而不痒痛是也，此由风邪挟湿，客在腠理，荣卫壅滞，不得宣泄，蕴瘀皮肤，致令色紫，故名紫癜风。"明代医家王肯堂之《证治准绳·疡医》云："夫紫癜风者，由皮肤生紫点，搔之皮起而不痒痛者是也。此皆风湿邪气客于腠理，与气血相搏，致营卫痞涩，风冷于肌肉之间，故令色紫也。白花蛇散，治紫癜风……酸不榴丸，治紫癜风，其效如神……硫磺膏，治紫癜风。"清代医家王清任之《医林改错》以通窍活血汤治疗紫癜风，曰："紫癜风血瘀于肤里，治法照白癜风，无不应手取效。"风湿热及血瘀为其主要病机。明代医家李时珍在《本草纲目》中写道"口中生蕈，用醋漱口"，首次提出"口蕈"，被后世医家沿用，相当于口腔扁平苔藓。本病由湿热内蕴，外受风邪，风湿热搏结，阻于肌肤所致。若风湿热久羁，郁而不解，阻于经脉，以致气血瘀滞，皮疹经久不退，病程缓慢缠绵。或因肝肾阴虚，虚火上炎，口腔、唇、齿龈等部位失于濡养，亦可发生白色皮疹。

（二）辨证思路

古代医家认为紫癜风多由外感风湿热邪，郁于皮肤黏膜，局部气血瘀滞而发。其主要病因是风邪夹湿，兼有热、瘀、虚等致病因素。

管汾教授认为本病之病因病机虚实夹杂，有内外之分。外因主要与风、湿、热等外邪侵袭有关，内因主要有肝肾阴虚、脾虚失运、气滞血瘀等，应根据局部及整体辨证，制定祛风、利湿、清热、化瘀、滋阴、健脾等各有侧重的治疗方案。

（三）治疗方案

1. 内治

（1）风热蕴肤证

症状：发病较急，迅速泛发全身。皮疹紫红，表面光滑，中心凹陷，常呈多角形，阵发刺痒。舌质或紫或红，脉浮数。

辨证：风热外袭，郁于肌肤。

治法：疏风清热，养血润燥。

处方：荆芥 10g　　　防风 10g　　　蝉蜕 6g　　　牛蒡子 10g
　　　苍术 10g　　　苦参 10g　　　知母 10g　　　金银花 10~15g
　　　生地黄 12~15g　当归 10g　　　生甘草 5g

加减：瘙痒剧烈者，加乌梢蛇 10g、白僵蚕 10g。

分析：此证乃风热之邪侵袭人体，浸淫血脉，内不得疏泄，外不得透达，郁于肌肤腠理之间所致。以消风散加减治疗。方中荆芥、防风、牛蒡子、蝉蜕辛散透达，疏风散邪，使风去则痒止，共为君药；苍术祛风燥湿，苦参清利湿热，金银花清热解毒，知母清热泻火，俱为臣药；因风热内郁，易耗伤阴血，故佐以当归、生地黄滋阴养血润燥，并寓"治风先治血，血行风自灭"之意，为佐药；甘草清热解毒，和中调药。

（2）湿毒瘀阻证

症状：慢性病程，皮疹融合成肥厚斑片，呈典型的紫蓝色，奇痒难忍。舌有瘀斑或带紫气、苔薄润，脉多濡细或弦。

辨证：湿毒瘀阻，气血凝滞。

治法：活血祛瘀，清热利湿。

处方：鸡血藤 15g　　丹参 10g　　　鬼箭羽 15g　　赤芍 10g
　　　金银花 15g　　连翘 10g　　　徐长卿 10g　　秦艽 10g
　　　泽泻 10g　　　白鲜皮 10g　　地肤子 15g　　生甘草 5g

加减：奇痒难忍者，加全蝎 5g、蜈蚣 3 条。

分析：病程缠绵，风湿热与气血相搏，血瘀于肤里，皮疹肥厚而呈紫蓝色，治疗以活血化瘀为主。方中鸡血藤、丹参活血补血祛瘀，鬼箭羽破血解毒消肿，赤芍清热凉血、散瘀止痛，共为君药；徐长卿、秦艽祛风化湿，止痛止痒，泽泻利水渗湿，白鲜皮、地肤子清热燥湿，祛风止痒，共为臣药；金银花、连翘清热解毒、散结消肿；甘草清热解毒，和中调药。

（3）肝肾阴虚证

症状：多见于口腔黏膜扁平苔藓患者，可伴皮肤损害。黏膜部发疹呈乳白色条纹或网状、环状排列，自觉局部干涩感，对辛辣刺激特别敏感。舌质偏红，脉细涩。

辨证：肝肾阴虚，虚火上炎。

治法：补益肝肾，滋阴降火。

处方：熟地黄 15g　　山茱萸 10g　　山药 10g　　泽泻 10g

　　　牡丹皮 10g　　茯苓 10g　　枸杞子 10g　　麦冬 10g

　　　玄参 10g　　石斛 10g　　生甘草 5g

加减：局部干涩感明显者加南沙参 15g、北沙参 15g。

分析：肝肾阴虚，虚火上炎，口腔、唇、齿龈等部位失于濡养，发生白色条纹或网状皮疹。以六味地黄丸合增液汤加减，方中熟地黄滋阴补肾，填精益髓，为君药；山茱萸、枸杞子补养肝肾，山药补益脾阴，麦冬、玄参滋阴生津，润燥降火，共为臣药。配伍泽泻利湿泄浊，并防熟地黄之滋腻恋邪；牡丹皮清泄相火，并制山茱萸之温涩；茯苓淡渗脾湿，并助山药之健运，均为佐药。生甘草调和诸药。

（4）脾虚湿阻证

症状：口腔黏膜在白纹间常有充血糜烂和溃疡，自觉疼痛，且伴有口干黏腻不欲饮，头胀如裹，胃脘不适，纳呆泛恶，肢重酸楚，大便溏薄。舌淡胖、苔白厚腻，脉濡滑。

辨证：脾失健运、湿热内阻。

治法：健脾益气，燥湿清热。

处方：党参 10g　　茯苓 10g　　白术 10g　　淮山药 10g

　　　莲子 10g　　薏苡仁 20g　　姜厚朴 6g　　白花蛇舌草 30g

　　　生甘草 5g

加减：局部黏膜充血糜烂者加黄连 3g、金银花 10g；胃脘不适、纳呆者，加焦山楂、焦神曲各 15g。

分析：口为脾之外窍，脾胃虚弱，运化失司，湿热内蕴，从而引起口腔黏膜在白纹间有充血糜烂和溃疡。治疗本型应抓住其脾虚为本，湿热蕴结为标的病机关键，通过补气健脾、清热利湿，使气血生化有源，黏膜得以滋养，水湿得以运化，尽祛湿邪缠绵难愈之势。方中党参补中益气、健脾益肺；白术健脾燥湿，加强益气助运之力；配以茯苓、薏苡仁、山药之甘淡，莲子之甘涩，辅助白术健脾，又能渗湿；姜厚朴宽中理气、化湿开郁，白花蛇舌草清热解毒、利湿化瘀，甘草益气和中、调和诸药。各药合用，补其虚，除其湿，行其滞，调其气，和脾胃，则诸症自除。

2. 外治

（1）皮炎洗剂：按 1:（10~30）的比例稀释后外洗皮疹处，每次 20~30 分钟，每日 2 次。皮炎洗剂由黄芩、黄连、黄柏、苦参组成，有清热解毒、燥湿止痒的作用。

（2）加味黄芩油膏：外搽，每日 2 次。

（3）养阴生肌散：组成为雄黄、生石膏、青黛、龙胆草、生蒲黄、黄柏、薄荷、甘草、儿茶、冰片。可用于治疗黏膜扁平苔藓，每日 2 次吹患处。

（4）菊花、金银花各 9g，泡茶频频含漱，每日数次，适用于口腔扁平苔藓糜烂型。

（四）案例分析

1. 干祖望医案

董某，女，68 岁。1991 年 2 月 24 日初诊。

初诊：患者左颊黏膜粗糙 20 年。曾被诊断为"扁平苔藓、鳞状上皮轻度不典型增生"。刻下见左颊黏膜角化严重，病变区韧厚而色灰，周围轻度充血，舌两侧色紫、苔黄腻，脉平稍细。

西医诊断：扁平苔藓。

中医诊断：紫癜风、口覃。

辨证：湿浊内蕴，脾虚瘀滞。

治法：健脾燥湿，化瘀破滞。

处方：
三棱 6g	莪术 6g	红花 6g	桃仁 10g
益母草 10g	太子参 10g	白术 6g	茯苓 10g
鸡内金 10g	山楂 10g		

二诊（1991 年 7 月 9 日）：上方连服 100 剂。自觉症状明显好转，两颊黏膜韧厚灰白色角化全部消失，唯见局部黏膜下层小血管迂曲怒张，舌苔粗腻，舌质紫意变淡，脉平。仍步前旨，稍偏于补，药用党参 10g、白术 6g、黄芪 10g、茯苓 10g、山药 10g、红花 6g、桃仁 10g、鸡内金 10g、山楂 10g、六神曲 10g、甘草 3g。嘱服 10 剂巩固。随访时已痊愈。

分析：口腔黏膜病变都本源于脾，标在于湿，因口为脾之外窍，脾主肌肉，脾病则湿生，湿蒸则出现口腔病变。本例患者证属脾虚湿阻，气滞血瘀，气血循行障碍，津液不能输布患处致局部角化，苔腻舌紫，以党参、白术、茯苓、黄芪、山药、鸡内金、山楂、六神曲健脾益气，助运化浊，以三棱、莪术、红花、桃仁、益母草化瘀破滞，终致脾气健旺，湿化瘀散，病告痊愈。

2. 管汾医案

赵某，男，67岁。

初诊：患者自1974年12月开始四肢泛发颗粒、红斑，伴痒，以后红斑逐渐扩大并增厚，呈紫红或紫黑色，躯干部亦有同样损害。曾疑为蕈样肉芽肿、扁平苔藓，用过钙剂、氯喹、灰黄霉素等治疗，效果不著。检查时见主要在两小腿部有大片浸润肥厚斑块，边缘清楚，斑色深紫，表面光滑。在斑块周围，详审之可见粟粒或绿豆大扁平紫色丘疹，散在或密集分布。此外，在胸、背、耳后及上肢等处亦可见类似大小不等的同样损害。口腔两颊黏膜部、唇内侧黏膜部亦可见乳白色呈网状结构的小丘疹，唇部丘疹色紫。舌带紫气，苔薄。于小腿皮损进行病理活检，报告符合扁平苔藓的诊断。

西医诊断：扁平苔藓。

中医诊断：紫癜风。

辨证：湿毒瘀阻，气血凝滞。

治法：活血祛瘀，清热利湿。

处方：鸡血藤30g　　丹参15g　　赤芍9g　　鬼箭羽30g
　　　　牛膝9g　　　茜草9g　　薏苡仁15g　黄柏9g
　　　　玄参9g　　　泽泻9g　　生地黄9g　当归9g。

按上方加减，断续服药半年余，皮疹大多变平坦，瘙痒减轻，仅留色素沉着。再行皮损活检，除真皮上部尚有轻度炎性细胞浸润外，较初诊时明显好转，故仍予原方加减。

1个月后再诊时，患者皮肤损害基本消退，仅留紫褐色色素沉着斑。但口腔黏膜内发疹未全退，故改投以滋补肝肾，养阴和胃方。

分析：患者斑块浸润肥厚、斑色深紫、舌带紫气，证属湿毒瘀阻，气血凝滞，法当活血祛瘀、清热利湿。故方中用鸡血藤、丹参、当归活血补血祛瘀，鬼箭羽破血解毒消肿，赤芍及茜草清热凉血、散瘀止痛，牛膝逐瘀通经、补肝肾，共发挥活血化瘀之力；薏苡仁健脾祛湿、泽泻利水渗湿、黄柏清热燥湿，共起清热利湿之效；玄参、生地黄清热凉血，养阴生津。

3. 王晓华医案

严某，男，37岁。2016年7月12日初诊。

初诊：患者自2年前开始口腔颊黏膜时有疼痛等不适感，当地医院口腔科诊断为"扁平苔藓"，予"曲安奈德口腔软膏"外用，"羟氯喹"口服，用药后好转，停药则复发加重。

刻下症：两侧颊黏膜有网状白纹，间有充血糜烂和溃疡。偶有胃脘反酸，大便溏，夜寐欠安。舌淡红、苔白腻，脉濡。

西医诊断：扁平苔藓。

中医诊断：紫癜风、口蕈。

辨证：脾失健运，湿热内阻。

治法：健脾益气，燥湿清热。

处方：党参 10g　　茯苓 10g　　炒白术 10g　　山药 10g

　　　莲子 10g　　薏苡仁 20g　　姜厚朴 6g　　炒白扁豆 10g

　　　陈皮 6g　　黄连 3g　　金银花 10g　　茯神 10g。

另予养阴生肌散吹糜烂处，每日 2 次；曲安奈德口腔软膏外用，隔日 1 次。嘱其停服羟氯喹。

二诊（2016 年 7 月 26 日）：服药 14 剂后，两侧颊黏膜糜烂和溃疡显著好转，见网状白纹，右侧颊黏膜充血明显。无胃脘不适，大便成形，夜寐欠安。舌淡红、苔薄白微腻，脉偏弦。守上方去白扁豆、莲子、厚朴，加白花蛇舌草 30g、玄参 10g、酸枣仁 10g、夜交藤 15g，续服 14 剂；外用养阴生肌散，每日 1 次。停用曲安奈德口腔软膏。

三诊（2016 年 8 月 12 日）：患者夜寐改善，颊黏膜无明显不适感，检查可见左侧颊黏膜网状白纹较二诊时范围缩小，右侧颊黏膜无明显充血，网状白纹亦好转。胃纳可，大便调。续服上方 28 剂。

四诊（2016 年 9 月 9 日）：患者自诉 1 个月内右侧颊黏膜皮疹略有反复，有 2 次因自觉刺痛不适外用"曲安奈德口腔软膏"史。现左侧颊黏膜皮疹已消退，右侧颊黏膜未见糜烂，无充血，可见网状白纹，自觉干涩感。胃纳可，二便调，夜寐尚安。舌淡红、苔薄白，脉平稍细。守上方去黄连、金银花，加枸杞子 10g、麦冬 10g。续服 14 剂。

五诊（2016 年 9 月 26 日）：两侧颊黏膜均无刺痛、干涩等不适感，右侧颊黏膜隐约可见小片淡白斑，略有萎缩。舌淡红、苔薄白，脉平。原方续服 7 剂巩固治疗。

分析：患者初诊时"颊黏膜糜烂、溃疡，舌淡苔白腻，脉濡"，脾虚湿盛的证候明显，处方以"参苓白术散"加减，以党参、茯苓、炒白术、山药、莲子、薏苡仁、炒白扁豆、陈皮健脾燥湿；姜厚朴宽中理气，化湿开郁；黄连、金银花清热解毒；因患者夜寐欠安，故加茯神安神助眠。二诊时，脾湿稍祛，糜烂、溃疡缓解，但局部充血明显，故去白扁豆、莲子、厚朴，加白花蛇舌草清热解毒、利湿化瘀，玄参清热凉血、滋阴降火；患者夜寐欠安且脉偏弦，加酸枣仁养肝、宁心安神，夜交藤养心安神。三诊时，局部症状和全身症状均有显著好转，因本病顽固，需较长时间治疗方能显效，故续予原方28剂。四诊时，患者颊黏膜无糜烂充血，自觉干涩感，舌淡红苔薄白，脉平稍细，有"阴虚失于濡养"之象，故去黄连、金银花，加枸杞子及麦冬滋肾补肝、养阴生津。五诊时脾气健旺，肾阴充足，已趋全效。

（五）临证经验

扁平苔藓是一种病程长、瘙痒明显的难治性皮肤病。"风胜则痒"，本病初起时应用荆芥、防风之类尚可祛风止痒，但病程日久，则非虫类之属，难以搜风祛邪，"辄仗蠕动之物，以松透病根"，临床常用乌梢蛇、全蝎、僵蚕、露蜂房、蝉蜕、地龙等。此外，由于本病病程缠绵，久病入络，致邪毒伏于肌表腠理，瘀毒难以宣泄，药力难达病所，唯活血祛瘀可使气血得以畅达，瘀邪得以宣疏，因此在辨证的基础上选用活血化瘀药尤为必要，有"治风先治血，血行风自灭"之意。在扁平苔藓的治疗中，若能运用得当，则事半功倍。

许履和教授认为本病"皮肤上丘疹密集，粗糙增厚，犹如霉苔状，断其为血燥生风，用祛风换肌丸以润燥祛风，局部用苦楝皮膏、杏脂膏交替外擦，一取苦楝皮之苦寒清热，一取杏仁之宣壅润燥"。祛风换肌丸来源于《外科正宗》，本院制剂略有加减，药物组成为胡麻仁、苍术、何首乌、牛膝、苦参、天花粉、石菖蒲、当归、川芎、淫羊藿、红花、甘草。

管汾教授认为扁平苔藓病因不明，其治疗颇为棘手，应根据其皮疹的色泽进行辨证。皮疹色红者，应以凉血消风为主，色紫暗者，则当活血化瘀。此外，口腔黏膜发疹者，多为干燥发涩，故又须兼顾养阴。但不论何种证型，治疗时间均须充足，方能收效。

口腔黏膜单独发病，在临床中较其他类型更为常见，有非糜烂型（网纹型、萎缩型）和糜烂型之分。从局部辨证来看，非糜烂型多属肝肾阴虚，糜烂型多属脾虚湿阻。

第八节　银屑病

（一）疾病认识

古今医家对银屑病病因病机的认识是一个不断发展与演变的过程。唐宋以前强调风、湿外邪客于腠理，与气血相搏而发病，多用偏辛温之药物；金元时期，随着河间学派的兴起，更重视火热之邪；明清时期，受温病学派的影响，出现了从"血"论治的思路，始有"血燥"之说，如《外科正宗》云"此等总皆血燥风毒客于肺脾二经"。现代燕京学派皮肤科泰斗赵炳南、朱仁康尤推崇从"血热"立论，其后张志礼、秦万章等提出"血瘀"之说，结合明清"血燥"认识，形成了完整的从"血"论治的模式。

西医学目前认为，银屑病的皮损是由常驻皮肤细胞的固有免疫和适应性免疫功能失调导致。担任免疫系统中哨兵样作用的树突状细胞，如桥梁一般连接了固有免疫和适应性免疫。树突状细胞产生的白细胞介素–12、白细胞介素–23促进 T 细胞亚群激活并使之分化为 Th1 和 Th17 细胞。Th1 分泌肿瘤坏死因子 –α、γ 干扰素等；Th17 则分泌白细胞介素 –17 和白细胞介素 –22 等，目前认为 Th1/Th17 介导了银屑病免疫紊乱的关键环节。导致疾病发生的免疫机制包括以下三个方面：固有和适应性免疫之间的对话及 TNF–α 的核心作用，白细胞介素 –23/17（Th17）轴，以及前两者对皮肤细胞产生的系列免疫效应。

（二）辨证思路

闵仲生教授在对南京 204 名寻常型银屑病患者的研究中发现，脾虚湿盛证占 22.1%，湿热证占 17.6%，进而提出了"从脾论治"的观点，将本病的病因病机归纳为脾虚为本，湿蕴为标。脾虚湿蕴型患者皮损往往在夏秋季节加重，由于此时节最为潮湿，天人相应，脾为湿困，脾气亦不升，故诸湿自聚而发病。此类患者多体形肥胖、面色萎黄，可伴有纳呆、乏力、肢困、四肢不温，甚或便溏。治疗不仅要祛除湿邪，更应重视中焦脾胃的调理，扶正以祛邪，从而达到"中焦固而百病去"的目的。常拟健脾祛湿汤方治疗。

谭城教授以"类象法"从宏观或和微观两个角度认识银屑病，指出银屑病在临床中多表现为红斑、白色鳞屑，或皮损肥厚如西北高原燥土；病理检查可见角化不全细胞、Munro 微脓肿；患者多大腹便便，且多生于立夏与大暑之间的火土当令之时。上述宏观及微观之象均提示其"火炎土焦"病机。以"泻火滋阴、甘寒调候"为治疗大法，使燥土得润，化泄生金，五行流通则红斑、鳞屑悉除。自拟"坎离方"治疗，临床获效颇丰。

"有诸形于内，必形于外"，表现为红斑上覆有白色鳞屑的皮损，完全从"血"诠释不够全面。白色五行属金，在脏属肺。银屑病皮损冬重夏轻的特点，提示了寒气外闭，内有郁火的病机特征。银屑病患者多表现出表闭里郁之征象。表闭则内外气机流通不畅，腠理之机失常，玄府闭郁则内生热、湿、气、血等郁结，如病程缠绵则久伤根本。郭顺医师临证提出了汗法治疗银屑病的思路，指出汗法的目的在于疏通腠理、流转气机。

（三）治疗方案

1.内治

（1）中药汤剂

①血热风盛证

症状：皮损不断增多，颜色焮红，鳞屑厚积，点状出血现象明显，痒甚，抓破或外伤有同形反应，伴心烦口渴，大便干，小便黄。舌质红、苔黄或腻，脉弦滑或数。

辨证：血热内蕴，风热外袭。

治法：清热凉血，祛风止痒。

处方：白疕合剂。

土茯苓 15g	生槐花 15g	胡麻仁 10g	炙甘草 5g
蜈蚣 1 条	生地黄 10g	制何首乌 6g	紫草 10g
蜂房 10g			

加减：皮损基底色红显著者，加牡丹皮、赤芍、白茅根；瘙痒显著者，加蝉蜕、僵蚕、刺蒺藜；下肢显著者，加黄柏、川牛膝、茜草根。

分析：此证型多对应寻常型银屑病的进行期。

②血虚风燥证

症状：病情稳定，皮损不扩大，疹色变淡，部分消退，鳞屑减少，瘙痒不甚，舌淡红、苔薄白，脉细缓。

辨证：营血不足，生风化燥。

治法：养血润燥，祛风止痒。

处方：养血润肤饮、当归饮子。

当归 10g	丹参 10g	生地黄 10g	制何首乌 10g
白芍 10g	玄参 10g	麦冬 10g	大胡麻 10g
威灵仙 10g	白鲜皮 10g	蝉蜕 6g	甘草 5g。

分析：此证型相当于寻常型银屑病的静止期或消退期。

③气滞血瘀证

症状：皮损肥厚浸润，颜色暗红，经久不退，舌紫暗或见瘀斑、瘀点，脉涩或细缓。

辨证：气血凝滞，瘀滞肌肤。

治法：活血化瘀，行气通络。

处方：血府逐瘀汤。

桃仁10g	红花10g	当归10g	生地黄10g
鸡血藤10g	川芎10g	鬼箭羽10g	丹参10g
柴胡10g	牛膝10g	枳壳10g	香附10g
三棱10g	莪术10g	蜈蚣1条	陈皮6g。

分析：此证型相当于寻常型银屑病的静止期。

④湿热蕴毒证

症状：皮疹泛发全身，针尖至粟粒大的脓疱密集成片，反复出现，表面糜烂，掌跖脱屑，重者伴发热、烦渴、便干、溲赤。舌红、苔黄腻，脉滑或滑数。

辨证：湿热蕴阻，毒泄肌表。

治法：清热利湿，凉血解毒。

处方：五味消毒饮合萆薢渗湿汤。药用金银花、野菊花、蒲公英、黄芩、栀子、车前子、泽泻、土茯苓、赤芍、水牛角、生地、六一散等。

分析：此证型相当于脓疱型银屑病。

⑤风湿阻络证

症状：周身皮疹泛发，兼见关节红肿、疼痛、屈伸不利，受累关节以手足小关节为主，久则关节畸形弯曲，不能伸直，重者可累及膝、踝、椎等大关节。舌淡、苔薄白腻，脉弦滑或濡。

辨证：风湿内袭，瘀阻经络。

治法：祛风除湿，活血通络。

处方：独活寄生汤、五神汤等加减。药用独活、桑寄生、秦艽、防风、桂枝、威灵仙、当归、川芎、牛膝、赤芍、鸡血藤、土茯苓、金银花、车前子、生甘草等。

分析：此证型相当于关节病型银屑病。

⑥热毒入营证

症状：全身皮肤弥漫潮红、灼热，皮损肿胀浸润，大量脱屑，伴发热或壮热烦渴，便干溲赤。舌红绛、有裂纹，无苔或少苔，脉弦滑数。

辨证：热毒炽盛，营血亏耗。

治法：清热解毒，凉血养阴。

处方：清瘟败毒饮加减。生石膏、知母、生地黄、牡丹皮、水牛角、黄连、黄芩、栀子、淡竹叶、玄参、赤芍、金银花、连翘、生甘草等。

分析：此证型相当于红皮病型银屑病。

⑦表闭里郁证

症状：平素不易出汗，或只有部分区域出汗，汗出后皮损减轻，冬重夏轻，可有头身困重、身热不扬、手足不温等表现，舌淡或红、苔白或黄，脉寸浮，或弦涩，或沉。

辨证：表气闭阻，里气郁结。

治法：温散开表，清透里郁。

处方：麻黄连翘赤小豆汤加减。麻黄、连翘、杏仁、赤小豆、桑白皮、大枣、生姜、甘草、淡竹叶、石膏、金银花、连翘、玄参、麦冬、附子、细辛、桂枝、桔梗等。

分析：寸脉浮，不易出汗，汗出皮损缓解者尤宜。

⑧火炎土焦证

症状：皮损表现为红斑或斑块，或局部见脓疱，其上有大量银白色鳞屑，头皮皮损较重。多食易饥，渴喜冷饮，大便干结；多有性格急躁，胸胁疼痛、向心性肥胖；干燥性偏盛的节令出生。

辨证：火旺金脆，土焦水竭。

治法：流通五行，甘寒调候。

处方：坎离方加减。

炒酸枣仁（打碎）10g	百合 10g	知母 10g	黄柏 10g
生地黄 10g	山茱萸 10g	南沙参 10g	麦冬 10g
栀子 10g	夏枯草 10g	淡竹叶 10g	

分析：参考方剂"坎离方"内容。

（2）中成药

①复方青黛胶囊：每次4粒，每日2次，适用于血热风盛证。

②白疕合剂：每次30~50ml，每日2~3次，适用于血热风盛证。

③复方甘草酸苷片：每次2粒，每日2~3次，多用于寻常型银屑病。

④白芍总苷胶囊：每次2粒，每日2~3次，多用于寻常型及关节病型银屑病。

⑤润燥止痒胶囊：每次4粒，每日3次，适用于血虚证。

⑥一清胶囊：每次2粒，每日3次，适用于湿热蕴毒证。

⑦百癣夏塔热胶囊：每次2粒，每日3次，适用于湿热蕴毒证。

⑧雷公藤多苷片：每日20~60mg，主要用于关节病型、脓疱型及红皮病型银屑病，亦可用于寻常型银屑病，但应慎用。

⑨昆仙胶囊：每次2粒，每日3次，主要用于关节病型银屑病。

2. 外治

（1）药物外治

①中药湿敷：适用于血热内蕴，皮损色红者。选取清热凉血、燥湿解毒中药按 3%~10% 的比例加水煎汤待凉，以 8 层纱布浸湿后贴敷患处，每次 20~40 分钟，每日 1~2 次。

②中药浸浴：适用于血虚风燥证、气滞血瘀证，皮损色暗或淡，静止或趋于消退者。根据病情选用养血活血润燥止痒药物，煎汤浸浴或熏蒸，每次 20~40 分钟，每日或隔日 1 次。

③中药软膏：根据病情选用清热解毒、润肤止痒等中药软膏，如黄芩油膏、加味黄芩油膏、蛇黄膏、青鹏软膏及白屑风酊等，外涂患处，以安抚为主，避免刺激，每日 2 次。肥厚皮损者可使用封包方法。

（2）非药物外治

①针灸疗法

体针：取大椎、曲池、合谷、血海、三阴交、陶道、肩胛风、肝俞、脾俞等穴，采用泻法。留针 20~30 分钟，每日或隔日 1 次。或穴位注射，每日或隔日 1 次。进行期禁用，使用时注意有无同形反应。

耳针：取神门、脾、肺、皮质下、内分泌、交感。每日埋针 1 次，两耳交替，10 次为 1 个疗程。

②耳穴压豆：以胶布将王不留行籽准确地粘贴于耳穴处，给予适度的揉、按、捏、压，使其产生酸、麻、胀、痛等刺激感应，以达到治疗目的的一种外治疗法。常取肺、肝、神门、内分泌、皮质下等穴。

（四）案例分析

闵仲生医案

王某，女，35 岁。

初诊：患者有银屑病病史 5 年余，曾行西医治疗，一直未愈，反复发作，冬重夏轻。近 3 个月来，晨起自觉左手无名指及小指麻木僵硬，1 小时左右可自行缓解，平日工作劳累后出现双手小关节疼痛伴肿胀，遂前来就诊。

刻下症：皮疹散在分布于头皮、四肢伸侧及躯干，皮疹色红，丘疹及斑疹混合存在，局部皮肤干燥，鳞屑薄，伴阵发性瘙痒，左手小指关节肿胀，有轻度压痛。平日畏寒肢冷，胃口欠佳，夜寐安，大便正常，小便清长，频次增多，舌红、苔薄白，脉细。

辅助检查：血常规、尿常规、肝肾功能、类风湿因子均无明显异常。左手X 线检查示：小指近端指间关节软组织肿胀。

西医诊断：关节病型银屑病。

中医诊断：白疕（寒热错杂证）。

治法：散寒祛湿，化瘀止痛。

处方：羌活 10g　　独活 10g　　桑寄生 30g　　秦艽 10g

　　　防己 10g　　海风藤 10g　　川桂枝 10g　　豨莶草 15g

　　　干姜 6g　　　细辛 3g　　　土茯苓 15g　　生槐花 30g

　　　赤芍 10g　　白芍 10g　　白花蛇舌草 15g　生甘草 6g

10 剂。

二诊：关节症状有所好转，未出现新发皮疹，旧皮疹中心褪色，留有外周红晕。因工作需要近期饮食不节，大便偏溏、每日行 2~3 次，小便正常。平素情绪急躁焦虑，头皮仍有瘙痒，患者治病心切，对其进行心理疏导、健康宣教。予原方去白芍，加陈皮 6g，14 剂。

三诊：皮疹淡红，外周红晕消失，鳞屑少，瘙痒明显减轻，关节偶有疼痛。恶寒无汗，舌淡、苔薄白、脉细，大便溏，小便正常。予上方加制附子 6g，14 剂。

四诊：皮疹消退，留有色素沉着，鳞屑少，关节疼痛较前明显好转，继服上方。

电话随访患者病情转归，未诉关节疼痛及肿胀，未有新发皮疹，肝肾功能检查均呈阴性。

分析：结合患者病史、体征及实验室检查，关节病型银屑病诊断明确。患者平日纳食欠佳，脾胃运化功能差，致水湿内停，加之银屑病病久素体亏虚，适逢寒邪侵入，正气不足尚不能驱邪外出，则畏寒肢冷、小便清长。寒与湿相合，流注于关节则肿胀麻木。寒湿瘀滞，迁延不愈，瘀久化热，耗伤阴血，在皮肤上表现为红色皮疹、干燥脱屑。该患者符合寒热错杂证之表现，治疗时当辨别寒热轻重，以祛寒除湿为治本，凉血化瘀止痛为治标。方中羌活、独活、海风藤、桑寄生祛风寒湿，防己、秦艽、豨莶草、土茯苓专祛风湿利关节，川桂枝、干姜、细辛散寒止痛，生槐花、赤芍、白芍、白花蛇舌草清热凉血。患者畏寒较重，后加制附子散寒除湿。此方寒热并进，标本兼顾，方得其效。

（五）临证经验

银屑病从"血燥"论治的观点最早源于江苏南通医家陈实功的《外科正宗》，近年来吴孟医派对银屑病的病机也进行了一系列的探索。从整体和局部辨证相结合的角度，提出了从"脾"论治的观点；从皮损的宏观外象和微观病理两个角度，提出了"火炎土焦"的病机认识；从皮损形态和季节变化的特点，提出了汗法治疗的思路。

管汾教授认为该病病机不外乎热壅血络或阴伤血燥，治疗以清热凉血、养血润燥为主，按证候、病期不同而有所侧重。常用药物有土茯苓、生槐花、生石膏、蒲公英、板蓝根、大青叶、忍冬藤、牡丹皮、黄柏等；养血润肤有当归、生地黄、鸡血藤、何首乌、黄精、天冬、麦冬、胡麻仁、丹参等；祛风止痒用麻黄、桂枝、防风、蝉蜕、苦参、白鲜皮、蜂房、蜈蚣、全蝎、乌梢蛇、白花蛇等；皮肤慢性浸润肥厚者，用三棱、莪术、穿山甲、皂角刺等以活血软坚。

谭城教授经多年揣摩，取其哲学之精及行医之理，对银屑病治疗亦总结出了行之有效的理、法、方、药理论体系。通过援引"象思维"（即取类比象思维应于银屑病宏观皮损及微观病理）和"时间医学诊疗法"（即患者出生时的五运六气）创造性应用于皮肤病临床，推演出银屑病等红斑鳞屑性皮肤病的"火炎土焦"病机，自创坎离方治以泻火滋阴、甘寒调候，使燥土得润，化泄生金，五行流通，疾病得愈。

（六）零金碎玉

在银屑病的治疗中，管汾教授对雷公藤的运用独有见解。雷公藤具有抗炎、调节免疫功能等作用。管汾教授在治疗银屑病进行期时常用雷公藤，往往收到显著效果。他认为，雷公藤的抗炎效果与糖皮质激素类似，小剂量运用能增强肾上腺皮质功能，拮抗并抑制炎性介质的释放，干扰 DNA 的复制，只要使用得当，完全可以避免其毒副作用，提高疗效。

临床治疗银屑病，除传统水煎剂外，主要用雷公藤多苷片（每片 10mg），一般成人用量为每日 60mg，分 3 次口服，多用于治疗脓疱型、红皮病型及关节病型银屑病，也可用于寻常型银屑病的急性进行期。临床发现，雷公藤治疗关节病型银屑病疗效较好，可明显减轻患者关节疼痛，但对于关节畸形无效；对脓疱型、红皮病型银屑病，轻者可单独使用，严重者必须配合其他药物治疗。

江苏省中医院皮肤科以雷公藤、鸡血藤、甘草制成"双藤合剂"和"双Ⅱ合剂"，观察治疗银屑病 193 例。"双藤合剂"和"双Ⅱ合剂"的区别在于"双藤合剂"是雷公藤乙醇浸剂，"双Ⅱ合剂"是雷公藤水煎剂，两者用药比例相同，皆为每 100ml 药液中含雷公藤、鸡血藤各 50g，甘草 10g。口服，每次 50ml，每日 2 次，30 日为 1 个疗程，连用 1~2 个疗程。结果显示："双藤合剂"的有效率为 86.20%，"双Ⅱ合剂"的有效率为 72.72%。其中有 81 人次发生不同程度的不良反应，如头昏、乏力、胃痛、恶心、呕吐、嗜睡、浮肿、皮肤出血、口腔溃疡、停经等，在被检查的 50 例患者中，有 3 例白细胞总数下降到 $3.0 \times 10^9/L$。随后用雷公藤单味或复方煎剂治疗寻常型银屑病共 428 例，有效率达 72.7%~95.0%。

（七）专病专方

坎离方

坎离二字源于《周易》，"坎为水……离为火"，主要是用以比类自然界具有水火性质的事物，以坎离之名命名此方，阐释水火论治本证的重要性。谭城主任认为，自然界天地降雨之时，必先有阴阳交感而后大雨随之，其所创坎离方正寓意如此。方中以知母、生地黄为君药，性寒质润，泻火滋阴，有行云布雨之妙；北沙参、麦冬、栀子甘寒或苦寒之品，入肺胃经，三者共为臣药，泻火生津，肺金得润，强土得金，方泻其壅；佐以百合、淡竹叶、山茱萸、夏枯草、酸枣仁各入五脏，行清热、养阴、生津之用。诸药合用，共奏泻火滋阴、甘寒调候之功。该方用药轻灵，坎离方药量均未逾 10g，药味亦十味，寓"轻可去实"之意。以此流通五行，火热得除，津液得生。

第九节　白癜风

（一）疾病认识

白癜风，是一种原发性色素脱失性皮肤病。中医学称之为白癜或白驳风。《医宗金鉴·白驳风》载："此证自面及颈项，肉色忽然变白，状类斑点，并不痒痛。由风邪相搏于皮肤，致令气血失和。"皮损可发于面颈、躯干和四肢任何部位，为大小不等的圆形或不规则形白斑，边缘清楚，颜色较深。白斑对日光较敏感，暴晒后易现潮红，白斑部毛发亦可变白。病程缓慢，不易治愈。患者常无明显的自觉症状。

（二）辨证思路

对白癜风病因的认识，目前无外乎风邪侵袭、情志内伤、肝气郁结、脾胃虚弱、肝肾不足等方面，致病因素导致皮肤气血失和、脉络瘀阻，肌肤失养酿成白斑。西医学将白癜风分成寻常型和节段型，根据疾病的病程长短和起病缓急又将此病分成进展期和稳定期。闵教授认为白癜风进展期常表现为风湿外侵，静止期则表现为气血失和证，病程较久者则表现为肝肾阴虚证，外伤引起的则大多属于气滞血瘀证。夏季发病或日晒后加重则表现为血热夹风证。

（三）治疗方案

1. 内治

（1）风湿外侵证：风湿外侵，阻于经络，气血受隔，肌肤失养。

症状：皮疹起病比较迅速，发展蔓延速度较快，白斑多发于头面或泛发全身，白斑处常有瘙痒感，颜色为乳白色或淡粉色，边界清楚，边缘无明显色素沉着。舌红、苔薄白，脉浮。

辨证：风湿外邪，侵袭肌肤。

治法：祛风除湿，和血通络。

处方：白鲜皮 10g　　沙苑子 12g　　蒺藜 12g　　黄芩 10g
　　　紫背浮萍 10g　连翘 10g　　牡丹皮 10g　金银花 15g
　　　川芎 10g

分析：方中沙苑子、蒺藜、紫背浮萍、川芎祛风疏风通络，引药上行，给邪以出路。白鲜皮祛风除湿止痒。风湿搏结肌肤，蕴久化热，易引外热，治疗在疏风的同时兼以清热，黄芩、连翘、牡丹皮取清营汤透热转气之功，在清化内热的同时不使外邪入里。

（2）气血失和证：以气血亏虚为主，兼风邪外袭，营卫失和。

症状：皮疹较为稳定。白斑颜色浅淡，边界清楚，白斑边缘色素沉着不显，伴神疲乏力，少气懒言，面色淡白，舌淡、苔薄白，脉沉细。

辨证：气血失和，肌肤失养。

治法：补气益血，祛风和血。

处方：党参 10g　　黄芪 12g　　炒白术 10g　茯苓 15g
　　　鸡血藤 15g　防风 10g　　当归 15g　　淮山药 10g
　　　红花 6g　　蒺藜 12g

分析：方中鸡血藤、当归养血活血，红花活血通络，使气血运行得畅。党参、黄芪、炒白术、茯苓、淮山药健脾助运，使气血有生化之源。防风、蒺藜疏风祛邪。气血充足、运行顺畅，营卫和调，白斑乃治。

（3）肝肾阴虚证：以肝肾阴虚为本，兼气血失和，肌肤失养。

症状：患者白斑病程较久，边界清楚，白斑局限或泛发，毛发变白，白斑以瓷白为主，周围有一圈色素沉着，伴有皮肤干燥、腰膝酸软、头晕耳鸣、健忘失眠等症，舌淡红、苔少，脉细弱。

辨证：肝肾阴虚，气血不和。

治法：滋养肝肾，调和气血。

处方：熟地黄 15g　　墨旱莲 10g　　女贞子 10g　　　当归 10g

补骨脂 10g　　枸杞子 10g　　菟丝子 10g　　何首乌 10g

生地黄 10g　　赤芍 10g　　　红花 6g　　　　白芍 10g

分析：方中熟地黄、生地黄、墨旱莲、女贞子、何首乌滋补肝肾，使营卫和调，精血同源，肝肾精血充足，则头面、四肢百骸得以滋养。菟丝子、补骨脂补肾阳强腰膝，血得温则行，肾阳充足，气血调运。当归、赤芍、红花、白芍补血活血，化瘀通络。

（4）气滞血瘀证：往往由外伤引起，有同形反应，多见于中年女性。

症状：主要表现为大小不等的斑点或片状皮损，边缘清楚，白斑表面光滑，发病时间不长，伴有肢体困重、胸胁胀痛或刺痛，善太息，月经不调或乳中结块，舌紫暗或有瘀斑、瘀点，苔薄白，脉涩。

辨证：气滞血瘀，络脉不和。

治法：行气活血。

处方：当归 10g　　　白芍 10g　　　熟地黄 15g　　丹参 15g

赤芍 10g　　　白芷 10g　　　红花 6g　　　　川芎 10g

月季花 10g

分析：白癜风患者脉络瘀阻，肌肤失养，血瘀既是病理结果，又是致病因素。方中丹参、红花、赤芍活血化瘀；川芎、月季花味辛，行气疏肝解郁，既可以疏通经络，又能助药物速达肌腠逐邪外出；当归、白芍、熟地黄调和营血，使得该方辛而不燥，营血不伤。

（5）血热夹风证：白斑常发展迅速，好发于春夏两季或日晒过后。

症状：每至春夏两季白斑新发，边界不清，迅速蔓延，可于日光暴晒后出现或加重，皮疹往往伴有痒感，舌红、苔薄黄，脉数。

辨证：血热夹风，搏结肌肤。

治法：凉血祛风。

处方：沙苑子 12g　　蒺藜 12g　　　荆芥 10g　　　防风 10g

独活 10g　　　紫背浮萍 6g　　生地黄 12g　　黄芩 10g

分析：白癜风多在本虚的基础上，由风、湿、热三邪侵袭而使气血失和所致。方中沙苑子、蒺藜、荆芥、防风、紫背浮萍，味辛能散，祛风散邪；独活既起到祛风的作用，又能够燥湿；黄芩清热燥湿，生地黄清热滋阴。诸药合用使得本方辛不伤阴，补不助湿。

（6）脾胃虚弱证：多见于青少年患者，病情较为稳定。

症状：病程较久，白斑边界清楚，伴有四肢瘦弱、肢软无力，皮薄粗糙，饮食不佳，口淡，舌淡红、苔微腻，脉弱。

辨证：脾胃虚弱，气血不足。

治法：补益脾胃，调和气血。

处方：淮山药 10g　　炒白术 10g　　茯苓 15g　　枳壳 10g

　　　苍术 10g　　　当归 15g　　　补骨脂 10g　谷芽 10g

　　　麦芽 10g　　　神曲 10g

分析：方中淮山药、炒白术、茯苓健脾益气，补后天之本，使气血生化有源。枳壳、苍术燥湿助运，湿邪除则脾能健。当归、补骨脂益肾填精。此证型往往见于小儿白癜风。小儿脾常不足，或挑食厌食，方中谷芽、麦芽、神曲可以起到健脾开胃的作用。

2. 外治

（1）毫火针：以毫火针携火热之气刺入皮肤，循经脉至脏腑，由表及里，使得肝气疏而气血畅，肾阳温则肌肤得养。毫火针还可以助长阳气、鼓舞正气，使得正盛邪退，同时既可以开门散邪，使邪有出路，又可以调和营卫。总体而言，毫火针是借火之力以祛风化湿、行气活血、调和气血、通经活络从而治疗白癜风。

操作方法：患者取安静舒适位，皮肤常规碘伏消毒。操作者左手持酒精灯（内装 1/3 酒精即可），点燃后尽可能靠近施术部位，右手拇、示、环指持针，置针体于火焰的外焰部，先加热针体，再加热针尖，把针烧至发红，运用腕力稳、准、快速直刺入皮损部位，然后迅速出针。点刺，深度不超过皮损基底层。根据病变范围不同，针刺间距为 3~5mm，稀疏均匀，由病变外缘向中心点刺，所刺面积约占皮损面积的 80%，以针点均匀、局部皮肤潮红为度。施术完毕后再次用碘伏消毒。每周 1 次，4 次为一疗程，可根据患者病情特点和自身耐受性决定治疗的长短。

毫火针一般用于稳定期白癜风的治疗；急性期易出现同形反应，不宜进行。治疗白癜风，可以毫火针联合中西医多种治疗手段同用。

（2）梅花针：适用于面部白斑。白斑局部常规消毒，用梅花针（或七星针）在患处叩刺，叩刺范围略超出皮损，以局部有组织液或血液渗出为宜，不宜过轻或过重，每 5~7 天敲打 1 次。

（3）灸法：取风池、曲池、手三里、血海、三阴交、关元等穴，也可以点灸白斑处。

（4）外用成药：白斑酊是我院院内制剂，主要成分是补骨脂、菟丝子、栀子，外搽患处，每日 2~3 次，搽药后患处在日光下照射约 20 分钟（避免日光强烈暴晒），疗效更佳；闵仲生教授带领科室团队研制的外用制剂白灵霜，主要成分是补骨脂、防风、乌梅、白芷、甘草，每日2次，同样取得较好的疗效。

（四）临证经验

1.注重肝肾辨证

朱仁康教授的总结了白癜风的治疗经验，提出"肝肾不足，皮毛腠理失养而发白斑"。闵仲生教授认为白癜风病程较久，久病及肾，耗伤肝肾精血，血虚不能濡润，精少无以滋养，故常选用熟地黄、女贞子、墨旱莲、何首乌等滋补肝肾，濡养肌肤。秦万章教授认为，白癜风患者先有肝肾不足的内因，后受风寒之邪的外因，导致气血失和，瘀血阻滞经络，肌肤失养，白斑乃生。秦教授治疗白癜风强调肝肾不足的重要地位。肝肾相生，精血同源，在人体的精、血、津、液的生成与排泄的各个方面发挥着重要作用，维系着人体正常的生理功能。肝肾亏虚，肌肤失于濡养，则皮肤及毛发枯槁、变白，常用补肾活血愈白汤，药物组成为补骨脂15g、菟丝子30g、女贞子15g、墨旱莲30g、沙苑子15g、川芎10g、丹参20g、刺蒺藜30g、红花10g、赤芍10g、鸡血藤20g、白芷15g。马绍尧教授认为，先天禀赋不足或后天失养是白癜风的内因，也为其发病之本。冬令时节马教授善用膏方滋补肝肾治疗老年虚弱患者，用生地黄、山药、枸杞子、女贞子、墨旱莲、淫羊藿等滋补肝肾。

2.兼顾脾胃

虽然先天肝肾在白癜风的发病中占据举足轻重的地位，但后天脾胃的作用也不容忽视。闵仲生教授认为，白癜风以肝肾阴虚为本，脾胃虚弱为要。脾胃乃气血生化之源，脾胃虚弱，后天失养，气血乏源，肌肤失养而生白斑。后天脾胃与先天肝肾不仅在生理上相互促进，病理上也相互影响。饮食不节，脾胃运化失常，湿邪蕴阻中焦，湿久化热，皮肤腠理脉络受遏，气血不达，形成白斑。余土根教授认为白癜风之脾胃亏虚证常见于小儿，小儿脏腑娇弱，脾胃不足，症见白斑呈淡白色、边界清，常伴有嗳气、腹胀、便溏、乏力、面色萎黄，舌淡、边有齿印，治以补气健脾、祛风化湿，方用白癜饮合参苓白术散，其中黄芪、山药、白扁豆补气健脾，陈皮、砂仁、豆蔻健脾化湿。

3.重视气血津液辨证

白癜风的发生，气血失和是关键。《诸病源候论》提及："此亦是风邪搏于皮肤、血气不和所生也。"《医宗金鉴·白驳风》也认为白癜风"由风邪搏于皮肤，致令气血失和"。闵仲生教授重视气血失和在白癜风发病中的作用，认为气血失和即为气血瘀滞。王清任也在《医林改错》中指出"白癜风血瘀于皮里"，皮肤脉络瘀滞不通，气血不达皮肤腠理，则表现为白斑。情志不畅，郁郁寡欢，气机郁滞，则气滞血瘀，气血失和；肝郁脾虚，肝失疏泄，横逆犯脾，脾失健运，则气血、津液不生。故闵教授治疗白癜风将疏肝理气解郁、滋阴活血祛风贯穿疾病始终。秦万章教授认为瘀血阻络是其关键减病机，产生原因有二：其一，在白癜风发病过程中，外邪侵袭，阻于经络，气机不畅，气滞则血瘀；其二，白癜风患者往往肝肾亏虚，先天不足，无力驱邪外出，无力推动气血津液，运行不畅，则瘀血阻络。

4. 强调三因制宜

因人制宜、因时制宜、因地制宜在白癜风辨证治疗中发挥重要的作用。小儿脏腑娇嫩，先后天均不足，脾肾两虚，易受风邪侵袭而致气血失和，发为此病。治当益气健脾、祛风和血，常选用茯苓、白术、山药健脾，补益后天；黄芪温补肾气，推动血液运行。小儿用药轻灵，不易滋补，应少用党参、何首乌等滋腻之品，且用量宜少。青壮年因受学习、工作压力的困扰，经常熬夜、思虑过多，暗耗肝血，血虚生火，阴虚火旺，临床常见胸胁不舒、寐差、心烦不宁，治当疏肝理气解郁，滋阴清火除烦。老年人脏腑由盛转衰，肝肾不足，精血不充，常表现为腰膝酸软、失眠健忘、发脱齿枯，治当滋补肝肾为主。女子血少气多，且有月经这一周期性的生理功能，故闵教授在治疗女子白癜风时，不仅常治以疏肝养血、清火除烦，选用柴胡、郁金、龙骨、牡蛎、钩藤等药物，还重视月经的调理，根据月经不同周期，选用不同治法，收获颇佳。

还应当根据季节和地区施治。若于夏季发病或加重者，当选用凉血活血之品，如茜草、紫草等；冬季发病或加重者，当选用温通经络之品，如桂枝、当归、细辛等；春季发病或加重者，当选用祛风疏风之品，如荆芥、防风、紫背浮萍等。江南地区，多为平原湿地，温暑居多，当地居民之皮肤腠理较北方人疏松，风湿之邪更易侵入机体，且江南之人往往身躯纤弱，用药宜轻清宣透，不耐重剂。

5. 注重日常调护

白癜风患者的心理健康教育甚为重要，应当劳逸结合，保证睡眠充足，不要过度焦虑、紧张，只有情志畅达，机体的气机才会通畅，气行则血行。气机通畅，脾升胃降，气血生化有源，气血充足，后天资助先天，则肝肾精血得养。闵教授对于白癜风伴失眠的患者常使用磁石、酸枣仁、合欢皮等安神之品。马绍尧教授深知精神因素对白癜风的重要影响，所以遣方用药时常加以疏肝理气健脾之品，临证时更是以幽默、轻松、通俗易懂的语言与患者沟通，树立患者的信心。此外，白癜风患者还应当注意减少外伤等机械性刺激，避免过度暴晒，切勿乱用祛斑产品，平时注意营养均衡。

（五）案例分析

闵仲生医案

张某，女，32 岁，2016 年 8 月 24 日初诊。

初诊：患者 1 年前无明显诱因双手臂内侧出现白色斑片，于当地医院就诊，诊断为"白癜风"，外用激素药膏治疗，后白斑逐渐增大，遂于我院皮肤科门诊就诊。患者诉平日工作繁忙，压力较大，经常熬夜，入睡困难，常有腰酸不适、头晕、目涩。二便正常。月经量少，周期正常。

查体：患者双手臂内侧有两块白斑，边界清楚，巴掌大小，周围可见色素沉着。舌红、少苔，脉沉细。

西医诊断：白癜风。

中医诊断：白驳风（肝肾阴虚证）。

辨证：患者青年女性，发病日久，久病及肾，耗伤肝肾精血，血虚不能濡润，精少无以滋养。

治法：滋养肝肾，调和气血。

处方：
沙苑子 12g	蒺藜 12g	女贞子 10g	墨旱莲 10g
玉竹 15g	盐补骨脂 10g	白芷 10g	独活 10g
槲寄生 30g	菟丝子 12g	炒白芍 10g	赤芍 10g
红花 10g	凌霄花 10g	炙甘草 6g	熟地黄 10g

二诊（2016 年 9 月 8 日）：服药以来，患者白斑面积未见明显减小，白斑中间复色不明显，周围色素沉着较前加深。患者诉白斑无明显瘙痒，腰酸、头晕、入睡困难较前有所改善，舌红、苔少，脉沉细。守原方去盐补骨脂，加茯神 10g，继续服用 14 剂。

三诊（2016 年 9 月 22 日）：患者右臂白斑面积较前稍有减小，左臂白斑面积未见明显变化，白斑中毛囊处有点状色素沉着，患者诉腰酸、头晕、目涩、入睡困难较前明前改善。舌淡红、苔薄白，脉沉细。守原方去红花，继服 14 剂。

后随访，患者坚持复诊于闵教授门诊，目前白斑未见新发，白斑中间有多点复色。

（六）专病专方

补肾活血方

组成：沙苑子12g，酒女贞子10g，玉竹15g，蒺藜12g，补骨脂10g，墨旱莲10g，白芷10g，独活10g，桑寄生30g，菟丝子12g，炒白芍10g，赤芍10g，红花6g，凌霄花10g，炙甘草6g，熟地黄10g，功劳叶20g。

该方中桑寄生滋补肝肾，为君药；女贞子、墨旱莲、熟地黄滋润肝肾之阴，沙苑子、补骨脂、菟丝子温助肾阳，鼓舞正气，为臣药；白芷、蒺藜、独活、白芍、赤芍、红花、凌霄花、功劳叶、玉竹疏风活血，调和津血，共为佐药；炙甘草调和诸药，为使药。君臣佐使各司其职，达到补益肝肾、疏风通络、调和气血之效。

（七）问诊路径

（1）问皮损出现的时间，根据病程长短将患者分为快速进展期、进展期、稳定期。

（2）问皮损的大小、外观、范围、数量、颜色等是否发生变化。

（3）问有无外伤。

（4）问近期有无情绪波动、劳累、熬夜、精神压力过大等情况。

（5）问有无白癜风家族史。

（6）问有无甲状腺功能亢进或减退等其他免疫性疾病。

（7）问有无高血压、糖尿病等慢性病病史。

（8）问有无肝肾功能异常。

（9）问是否进行过治疗，如果有，效果如何。

第十节　黄褐斑

（一）疾病认识

黄褐斑是一种好发于面部的获得性色素沉着性皮肤病，多见于中青年女性。临床表现为上额、颧颊、唇周等部位出现淡褐色或褐色局限性斑片，边界清楚，对称分布，通常无自觉症状。

西医学认为，黄褐斑的病因病机复杂，目前尚未完全阐明，主要与遗传易感性、紫外线暴露、性激素水平变化等因素高度相关，此外，皮肤屏障受损、炎症因素、血管因素及非紫外线光热源暴露对黄褐斑的发病有重要影响。西医以联合应用氢醌、维甲酸和糖皮质激素的 Kligman 配方为一线治疗方案，也可系统应用氨甲环酸、维生素 C、维生素 E 或谷胱甘肽治疗；化学换肤和调 Q 激光因容易复发和导致炎症后色素沉着，视作二线治疗方案。但目前仍然没有一种治疗方案可以实现一劳永逸。该病易诊难治，具有损容性、顽固性和复发性，常给患者带来不同程度的困扰。

中医学对黄褐斑的认识历史悠久，属中医学"黧黑斑""黑𪒟""面尘"的范畴。古籍中最早的记载要追溯至《黄帝内经》，其中《素问·至真要大论篇》详论五运六气与本病的关系："岁阳明在泉，燥淫所胜，则霿雾清瞑。民病喜呕，呕有苦，善太息，心胁痛不能反侧，甚则嗌干面尘，身无膏泽，足外反热。"明代医家陈实功在《外科正宗·杂疮独门》中首提"黧黑斑"一名，沿用至今。

中医学认为"黧黑斑"是气血阴阳失衡、脏腑功能失调而发于颜面的一种色素性疾病。该病主要与足厥阴肝经、足太阴脾经、足少阴肾经关系密切，且颜色以黄、青、黑为主，根据"五色"与"五脏"的对应关系，一般认为黄褐斑发病主要责之肝、脾、肾三脏，病机多为肝郁、脾湿和肾虚，总病机与肝、脾、肾三脏功能失调，气血不能上荣于面有关。致病因素方面，各家众说纷纭，但总的说来，都重视"血瘀""痰湿""气郁"在其中的重要作用。中华中医药学会黄褐斑专家共识（2019 年版），将该病归纳为肝郁气滞证、气滞血瘀证、脾虚湿阻证和肝肾阴虚证四种。针对病机，治疗法则总不离疏肝、健脾、补肾、理气、活血、化瘀，并讲究内外合治、标本兼治。

（二）辨证思路

流派医家陈力将西医学研究、中医学辨证及女性月经周期规律结合，辨治黄褐斑，临床疗效显著。其对黄褐斑的辨证论治除传统的脏腑辨证外，还兼顾色斑的部位，分候法参考《灵枢·五色》所载"眉间属肺，鼻根属也，鼻巧属肝，鼻尖属脾，鼻翼属胃，沿鼻柱两侧至颊部，依次为胆、小肠、大肠、肾，人中属膀胱、胞宫"，以及《素问·刺热篇》所云"以额部候心、鼻部候脾，左颊候肝，右颊候肺，额部候肾"。陈教授结合临床经验，认为女性黄褐斑与性激素和月经有着密不可分的关系，月经紊乱患者常出现皮损加重，易复发，治疗时可先对患者脏腑辨证，再结合月经周期调整用药，以国医大师夏桂成提出的"心－肾－子宫轴"理论为指导，将调周序贯法运用其中。①经前期：指排卵后基础体温上升呈高温相的 6~7 天，此为阳长阴消的过程，需注重维持阳长，通过温补肾阳促黄体功能，用药意在阴中求阳，以温补肾阳、少佐滋阴为治法，药用淫羊藿、鹿角霜、川续断、紫石英、熟地黄、淮山药等。②月经期：此阶段重阳转阴，月经来潮是基础体温从高温相迅速下降的过程，气血活动表现为排出经血，治疗以活血通经为主，常酌加活血化瘀药使排经顺利，如五灵脂、丹参、当归、川芎、制香附、泽兰、艾叶等。③经后期：是指月经期结束至经间（排卵）期，是一个阴长阳消的过程，最主要的治疗目的是滋养卵子、促使卵子发育，用药意在阳中求阴，治宜滋阴补肾，少佐助阳，如：女贞子、墨旱莲、桑寄生、生地黄、淮山药、牡丹皮、川续断、淫羊藿等。④经间期：此时重阴必阳，重阴下泄让位于阳，开始阳长运动。阳动则升，故排卵后基础体温迅速上升，常用补肾活血药促排卵，如：丹参、赤芍、泽兰、茺蔚子、红花、香附等；偏阴虚，加熟地、枸杞子；偏阳虚，加川续断、菟丝子。⑤随证加减：经前乳房胀痛者，加制香附、玫瑰花、绿萼梅等行气止痛；胸部有结节者加炒麦芽、夏枯草散结消肿；纳谷不馨者，加焦神曲、炒谷芽健脾助运；痛经者，陈教授认为"不通则痛"，病理产物之"瘀血"、六淫邪气之"寒邪"等均可致痛，可酌加活血药或温里药，如当归、川芎；不寐多梦者，予夜交藤、炙远志等宁心安神；舌苔白腻者，加苍术、薏苡仁等燥湿化浊。

谭城教授总结多年皮肤科临床实践经验，结合取类比象之法，尝试从"调候""化泄"等多个角度调理难治性黄褐斑，多获良效。谭城教授认为，河水流通，生机可显；血液流通，生命方存。五行亦须"流通"才得生克制化。微观下黑素细胞树突呈婉约舒展、曲直有度之态，取象比类当属"肝木"。肝主"疏泄"，能调节气血、畅达情志、促进胆汁排泄、助脾散精，亦可泄浊解毒、疏利三焦水道、调畅月经、疏泄肾精。黑色素合成、转运至角质形成细胞后降解并排出体外的过程也是肝主疏泄在细胞水平主要表现之一。《类证治裁·肝气肝火肝风论治》云："凡上升之气，自肝而出。"肝木喜条达而恶抑郁，若肝郁升发不及，内则郁郁以寡欢，外见黄褐斑形于面。凡治疗此型黄褐斑患者应谨遵"木郁则达之"之义，疏肝以调畅郁结之气，情志怡和则斑得除。可用龙胆泻肝汤加减。

谭城教授体会，正所谓天地大宇宙，人体小乾坤，人体的生命活动是自然的一个缩影。五脏六腑通气于天地，肺为华盖，皮毛卫外首当其中，感应天地万物变化。皮肤病运用"寒用暖治，暖用寒治，湿者燥之，燥者润之"的调候总法，每每亦能达到水火相济、燥湿平衡之效。他以取象比类法将黄褐斑类比乌云浮于面部。众所周知，乌云形成是地表聚集过多的水分，遇烈日蒸发，再与尘埃结合所致，而黄褐斑患者多夏季发病或加重，其本质为寒水体质遇到热性气候，水热互结、湿热气化乃成，且患者多为生于立冬到大寒之间者，常以温阳暖土、甘温调候为治疗大法，自拟麻黄升降汤，方中麻黄、桂枝各3g，取其轻宣之性，以达驱邪外出之效。

单敏洁教授师古不泥古，灵活变通，在由肝、脾、肾三脏辨治黄褐斑的基础上，注重瘀血和风邪对该病的影响。临证之时将其分为肝火上炎、肝郁血瘀、气血两虚、脾虚湿蕴、肾阴不足和肾阳亏虚六个证型，同时注重养血活血和解毒。单教授认为，所谓"无瘀不成斑"，无论病在何脏，均可酌情加用养血、活血药以消斑悦容。常用血府逐瘀汤行气活血或桃红四物汤养血活血。瘀血严重者，加破血活血药，如三棱、莪术、乳香、没药、三七粉。此外，单教授提出黄褐斑亦为风毒之邪，《诸病源候论》有云"此由风邪客于皮肤，痰饮渍于腑脏，故生"。这一观点西医学理论也可佐证，有研究发现，空气污染物，包括空气中的颗粒物和多环芳烃，可通过纳米颗粒进入皮肤并产生醌，醌是一种氧化还原循环化学物质，可以产生活性氧，结合紫外线等因素，使皮肤金属蛋白酶增加，从而导致黄褐斑产生。而空气污染、紫外线、化妆品、药物、产色微球菌等与黄褐斑发病密切相关的因素，均可归为风毒之邪。临证可根据具体情况加减，如以桑叶、菊花、白芷、僵蚕祛风解毒；以青蒿、白花蛇舌草、茵陈清热解毒；以益母草、凌霄花、积雪草化瘀解毒；以薏苡仁、黄芩、黄柏燥湿解毒。单教授外治黄褐斑遵循古人经验，"以白治黑"，多运用白芷、白及、白蔹和白术等白色药和活血养血药物组方。由古方七白散加减化裁制成的"紫白散"，临床运用三十余年，祛斑效果确切，简便安全，广受患者欢迎。

（三）治疗方案

1. 内治

（1）肝火上炎证

症状：面部青褐色斑片，面色潮红；性情急躁易怒，胸胁胀闷，女子经期提前，经色鲜红，经前乳房胀痛；舌边尖红、苔薄白，脉弦数。

治法：清肝泻火，凉血祛斑。

处方：丹栀逍遥散合龙胆泻肝汤加减。

加减：情绪急躁加合欢皮；夜难入寐加夜交藤；夜寐不安、多梦，加灵磁石、珍珠母；乳房胀痛加川楝子、延胡索、佛手。

中成药：丹栀逍遥丸。

（2）肝郁血瘀证

症状：面部青褐色斑片，面色灰暗；情志抑郁，胸闷，喜叹息，女子经期先后不定期，经来血块多，痛经，经前乳房胀痛；舌红、有瘀点或瘀斑，脉弦或弦涩。

治法：疏肝解郁，活血散斑。

处方：逍遥散加减。

加减：胸胁胀满、烦躁不安者，加枳壳、郁金；月经不调者，加益母草；痛经者，加石见穿、延胡索、川楝子。

中成药：逍遥丸、血府逐瘀口服液。

（3）气血两虚证

症状：面部淡黄色斑片，分布于面颊、前额、口周；面色无华，困倦乏力，食欲不振，唇色淡白，月经量少，经血色淡，带下清稀；舌淡、边有齿痕，苔白，脉细弱。

治法：健脾益气，养血消斑。

处方：八珍汤加减。

加减：困倦乏力者，加黄芪、麦冬；夜寐不安、心悸气短者，加酸枣仁、柏子仁；夹瘀者，加红花、三七；大便干结者，加桃仁、肉苁蓉。

中成药：归脾丸。

（4）脾虚湿蕴证

症状：面部黄褐色或灰褐色斑片，边界不清，分布于鼻翼、前额及口周；面色萎黄，神疲纳差，脘腹胀闷，大便稀薄，或痰涎较多，或月经后期，带下清薄；舌淡微胖、苔薄白腻或白腻，脉濡。

治法：健脾益气，化湿祛斑。

处方：参苓白术散加减。

加减：胸胁胀闷加苍术、厚朴；月经不调加当归、益母草；斑色深褐加乳香、没药。

中成药：参苓白术丸。

（5）肾阴不足证

症状：面部斑片呈暗褐色，对称分布于颜面，状如蝴蝶，两颧潮红，腰膝酸软，失眠多梦，五心烦热，头晕耳鸣，潮热盗汗，月经先期，淋漓不尽；舌红、苔干有裂纹或少苔，脉细数。

治法：益气养血，滋阴补肾。

处方：六味地黄汤加减。

加减：腰膝酸软者，加杜仲、川续断；失眠多梦、五心烦热者，加知母、黄柏；潮热盗汗者，加煅龙骨、煅牡蛎；月经不调者，加益母草、鸡血藤、女贞子、墨旱莲。

中成药：六味地黄丸、二至丸或左归丸。

（6）肾阳亏虚证

症状：面部黑褐灰暗，表面似有粉尘附着；畏寒肢冷，腰膝喜温喜按，月经后期，或闭经，小便频数；舌淡白、苔少或薄白，脉沉迟。

治法：温肾助阳，活血化瘀。

处方：金匮肾气丸。

加减：四肢怕冷加仙茅、淫羊藿；斑色黑暗加三棱、莪术、乳香、没药。

中成药：右归丸或金匮肾气丸。

2. 外治

紫白散外敷：洁面后，取 3~5g 紫白散，加适量冷开水或矿泉水和蜂蜜（1∶1）调成糊状，以不流淌为度，用棉棒或洗净的手直接把药糊均匀敷在色斑处或全脸，半小时后用清水洗去面部的药膜，最后涂抹保湿修复的医学护肤品。每日或隔日 1 次，3 个月为一疗程。

（四）案例分析

晋某，女，45 岁，2017 年 6 月 23 日初诊。

主诉：面部深褐色斑片状色素沉着 2 年余，加重 1 个月。

现病史：患者 2 年前小产后出现面部深褐色斑片状色素沉着，近 1 个月明显加深，遂至我院就诊。

刻下症：患者面颧部弥漫性深褐色斑片状色素沉着，边界不清，末次月经为 2017 年 6 月 15 日，经色暗，量中，有血块，经行腹痛，平素带下色白，经前乳房胀痛明显、色斑加重。夜能寐，饮食不香，大便 2 日一行。舌淡红偏紫、苔薄白，脉细涩。

西医诊断：黄褐斑。

中医诊断：黧黑斑。

辨证：患者小产后身体失于调摄，经前乳房胀痛、经行腹痛、有血块皆为血瘀之象，气为血之帅，气机郁滞则血行不畅，发于面部则见面色不荣，辨为"气滞血瘀证"，舌脉皆为佐证。

治法：理气活血化瘀。

处方：桃红四物汤加减。桃仁、炒麦芽、茯苓、蒺藜、薏苡仁、玫瑰花各 10g，红花、绿萼梅各 6g，生地黄、合欢皮、仙鹤草、夏枯草各 15g，生甘草、三七各 5g，月经期加当归 10g，共 14 剂，每日 1 剂，早晚饭后温服。

二诊：患者肤色稍有好转，服药期间痛经明显好转，末次月经为 2017 年

6月15日，近日因工作压力大，常感乏力，舌淡红、苔淡白，脉细，辨为肾水亏虚证，治以补肾活血，用六味地黄汤加减。处方：合欢皮15g，淮山药、川续断、当归、蒺藜、茯苓、玫瑰花、鳖甲、仙鹤草各10g，生甘草、三七各5g，经间期加党参10g，附子、红花各6g，共14剂，每日1剂，早晚饭后温服。

三诊：患者色斑消退明显，但诉睡眠较差，常感口渴，舌淡白、苔薄白，脉细，末次月经为2017年7月18日，经间期用药：原方易党参为太子参，加酸枣仁、茯神各15g助眠，共14剂，每日1剂。

四诊：患者肤色基本如常，末次月经为2017年8月15日，舌淡红、苔薄白，脉弦，要求继服中药巩固，经间期用药：原方去珍珠母、太子参，加川芎10g，共14剂，每日1剂，早晚饭后温服，同时以紫白散（当归100g、红花100g、三七200g、附子100g、茯苓200g、僵蚕100g、紫草100g、白芷200g、白及100g等共研细末，过80目筛，置于阴凉干燥的容器内）调匀后外敷。

（五）零金碎玉

明末著名医家缪希雍言："物有味必有气，有气斯有性。"清代医家徐灵胎亦谓："不知经络而用药，其失也泛。"性味归经是临床配伍组方中不能忽视的关键环节。笔者试举例黄褐斑证治的常用药对，从性味归经入手，结合配伍价值和现代药理学研究成果进行阐述，供读者参考。

1. 桃仁、红花

（1）单味功用：桃仁味苦、甘，性平，归心、肝、大肠经，功能活血祛瘀、润肠通便、止咳平喘。红花味辛，性温，归心、肝经，活血通经，祛瘀止痛。

（2）伍用经验：两药伍用，始于《医宗金鉴》桃红四物汤，后世常用。黄褐斑多见气滞血瘀，故应用频率亦较高。桃仁质重沉降，偏入里走下，破瘀力强，擅长祛有形之瘀滞，同时兼具润肠通便的作用，常用炒桃仁配伍当归治疗血虚便秘；红花质轻升浮，善走外达上，行血力胜，擅长祛无形之瘀滞。二者配伍，加强行气活血化瘀之功。药理学研究表明，桃仁可调节机体内分泌紊乱，有抗凝血和保护神经的作用；红花的主要成分红花黄色素可抗炎、抗氧化，具有一定的祛斑功能。

（3）用法用量：炒桃仁6~10g，宜捣碎入煎剂，因桃仁具有小毒，剂量不宜过大，不宜久服，见效则收。《本草纲目》记录红花"多则行血，少则养血"，一般用6~15g，虽可长期应用，但剂量应随证加减。水煎服。

（4）使用注意：孕妇及月经过多者忌用，便溏者及有出血倾向者慎用。

2. 柴胡、川芎、香附

（1）单味功用：柴胡，味苦，性平，归肝、胆经，芳香疏泄，可升可散，善于疏散少阳半表半里之邪，又能升举清阳之气，且可疏泄肝气而解郁结。川芎，味辛，性温，归肝、胆、心包经，辛散温通，能下行血海，为"血中之气药"，有活血化瘀、行气止痛的功效。香附，味辛、微苦、甘，性平，归肝、脾、三焦经，功效疏肝解郁、理气宽中、调经止痛，为"气中之血药"。

（2）伍用经验：黄褐斑俗称"肝斑"，临床中以从肝论治最为多见，故常用疏肝理气之药配活血之品。柴胡、川芎、香附为常用药对，出自方剂柴胡疏肝散。肝主疏泄，性喜条达，其经脉布胁肋循少腹。若情志不遂，木失条达，则致肝气郁结，经气不利；肝失疏泄，则情志抑郁、易怒、善太息；脉弦为肝郁不舒之征。遵《内经》"木郁达之"之旨，治宜疏肝理气之法。柴胡功善疏肝解郁，可用以为君。香附理气疏肝而止痛，川芎活血行气以止痛，二药相合，助柴胡解肝经之郁滞，并增行气活血止痛之效，可共为臣药。现代药理研究发现，川芎、柴胡的单体成分除抑制酪氨酸酶活性外，还有清除氧自由基的作用。

（3）使用注意：三药在用量上有类似之处，均用量宜轻，一般为3~10g，也是遵《温病条辨》"治上焦如羽，非轻不举"的治疗原则，用之太过有走泄真气之弊，故阴虚气弱，劳热多汗之人，以及气逆呕吐、肝阳头痛、女子月经过多等症，均当慎用。

3. 生地黄、熟地黄

（1）单味功用：生地黄、熟地黄同出一物，但由于炮制方法不同，性能各异。生地黄味甘、苦，性凉，入心、肝、肾经，功专滋阴清热、养血润燥、凉血止血。熟地黄味甘，性微温，能补血生精、滋阴补肾。

（2）伍用经验：生地黄以养阴为主，熟地黄以滋阴为要；生地黄以凉血止血为主，熟地黄以补血为要。二药相合，相得益彰，同用治疗阴虚血亏之有热者，犹如生姜、干姜同用治湿痰之有寒者，赤芍、白芍同用治血亏有瘀者，其理颇近。现代药理学研究发现，熟地黄可有效提高机体抗氧化能力，延缓细胞衰老。二药合用，还可调节内分泌、保肝护肝，在维持肝内丙氨酸氨基转移酶活性的前提下，降低药物所致的转氨酶活性升高。

4. 山茱萸、菟丝子

（1）单味功用：山茱萸，味酸、涩，性微温，归肝、肾经，可补肝肾、涩精气、固虚脱。菟丝子甘温，归肾、肝、脾经，具有滋补肝肾、固精缩尿、安胎、明目、止泻之功效。

（2）伍用经验：菟丝子平补三阴经以益精髓，其性柔润，不燥不峻，既益阴精，又助肾阳，使阳生阴长，有"阴中阳药"之称。山茱萸温补肾阳，为"阳中阴药"。两药相配，甘温酸涩，共奏补肾涩精、益阴固阳之功。现代研究发现，山茱萸的有效成分祛斑素对酪氨酸酶及黑色素的产生有抑制作用，菟丝子中的黄酮及多糖成分可抗氧化和清除自由基。

5. 女贞子、墨旱莲

（1）单味功用：女贞子，味甘、苦，性凉，归肝、肾经，功能滋补肝肾、明目乌发。墨旱莲，味甘、酸，性寒，归肾、肝经，功能滋补肝肾、凉血止血。

（2）伍用经验：女贞子与墨旱莲相配，乃二至丸之意也，两药相用，甘凉平补，具有补而不滞、润而不腻的特点。此外，女贞子于冬至之日采，墨旱莲于夏至之日收，两者相伍，含有交通季节、顺应阴阳之妙用。现代药理学研究认为，女贞子有机提取物中含睾酮及雌二醇等激素样物质，具有激素双向调节功能。临证时经前期用二至丸有推迟月经的作用，可能与女贞子所含睾酮的作用有关。

（六）专病专方

黄褐斑可内服柴芎祛斑方，外敷紫白散治疗，详见第四章相关内容。

第十一节　斑秃

（一）疾病认识

斑秃是一种突然发生的局限性脱发，局部皮肤正常，无自觉症状，是常见的非瘢痕性脱发，好发于青壮年，临床表现为一个或多个边界清楚的圆形、椭圆形或不规则形的脱发斑，局部头皮正常、光滑，无鳞屑和炎症反应。患者无明显的自觉症状，但为慢性病程，可影响美观，给患者身心健康带来一定影响。无传染性。

中医学古籍中称本病为"油风""毛拔""梅衣秃""鬼剃头"等，现代医家一般以"油风"命名，认为本病外因腠理不固，风邪乘虚而入，郁久化燥，内因脾胃虚弱，肝肾不足，阴血亏损，心神失宁。《内经》云："女子……五七，阳明脉衰，面始焦，发始堕。"《诸病源候论》记载："足少阴肾经也，其华在发，冲任之脉为十二经之海，谓之血海，其别络上唇口，若血盛则荣于须发，故须发美，若血气衰弱，经脉虚竭，不能荣润故须发秃落。"《金匮要略》云："夫失精家，发落，脉极虚，乳迟。"《素问·六节藏象论篇》云："肾者，主蛰，封藏之本，精之处也，其华在发。"《灵枢·经脉》云："肝足厥阴之脉……属肝络胆……上出额，与督脉会于巅。"《外科大成》述："油风则毛发成片脱落，皮肤光亮，痒如虫行者是也。"

魏跃钢教授在前人经验及西医学研究的基础上，结合自身多年临床实践经验，认为斑秃不仅与肝肾、气血有关，情志因素、起居习惯也是导致本病发生的两个重要因素。临证不仅应注重脏腑辨治，还需兼顾患者情志及起居。

（二）辨证思路

斑秃表现为圆形或不规则形的脱发斑块，多大小不一，边缘清楚，表面光滑而无炎症。一般无自觉症状，个别可有微痒、麻木感，脱发斑块可自行扩大，或数块融合成大片，严重者可见头发全部脱落，称"全秃"，甚至眉毛、胡须、腋毛、阴毛均脱落者，则为"普秃"。病程长，数月或数年后毛发生长可渐恢复，在恢复过程中，先长出细而软的白毛，渐变粗硬，最后全部长齐。但在恢复过程中，可随长随脱。初则血热生风、肝郁血燥，久则肝肾不足、气血两虚，肝藏血，肾藏精，肝肾不足、精血亏虚为脱发的主要病因，同时与血热生风、肝郁血燥、气血两虚等相关。

（三）治疗方案

1.内治

（1）血热风燥证

症状：突然脱发成片，偶有头皮瘙痒，或伴头部烘热；心烦易怒，急躁不安；舌红、苔薄，脉细弦。

辨证：血热生风，风热上窜。

治法：凉血息风，养阴护发。

处方：四物汤合六味地黄汤加减。

生地黄 15g	当归 10g	赤芍 10g	川芎 10g
牡丹皮 15g	茯苓 10g	泽泻 10g	山茱萸 10g
淮山药 10g			

加减：风热偏胜，脱发迅猛者，宜养血散风、清热护发，方用神应养真丹加减；瘙痒明显者加白鲜皮；头部烘热者加地骨皮；烦躁易怒者加栀子。

（2）气滞血瘀证

症状：病程较长，头发脱落前先有头痛或胸胁疼痛等症；夜多噩梦，烦热难眠；舌暗红，有瘀点、瘀斑，苔薄，脉涩。

辨证：瘀血阻络，清窍失养。

治法：通窍活血，祛瘀生发。

处方：通窍活血汤加减。

当归尾 10g	赤芍 10g	红花 10g	香附 10g
青皮 6g	王不留行 10g	茜草 15g	泽兰 10g
牛膝 10g。			

加减：头痛者，加白芷、藁本、天麻；胸胁疼痛者，加郁金、柴胡、延胡索；烦热难眠多梦者，加栀子、丹参。

分析：清代医家王清任认为，病后脱发是"皮里肉外血瘀阻塞血路，新血不能养发"所致，又云"无病脱发，亦是血瘀"。故主张以活血祛瘀为治，创制通窍活血汤。

（3）气血两虚证

症状：多发生于病后或产后，头发呈斑块状脱落，并渐进性加重，范围由小而大，毛发稀疏枯槁，触摸易脱；唇白，心悸，气短懒言，倦怠乏力；舌淡、苔薄白，脉细弱。

辨证：气血不足，毛发失养。

治法：益气补血，养血生发。

处方：八珍汤加减。

人参 10g	白术 10g	茯苓 10g	当归 10g
川芎 10g	白芍 10g	熟地黄 10g	生甘草 5g
生姜 10g	大枣 3 枚		

加减：乏力气短明显者，加黄芪。

分析：《诸病源候论》指出"若血盛则荣于须发，故须发美，若血气衰弱，经脉虚竭，不能荣润故须发秃落"，证明气血不足会导致毛发失养而脱。八珍汤能补益气血。

（4）肝肾不足证

症状：病程日久，平素头发焦黄或花白，发病时呈大片均匀脱落，甚或全身毛发脱落；头昏，耳鸣，目眩，腰膝酸软；舌淡、苔薄，脉细。

辨证：肝肾亏损，血不养发。

治法：滋补肝肾，养阴生发。

处方：七宝美髯丹加减。

何首乌 15g	茯苓 9g	牛膝 9g	当归 9g
枸杞子 9g	菟丝子 9g	补骨脂 4g	

加减：肝肾不足，头晕耳鸣者，加天麻；腰膝酸软者，加杜仲、桑寄生。

2. 外治

（1）药物外治：鲜毛姜（或生姜）切片，烤热后涂搽脱发区，每日数次；2.5%~10% 斑蝥酊、10% 补骨脂酊或 10% 辣椒酊外搽，每天数次。

外治旨在促进患处血液循环，加快毛发生长，临证时通常选用院内制剂生发酊等。

（2）非药物外治

①针刺疗法：主穴取百会、头维、生发穴（风池与风府连线中点），配翳明、上星、太阳、风池、鱼腰透丝竹空。实证用泻法，虚证用补法。每次取 3~5 穴，每日或隔日 1 次。如病期延长，可在脱发区和沿头皮足太阳膀胱经循行部位用梅花针移动叩刺，每日 1 次。

②其他疗法：可酌情选用 308nm 激光治疗。

（四）案例分析

胡某，女，53 岁，2019 年 8 月 6 日初诊。

初诊：患者 2 个月前无明显诱因发现头部有一脱发斑，无明显自觉症状，遂至江苏省中医院就诊。

刻下症：患者后枕部有一银币大小脱发斑，边界清，表面光滑，无瘙痒疼痛，无恶寒发热，纳寐可，二便调，舌红、苔薄，脉细。

西医诊断：斑秃。

中医诊断：油风病。

辨证：肝肾亏损，血不养发。

治法：滋补肝肾，养阴生发。

处方：六味地黄丸加减。

生地黄 15g	熟地黄 15g	生山药 15g	酒萸肉 10g
泽兰 10g	泽泻 10g	茯苓 10g	木瓜 10g
丹参 15g	首乌藤 15g	墨旱莲 15g	

二诊（2019 年 8 月 24 日）：服药以来，患者头部脱发斑未见扩大，纳寐可，舌红、苔薄白，守原方加菟丝子，继服。

三诊（2019 年 9 月 6 日）：患者头部脱发斑可见少量毛发生长，纳可，近来睡眠较差，守原方去茯苓，加茯神、淫羊藿。

分析：魏跃钢教授认为该患者因过度劳累导致肝肾不足，予六味地黄丸加减三补三泄，在滋阴的同时兼顾肾阳之气，阴阳调和则气能化生，气又生血。

"发为血之余"，气血生化有源，发有所养，病乃悉除。

（五）临证经验

魏教授认为，很多人由于家庭操劳、出差奔波、情绪起伏等，精神紧张、压抑，长此以往则肝气郁结，耗气伤阴。阴血不足，血虚不能濡养肌腠，腠理疏松，风邪乘虚袭入，风动发落，故发为本病。此外，不良作息习惯（如熬夜等）也增加了该病的发病率。因此患者不仅要保持平和的心态，确保睡眠时间充足，也要减少熬夜次数，保证作息正常。魏教授认为，斑秃的发生多因患者肝肾不足，看似病在毛发，实则与内脏关系密切，除与肝肾相关外，亦与血关系密切，肝郁血瘀、肾虚血瘀，导致毛发滋养不均，则形成斑秃，临证之时，以补益肝肾、养血生发为治疗大法。

（六）零金碎玉

1. 改善睡眠，心理调节

斑秃病程较长，多数患者经过药物、植发、物理（冷冻、激光等）等多种治疗无效时会寻求中医治疗，中药治疗有比较满意的疗效，但起效较慢，需帮助患者树立信心，提高其依从性。

斑秃患者因头部脱发斑或全头脱发影响容貌而存在焦虑、抑郁等心理障碍，睡眠不足、免疫功能及甲状腺功能异常，使得病情反复；而病程缠绵进一步加重焦虑、抑郁等心理障碍，形成恶性循环。因此，在药物治疗的同时，需改变睡眠习惯及加强心理疏导。

2. 调整生活及饮食习惯

加强营养，多食富含维生素的食物，纠正偏食的不良习惯，忌食辛辣刺激性食物。

3. 注意日常清洁及护理

注意头发卫生，加强头发护理，发病期间不烫发、不染发。

（七）专病专方

生发饮

组成：生地黄 15g，熟地黄 15g，淮山药 10g，山茱萸 10g，泽兰 10g，泽泻 10g，茯苓 10g，生侧柏叶 15g，木瓜 10g，丹参 15g，生薏苡仁 15g。

方中生地黄、熟地黄可补血养阴，益精填髓，侧柏叶清热凉血，活血生津，泽泻、茯苓及薏苡仁健脾化湿，山茱萸温涩肝肾、补火助土。此外，魏教授常在方中加用二至丸，女贞子味甘、苦，性平，入肝、肾经，功能补肝肾之阴、明目。墨旱莲味甘、酸，性凉，且具滋养肝肾、养阴生发之功。

（八）问诊路径

斑秃的问诊包括问病程、问皮损变化情况、问情绪、问饮食、问睡眠、问二便等方面。

（1）问皮损出现的时间。

（2）问皮损的大小、外观、范围、数量等是否发生变化。

（3）问有无其他不适症状，大部分斑秃患者无明显全身症状。

（4）问以前是否有过类似的症状。

（5）问有无受伤、皮肤破损。

（6）问是否进行过治疗，疗效如何。

第十二节　雄激素性秃发

（一）疾病认识

雄激素性秃发又名脂溢性脱发，是皮肤科临床中常见的毛发疾病，多见于20~30岁皮脂腺分泌比较旺盛的青壮年男性，其临床症状多见头皮油脂分泌多，头皮及头发油腻感，常伴有头皮屑增多、头皮瘙痒等。一般先从头部的两额角、前额和头顶开始，继而弥漫整个头顶部，症状严重的患者脱发区域油光发亮，剩余头发枯黄细软，但头部两侧和枕后的毛发基本正常。

中医学称其为"油风""发蛀脱发""白屑风""蛀发癣"等。中医学对脱发早有认识，认为毛发的生长代谢，源于脏腑，本于精血，荣于经络，长于皮肤腠理。《诸病源候论》云："若血盛则荣于须发，故须发美；若血气衰弱，经脉虚竭，不能荣润，故须发秃落。"《素问·五脏生成篇》云："肾之合骨也，其荣发也，其主脾也，是故……多食甘，则骨痛而发落。"经常食用脂肪含量过高的食物，造成脾胃虚弱，水液运化不畅，湿热转移到头皮部位，侵害发根，则致头发脱落。

雄激素性秃发的病因比较复杂，目前临床上较多医家认为本病是由于先天禀赋不足、后天饮食不节、七情失调、劳倦过度，造成脏腑虚损，气血失调，毛根空虚，毛发失濡所致。由于脾胃虚弱，水湿失于运化，易生湿热，湿热上蒸颠顶，腐蚀发根而致头发脱落；因先天禀赋不足、思虑过度、劳伤肝肾，而致精血亏虚，毛发失于濡养而脱落，或因营血不足，易生风化燥而脱发。临床多分为肝肾亏虚、脾胃湿热、血热风燥等型辨证施治。

魏跃钢教授认为，雄激素性秃发作为一种慢性进行性疾病，病程迁延，病机复杂，单一辨证施治不适用于临床，应将辨病与辨证相结合，自拟经验方，加减应用，多收奇效。

（二）辨证思路

雄激素性秃发从前额两侧的鬓角部开始脱落，逐渐向头顶部延伸，头发逐渐变得细软、稀疏，数年至数十年后，额上部和顶部的头发可完全脱落，头皮光滑、毛孔缩小或遗留少量毳毛，而枕部及两侧颞部仍保留正常的头发，也有的从头顶部开始脱发；亦可见于成年女性，表现为头顶部头发稀疏，但前额部的发际线并不后移。本病初期往往以血热风燥为主，病久不愈，则可出现血虚风燥之证。此外，脾胃湿热，循经上壅也可导致本病的发生。病势缓慢，可持续多年，且毛发越来越稀少。干性脱屑而痒，头发稀少干焦或枯黄，多为血热化风化燥；湿热脱屑而痒重，头发黏腻或如油涂水洗者，常由湿热上蒸所致。其病变在毛发，病位在脏腑，尤其与肝、脾、肾三脏关系密切。

（三）治疗方案

1. 内治

（1）中药汤剂

①脾胃湿热证

症状：头部皮肤有脂性分泌物，头发油腻，多汗，口苦，大便干，舌红、苔黄。

辨证：湿热内蕴。

治法：清热利湿。

处方：龙胆泻肝汤加减。

龙胆草 5g　　　　黄芩 10g　　　　炒栀子 10g　　泽泻 10g
生大黄（后下）5g　车前子（包煎）10g　木通 5g　　生侧柏叶 15g
六一散（包煎）10g。

分析：方中以龙胆草、黄芩、炒栀子泻火除湿；泽泻、车前子、木通清热利湿，使湿热从水道排出；生大黄、六一散增加泄热功力；生侧柏叶清热凉血，为治疗脱发之佳品，《本草纲目》谓其主治"头发不生"。

②血虚风燥证

症状：头发稀疏，干燥枯黄，头皮起鳞屑，自觉瘙痒，舌淡、苔薄，脉细，脱发时间较长。

辨证：血燥生风，毛发失荣。

治法：养血息风，滋阴润发。

处方：祛风换肌丸加减。

当归 15g　　　何首乌 15g　　　川芎 10g　　　丹参 15g

胡麻仁 10g　　鸡血藤 15g　　　苍术 10g　　　刺蒺藜 10g

炙甘草 5g。

分析：当归、鸡血藤补气养血；川芎、丹参行气活血；苍术、刺蒺藜健脾祛风；胡麻仁、何首乌养血润燥；甘草调和诸药。

③肝肾亏损证

症状：脱发日久，头发稀少，干燥无泽，伴头昏，目眩，失眠多梦，腰膝酸痛，舌淡、少苔，脉细数。

辨证：肝肾亏损，毛发失荣。

治法：补益肝肾。

处方：六味地黄丸加减。

生地黄 15g　　　熟地黄 15g　　　山药 15g　　　山茱萸 10g

泽泻 10g　　　　茯苓 10g　　　　墨旱莲 15g　　女贞子 15g

制何首乌 15g　　丹参 15g　　　　炙甘草 5g。

分析：方中熟地黄、山药、山茱萸滋补肾阴；女贞子、墨旱莲补肝肾，明耳目，乌须发，二药同用平补肝肾之阴；何首乌补肝肾，益精血，乌须发；生地黄清热凉血；泽泻健脾渗湿，寓泻于补，避免滋腻太过。

（2）中成药

①七宝美髯丹：有补益肝肾、乌发壮骨之功效。主治肝肾不足脱发。

②养血生发胶囊：养血补肾，祛风养发。适用于血虚脱发。

③祛风焕肌丸：养血润燥，补肾止痒。适用于肾虚血燥脱发。

2. 外治

（1）药物外治

①予生发酊外搽，同时配合梅花针叩刺脱发区。方中骨碎补、补骨脂通利血脉，补肾荣发；红花活血散瘀止痛；樟脑通窍。梅花针叩刺可激发经络之气，调节脏腑功能，促进局部血液循环，促进头发生长。

②头发油腻时，选用透骨草水洗剂或山豆根洗方外洗；头发干焦时，选用桑白皮洗方。

③头发油腻、痒重时，选用干洗方（滑石、川芎、王不留行、白芷、细辛、防风、羌活、独活），每日 1 次，连续治疗 2 周，有燥湿去垢、祛风止痒的功效。

④野菊花、金银花、川椒各30g，浸白酒，7天后外用，每日2次。

⑤生发软膏（由当归、干姜、赤芍、红花、生地黄、侧柏叶等药经加工制成）可治疗雄激素性秃发，治疗方法为患者洗干净头部后于患处头皮涂擦适量生发软膏（0.5~3g），同时配合按摩，每日1次。

（2）非药物外治

①针灸疗法：针刺百会、头维、四神聪、生发穴等。皮脂过多配上星穴，失眠多梦配安眠穴，予以平补平泻手法行针，得气留针30分钟，隔日1次，10次为1个疗程。

②患处局部碘伏或医用乙醇消毒，梅花针叩打皮疹局部，每次叩打3次，以局部微微出血为度，每3天1次，治疗3~5次。

③穴位掀针疗法：埋藏穴位掀针治疗雄激素性秃发，以清脾利湿、补肾安神、活血生发为配穴原则，取百会、头维、三阴交、足三里、通天、上星、足窍阴穴，具体方法为先行局部皮肤消毒，然后用镊子夹住针圈，将针尖对准穴位刺入，使环状针柄平整地留在皮肤上，用胶布固定，留置时间为热天1~2天，冷天3~7天，每次间隔2天，1个月为一疗程。

3. 预防及调护

①保证充足的睡眠、健康的生活作息，保持心情的舒畅。

②少食肥甘厚味，忌食辛辣油腻之品。

③洗头时可用含硫磺药皂（5%），祛脂止痒效果好，忌烫发、染发。

（四）案例分析

王某，男，36岁，2019年9月5日初诊。

主诉：头部脱发2年。

现病史：脱发2年，伴头皮瘙痒及脱屑，头皮油腻，纳可，睡眠晚、易醒，二便调。舌红、苔黄厚腻，脉滑数。

个人史：有家族"脱发"遗传史。

专科情况：头顶部毛发稀疏，头皮油腻及脱屑。

西医诊断：雄激素性秃发。

中医诊断：发蛀脱发。

辨证：脾虚湿热证。

治法：养血祛风，清热利湿。

处方：生地黄15g　　牡丹皮10g　　赤芍10g　　泽兰10g

　　　泽泻10g　　　茯苓10g　　　侧柏叶15g　　木瓜10g

丹参 15g　　　　生薏苡仁 15g　　　石菖蒲 10g　　　　墨旱莲 15g

首乌藤 15g　　　　甘草 5g

二诊（2019 年 9 月 19 日）：服药以来，患者头皮油脂分泌减少，脱屑减少，头皮仍瘙痒，原方加炒蒺藜 15g、菟丝子 10g，继服 14 剂。

三诊（2019 年 10 月 3 日）：头皮出油及脱屑不显，前额可见少量细小毳毛生长，加女贞子 15g、淮山药 15g，继服 14 剂。

分析：对于本病的中医治疗，医者各成一家，魏跃钢教授认为，治疗宜内外结合、标本兼顾。在养血祛风、清热利湿、补益肝肾的同时，必须兼顾调养气血，以达到濡养发根、促进毛发生长的目的，此为标本兼顾。本病案患者为青年男性，重视颜面美观，患病以来心理压力大，加之脾虚湿热，内外合邪而久病不愈，舌苔、脉象皆为佐证。方中生地黄、牡丹皮、赤芍凉血活血，丹参养血活血，针对雄激素性秃发血虚风燥之本，养血活血，血行风自灭。泽兰、泽泻、茯苓、木瓜、薏苡仁、石菖蒲清热利湿，侧柏叶为治疗脱发要药，可促进毛发新生，首乌藤养血安神，甘草调和诸药。

（五）临证经验

魏跃钢教授认为可将雄激素性秃发分为三型：一为湿热蕴结型，头发脱落明显，头皮有大量脂性分泌物，头发油气重，多汗，口苦，大便干，舌红、苔黄腻，脉濡或弦数，治疗关键在于清热利湿，方用龙胆泻肝汤加减，药用木通、车前子、龙胆草、黄芩、炒山栀、泽泻、茯苓、生大黄、生侧柏叶、六一散；二为血虚风燥型，病程长，头发稀疏，干燥枯黄，头皮出现鳞屑，经常性瘙痒，脉细，治疗关键在于养血祛风，方用祛风换肌丸加减，一般用当归、何首乌、炙甘草、丹参、胡麻仁、鸡血藤、苍术、川芎、蒺藜；三为肝肾亏损型，病程长，头发少、干燥、无光泽，伴头昏目眩、失眠多梦、腰膝酸痛，舌淡少苔，脉细数，治疗关键在于补益肝肾，方用六味地黄丸加减，一般用何首乌、生地黄、茯苓、熟地黄、女贞子、淮山药、泽泻、墨旱莲、丹参、山茱萸、炙甘草。此外，若患者存在头昏目眩症状，还需用到钩藤、天麻；睡眠质量差者，加夜交藤、酸枣仁；头皮疼痛者，加木瓜、桃仁等。

同时雄激素脱发应辨病辨证结合，主要分为湿热蕴结证、血虚风燥证和肝肾不足证，其次分阶段，早期以清利湿热祛脂为主，后期则以补益肝肾生发为主。在治疗的同时，密切关注患者的血液流变学以及糖脂代谢的情况，以及早发现该病患者的代谢异常状况并予早期干预。

（六）零金碎玉

1. 育发类化妆品

造成雄激素性秃发的主要原因是皮脂分泌过度、细菌感染和血液循环不良，所以许多育发类化妆品中会添加生物碱、有机酸、黄酮类化合物及萜类活性物质等具有刺激局部血液循环、补充头发营养、促进毛囊生长、减少油脂分泌等作用的功能性成分。

2. 科学护发

科学清洗、吹干和梳理头发必不可少。清洁是维护头发健康的基础，正确的清洗方法是养护头发的重要因素。冲洗时应用温水顺着头发生长的方向，辅以适当按摩，以促进头皮的血液循环，帮助稳固发根。油性发质的人皮脂分泌较多，洗发周期可略短，并选择去污力略强的洗发用品；中性发质的人皮脂分泌适中，洗发周期可根据个人需要调整，选择合适的洗发产品；干性发质的人皮脂分泌较少，可适当延长洗发周期，并选择温和、营养丰富的洗发产品。

（七）专病专方

脂溢性脱发方

组成：蒲公英30g，丹参30g，桑椹15g，女贞子15g，墨旱莲20g，制何首乌15g，生地黄15g，土茯苓20g，布渣叶10g，菟丝子10g，生甘草10g。

中医学认为，精血同源，精血能互生，精足则血旺。"发为血之余"是说明发的调养来源于血；"发为肾之外候"则说明发虽由血滋养，但其生气则根源于肾气，因此发的生长与脱落，润泽与枯槁，均与肾的精气盛衰有关，若肾精亏虚则发枯不荣，甚至脱落，褚老用加味二至丸平补肝肾、养血生发。方中女贞子、墨旱莲、桑椹、制何首乌、菟丝子补肝肾，填精血，养发生发；生地黄、丹参凉血活血；土茯苓、布渣叶清热利湿祛脂；蒲公英含肌醇，有促进毛发生长的作用；生甘草清热生发。诸药合用，使精血充足，毛发得以濡养，故可取得满意疗效。

（八）问诊路径

雄激素性秃发的问诊内容包括问病程、问瘙痒程度、问脱屑量、问头皮油腻程度、问饮食、问睡眠、问二便、问情绪压力状况、问家族史、问治疗经历。

第十三节　痤疮

（一）疾病认识

早在《黄帝内经》中就将痤疮命名为"皶"。隋代医家巢元方的《诸病源候论》中有"酒皶""面疱""皶疱"等多种称谓。到明清时期，痤疮主要被称作"粉刺"。此外，还有"粉疵""肺风粉刺"等名称。关于病因，《内经》记载"营气不从，逆于肉理，乃生痈肿"和"汗劳当风，寒薄为皶。郁乃痤"。《外科正宗》认为"粉刺属肺，髓鼻属脾，总皆血热郁不散，所谓有诸内，形诸外"，《外科大成》认为"肺风由肺经血热郁滞不行而生酒刺也"，《医宗金鉴》认为"肺风粉刺此病由肺经血热而成"，《外科启玄》认为"肺气不清，受风而成。或冷水洗面，热血凝结而成"。

西医学认为，痤疮是一种好发于青春期并主要累及面部毛囊皮脂腺单位的慢性炎症性皮肤病。痤疮的发病机制至今仍未完全阐明。遗传背景下激素诱导的皮脂腺脂质分泌过度、毛囊皮脂腺导管角化异常、痤疮丙酸杆菌等毛囊微生物增殖及炎症和免疫反应等与之相关。遗传因素对痤疮，尤其是重度痤疮的发生发挥了重要作用；雄激素是导致皮脂腺增生和脂质大量分泌的主要诱发因素，胰岛素样生长因子 –1、胰岛素、生长激素等激素也可能与痤疮发生有关；皮脂腺大量分泌脂质被认为是痤疮发生的前提条件，但脂质成分的改变，如过氧化鲨烯、蜡酯、游离脂肪酸含量增加，不饱和脂肪酸比例增加及亚油酸含量降低等也是导致痤疮发生的重要因素；痤疮丙酸杆菌等毛囊微生物通过固有免疫和获得性免疫参与了痤疮的发生发展过程。毛囊皮脂腺导管角化异常、炎症反应与免疫反应是痤疮的主要病理特征，且炎症反应贯穿了疾病的全过程。毛囊微生物和（或）异常脂质通过活化 Toll 样受体进而产生白细胞介素 –1α 及其他有关炎症递质，白细胞介素 –1α 目前被认为是皮脂腺导管角化及微粉刺和粉刺形成的主要因素；随着疾病发展，脂质大量聚集导致嗜脂及厌氧的痤疮丙酸杆菌进一步增殖，获得性免疫被激活。不断加重的炎症反应诱发毛囊壁断裂，脂质、微生物及毛发等进入真皮，产生异物样反应。痤疮皮损消退后常遗留红斑、色素沉着及瘢痕形成，与痤疮严重度、个体差异或处理不当密切相关。

陈力教授认为痤疮的发病与肺、脾、肝、肾的阴阳失调有关。肺主皮毛，素体肺热有余，邪热熏蒸于头面肌肤，发为粉刺。忧思郁怒，肝失疏泄，致肝气郁结，郁而化火，耗伤肝阴，阴血不足，冲任失养或经产房劳等原因损伤冲任，以致月经不调、痛经、经前乳房胀痛等，日久气血瘀滞，蕴结于面部肌肤，亦可发为粉刺。脾胃失于运化，痰湿内停，郁而化热，湿热蕴于肌肤，可致痤疮产生。素体肾阴不足，相火过旺，或因劳倦伤肾、肾精暗耗，肾阴亏损，虚火上炎，阴虚火旺，上熏于头面肌肤，亦可发为痤疮。其中肾阴、肾阳为一身阴阳之根本，肾之阴阳失调，相火妄动则使一身阴阳失衡，脏腑失和，痤疮遂生。

（二）辨证思路

首先，辨别患者在有痤疮皮损的同时，是否合并明显全身症状。其次，按照有无明显全身症状进行辨证。有皮损但无明显全身症状者，按皮损形态、发疹部位辨证治疗。在皮损的同时伴有明显全身症状者，首分轻重缓急。全身症状为重或为急，首先按全身症状辨证内服治疗，按皮损症状辨证外用治疗；待全身症状缓解，按皮损辨证内服加外用治疗。皮损症状为重或为急，首先按皮损辨证内服加外用治疗，待皮损缓解，结合全身症状辨证，调整内服药物。

女性患者口服药物还需在此基础上根据月经周期进行调整。

1. 皮损辨证

（1）从面部与脏腑的关系辨证：①以藏象学说为基础，按痤疮发病分额心、鼻脾、颏肾、左颊肝、右颊肺予辨证。②根据经络学说，痤疮病损部位能反映相关脏腑的病理变化。其中颊、颏等横向部位发病，即肝失疏泄，从肝论治。额、鼻旁、口周等纵向部位发病，即脾失健运，从脾论治。

（2）从皮损形态辨证：痤疮的基本皮损有粉刺、结节、囊肿等。而粉刺又有黑白之分。黑头粉刺为湿重于热，白头粉刺为热重于湿，故而前者郁于肤腠，缠绵难除，后者易于化毒成脓，脓出而愈。结节通常为血瘀肤腠遂致气滞结块。囊肿则属痰湿血瘀互结。

2. 从皮损和全身症状结合辨证

（1）从病因辨证

①热：A. 风热：面鼻属肺，肺经风热熏蒸，邪壅肌肤而致痤疮。可见痤疮疼痛、发痒，咽干微咳，舌红，尿赤，多见于黑头粉刺和丘疹性痤疮。B. 湿热：饮食辛辣刺激及膏粱厚味之品，酿生湿浊，或汗出见湿，湿郁化热而致痤疮。可见痤疮顶部变白，舌红、苔黄，便秘，尿赤。多见于丘疹性痤疮和囊肿性痤疮。C. 血热：好发于青春期，青春之年，血热气盛，血热上壅，夹湿夹毒，壅于肌肤，而成此疾。可见面红，粉刺较硬，舌红，口渴，尿赤，多见于黑头粉刺。

②郁：A.毒郁：湿毒郁滞，不能外宣，郁而化热，热盛肉腐，有化脓之势，可见痤疮或脓疱，连接成片，多见于脓疱性痤疮。B.气郁血瘀：痤疮日久不消，影响气血运行，瘀血阻滞，可见痤疮坚硬疼痛，无头顶。多见于结节性痤疮。

③痰：因脾胃失调，运化失健，酿生湿浊，湿聚成痰，凝滞肌肤而成。多见结节坚韧之痤疮或成囊状，疼痛不甚，舌苔白腻，多见于结节性痤疮或囊肿性痤疮。

（2）从三焦辨证

①上焦：面部皮肤可见散在分布的针头至粟粒大小的红白色丘疹，部分有黑头，伴舌红、苔薄黄，脉弦数。证属上焦，肺经郁热。

②中焦：面部、胸背部皮肤可见丘疹、红斑，并见部分脓疱，面部、胸背部皮肤油腻光亮，伴纳差、脘腹痞满，舌红、苔黄腻，脉濡数或滑数。证属中焦湿热，脾胃失运。

③下焦：面部可见丘疹、结节、脓疱、瘢痕，伴心烦面赤，尿黄便结，常有梦遗，舌红少苔，脉细数。证属下焦相火旺盛，兼有肝肾不足。

（3）从证候辨证：详见下文"治疗方案"。

（三）治疗方案

1.内治

（1）肺经风热证

症状：皮损以红色或皮色丘疹、粉刺为主，或有痒痛，小便黄，大便秘结，口干，舌红、苔薄黄，脉浮数。

治法：疏风宣肺，清热散结。

处方：枇杷清肺饮或泻白散加减。

中成药：栀子金花丸等。

（2）脾胃湿热证

症状：皮损以红色丘疹、脓疱为主，疼痛，面部、胸部、背部皮肤油腻，可伴口臭、口苦，纳呆，便溏、黏滞不爽或便秘，尿黄，舌红、苔黄腻，脉滑或弦。

治法：清热利湿，通腑解毒。

处方：茵陈蒿汤或芩连平胃散加减。

中成药：便秘者可选用连翘败毒丸、防风通圣丸、润燥止痒胶囊等；便溏者可选用香连丸、参苓白术散等。

（3）痰瘀凝结证

症状：皮损以结节及囊肿为主，颜色暗红，也可见脓疱，日久不愈，可有纳呆、便溏，舌淡暗或有瘀点，脉沉涩。

治法：活血化瘀，化痰散结。

处方：海藻玉壶汤或桃红四物汤合二陈汤加减。

中成药：丹参酮胶囊、大黄䗪虫丸、化瘀散结丸、当归苦参丸等。

（4）冲任不调证

症状：皮损好发于额、眉间或两颊，在月经前增多加重，月经后减少减轻，伴有月经不调，经前心烦易怒、乳房胀痛，平素性情急躁，舌淡红、苔薄，脉沉弦或脉涩。

治法：调和冲任，理气活血。

处方：逍遥散或二仙汤合知柏地黄丸加减。

中成药：逍遥丸、知柏地黄丸、左归丸、六味地黄丸等。

2. 外治

（1）药物外治

①湿敷：马齿苋、紫花地丁、黄柏等水煎湿敷，每日2次，每次20分钟，适用于炎性丘疹、脓疱皮损，可起到清热解毒、减轻炎症的作用。

②面膜：颠倒散（以大黄、硫黄等量研细末），用水或蜂蜜调成稀糊状，涂于皮损处，30分钟后清水洗净，每晚1次。适用于炎性丘疹、脓疱、结节、囊肿皮损，可起到破瘀活血、清热散结的作用。

（2）非药物外治

①耳穴贴压：取内分泌、皮质下、肺、心、胃等耳穴，用王不留行籽贴在穴位上，并嘱患者每日轻压1分钟左右，每5日更换1次。

②耳尖点刺放血：在耳郭上选定耳尖穴或耳部的内分泌穴、皮质下穴，常规消毒后，用三棱针在耳尖穴上点刺，然后在点刺部位挤出瘀血6~8滴，每周治疗1~2次。

③针灸：主穴为百会、尺泽、曲池、大椎、合谷、肺俞等，配穴为四白、攒竹、下关、颊车及皮损四周穴。施平补平泻手法，针刺得气后留针30分钟，每日1次。

④火针：常选背俞穴，如肺俞、膈俞、脾俞、胃俞，热重加大椎，便秘加大肠俞，月经不调加次髎。皮肤常规消毒后，取火针在酒精灯上将针尖烧红后，迅速直刺各穴，每穴点刺3次，隔日1次，或火针烧红后直刺囊肿、结节，每处皮损可连刺数针，每7~10天治疗1次，刺后24小时不沾水。

⑤刺络拔罐：取穴多为肺俞、大椎穴、脾俞、胃俞、大肠俞、膈俞、肾俞等。每次取背俞穴 4~6 个，三棱针刺破皮肤，然后在点刺部位拔罐，留罐 10~15 分钟，每 3 天 1 次，10 次为 1 个疗程。

（四）案例分析

陈力医案

张某，男，22 岁，2018 年 7 月就诊。

主诉：面生丘疹、瘙痒疼痛 3 年余。

现病史：患者诉面生丘疹、瘙痒疼痛 3 年余，胸背部亦有少量丘疹，丘疹红肿疼痛、瘙痒。面身皮肤油腻，呼气自觉有灼热感，口舌干燥，心烦，大便偏干，每日 1~2 次，舌红、苔薄黄。

诊断：痤疮（肺热炽盛证）。

处方：枇杷叶 15g　　桑白皮 15g　　黄芩 15g　　黄连 10g

盐黄柏 15g　　蒲公英 30g　　紫花地丁 15g　党参 10g

甘草 5g

14 剂，水煎服，每日 1 剂，分早晚两次温服。

两周后二诊：面部痤疮疼痛好转，红肿已消退，呼气灼热感消失，大便干结好转。予原方去蒲公英、紫花地丁，黄柏改用 10g，14 剂，水煎服，每日 1 剂，分早晚两次温服。

两周后三诊：面部痤疮丘疹已消退，遗留红斑，皮肤仍偏油腻，舌淡红、苔薄白。守上方续服 7 剂，并嘱清淡饮食，戒食辛辣刺激。

1 个月后随访，未见复发。

分析：患者面生痤疮 3 年余，痤疮患处红肿疼痛、呼气灼热、口舌干燥是肺中火热的症状。肺与大肠相表里，肺热伴阳明热盛，肠热津枯，故大便干燥。心烦易怒则是肺火蔓延及心。辨证属肺热炽盛。治宜泄肺降火、清热凉血。方选枇杷清肺饮加减治疗，因患者火热之象明显，故加蒲公英、紫花地丁。后期火热缓解，去此二味。复诊时面部皮疹红肿消退，疼痛好转，说明火热已退。守方续服以泄余热。

（五）临证经验

陈力教授认为女性痤疮患者的治疗应调月经与调皮肤并行。①经前期是阳长阴消的过程，治疗以维持阳长主。当阳长过度，阳热亢盛，治疗宜疏肝清解，用山栀、牡丹皮、柴胡、黄芩、黄连、金银花等；当阳长不足，阳虚继而阴虚，当阴中求阳，选用丹参、茯苓、川续断、紫石英、五灵脂、绿萼梅等。②行经期是重阳转阴之时，治疗以调经为主，轻用活血化瘀法使排经顺利，药用五灵脂、艾叶、丹参、当归、川芎、制香附等。③经间期补肾活血，药选丹参、赤芍、泽兰、茺蔚子、红花、香附。偏于阴虚者，加熟地黄、枸杞子；偏于阳虚加川续断、菟丝子。④经后期是一个阴长阳消的过程，治疗以滋阴养血为主，药用女贞子、墨旱莲、桑寄生、生地黄、淮山药、知母、黄柏、牡丹皮。

（六）零金碎玉

陈力教授认为在痤疮的病理过程中"热""毒""痰""瘀"起主要作用，其中"心热"为标，"肾虚"为本。"热毒"始终贯穿本病始终，随着"热毒"入侵，由表入里，由经入络，病情逐渐加重。病初以粉刺、红丘疹为主，继而生脓疱，最终热毒阻滞经络，生瘀生痰，热痰瘀结而致囊肿结节。所以，在痤疮治疗的各个阶段除了按传统证型辨证，还要围绕"热""毒""痰""瘀"进行辨证治疗。

（七）专病专方

复方葛橘汤

组成：橘叶 10g，葛根 10g，覆盆子 10g，补骨脂 10g，白花蛇舌草 15g，制大黄 10g。

主治：痤疮发生于面、头皮、胸背，皮损为白头粉刺、黑头粉刺、炎性丘疹、脓疱，皮肤油腻，自觉皮损处疼痛瘙痒。

加减：脓疱较多者加金银花、蒲公英、野菊花；夹杂结节、囊肿者，则加皂角刺、三棱、莪术。瘙痒明显者，可加连翘、荆芥、防风、蝉蜕祛风止痒。

（八）问诊路径

（1）一般情况：患者性别、年龄、生活环境、工作环境、病程长短、治疗经过、内科疾病史等。

（2）皮损局部症状：问皮损状态，皮损数量及分布部位，有无瘙痒疼痛等自觉症状，有无加重或缓解因素，如季节、作息、日晒、化妆等。

（3）全身症状：饮食、睡眠、二便、情绪等有无异常，有无其他不适，对于女性患者应加问月经史，以及月经周期与皮损变化是否存在关联。

第十四节　玫瑰痤疮

（一）疾病认识

玫瑰痤疮是一种好发于面部中央，常累及血管、毛囊皮脂腺的慢性炎症性皮肤病，临床表现为面部阵发性潮红、红斑、毛细血管扩张，或伴有丘疹、脓疱、灼热、刺痛等。好发于中青年女性，属于难治性皮肤病之一，严重影响患者社交及生活。

西医学根据临床表现将其分为红斑毛细血管扩张型、丘疹脓疱型、肥大增生型、眼型4型。该病病因尚未完全阐明，目前认为与遗传、免疫、神经血管、紫外线、微生物相关，但易受日晒、热饮、情绪等刺激诱发，使病情反复，难以治愈。抗生素是玫瑰痤疮丘疹脓疱的一线治疗药物，可选择口服四环素（米诺环素、多西环素）用于炎症性红斑、丘疹，以及脓疱型、病情较重的眼型玫瑰痤疮患者，育龄期女性可选择克拉霉素、阿奇霉素和甲硝唑替代；异维A酸是增生肥大型患者的首选，面部阵发性潮红、自觉瘙痒者可考虑口服羟氯喹、β受体阻滞剂及抗焦虑类药物等。目前认为丘疹脓疱型患者的一线外用药是1%伊维菌素乳膏，15%壬二酸，0.75%甲硝唑凝胶、乳膏或洗液，或1%甲硝唑乳膏或凝胶，持续性红斑则可选择0.33%溴莫尼定凝胶和1%羟甲唑啉乳膏，轻中度眼型患者的一线用药是局部单纯或联合外用阿奇霉素或钙调磷酸酶抑制剂。

玫瑰痤疮属中医学"酒渣鼻"范畴，又称"鼻赤""肺风酒刺"等。《素问·热论篇》曰："脾热病者，鼻先赤。"认为脾经蕴热为其病机。《景岳全书》曰："肺经素多风热，色为红黑，而生皶疿者，亦有之。"提出了肺经风热所致。《医宗金鉴·酒渣鼻》曰："此证生于鼻准头及鼻两边，由胃火熏肺。"提出肺胃热盛致病。古代医家认为此病病位在肝、肺、脾、胃，病机与肺经风热、脾经蕴热和肺胃热盛有关。现代医家认为此病因素体阳热偏盛，饮食肥甘厚味，肺胃湿热上熏头面，加之情绪压力，肝郁化火，致湿热、痰瘀阻滞经脉，郁于肌肤而发病。

（二）辨证思路

流派医家闵仲生教授根据临床经验总结，除传统脏腑辨证的肺经风热、脾经蕴热和肺胃热盛外，心火亦为本病的重要发病因素之一。《素问·至真要大论篇》曰："诸痛痒疮，皆属于心。"《外科启玄》云："诸痛痒疮皆属心火，盖火之为物，能消烁万物，残败百端故也。"管汾教授提出应先辨别在"热"或在"瘀"，治疗时根据病情有所侧重。闵教授又在此基础上提出"因热致瘀"。故本病的治疗，以清肺胃积热为根本，配以清心之法，再根据患者的不同情况"辨症论治"。

近年来中医药辨证论治玫瑰痤疮多从脏腑或气血津液的角度出发。

（1）从脏腑论治

①从肺或肺胃论治：多见于红斑毛细血管扩张型和丘疹脓疱型玫瑰痤疮，多用枇杷清肺饮、凉血清肺散、清肺除湿汤、三黄泻心汤加减。

②从脾或脾胃论治：多见于丘疹脓疱型玫瑰痤疮，多用黄连解毒汤、除湿胃苓汤、芩连平胃散、甘露消毒丹。

③从肝论治：玫瑰痤疮多因现代生活情绪、压力等，致肝郁化火，上熏面部而致。多用丹栀逍遥散、柴胡疏肝散、四逆散、化肝煎。

④从肾论治：面部灼热，但畏寒肢冷、小便清长、大便溏、可用潜阳封髓丹加味。

（2）从气血津液辨治

①从血热血瘀论治：血分有热，火热之邪迫血妄行，血溢脉外而成瘀血，治疗多选用凉血五花汤、皮炎汤、凉血四物汤、桂枝茯苓丸加减。

②从痰瘀互结论治：久病气机郁滞，气滞则血瘀，此型多见于鼻赘型玫瑰痤疮，常用桃红四物汤、通窍活血汤、大黄䗪虫丸加减。

③从气阴两虚或阴虚内热论治：多因不当生活作息伤及阴液所致，可用二黄二子汤、玄麦二至丸、凉血消风散等。

（三）治疗方案

（1）肺胃蕴热证：外感风热毒邪，肺为娇脏，故先受之，肺经热盛，风热上扰，或因饮食失节，嗜食肥甘厚腻，脾胃升降失和，湿热蕴结中焦，熏蒸头面，致使皮肤油腻，而外发于肌肤。

症状：多数首发于面颊部，多表现为双面颊部阵发性潮红，可因情绪、温度及日晒等加重，逐渐出现持续性红斑或毛细血管扩张，部分患者可出现不同程度水肿。

治法：清泄肺胃积热。

处方：枇杷清肺饮加减。

加减：若患者面部水肿明显，当从脾论治，加苍术、厚朴燥湿，薏苡仁、茯苓健脾，同时予冬瓜皮、车前草利水，水去而不伤正。

分析：本证相当于红斑毛细血管扩张型玫瑰痤疮。

（2）热毒蕴肤证：肺胃积热日久，热毒炽盛，上炎于头目。

症状：逐步出现丘疹、脓疱，或红斑、丘疹、脓疱，小便黄，大便干结。

治法：清热解毒。

处方：五味消毒饮或黄连解毒汤加减。

加减：若遇瘙痒剧烈者，可加蝉蜕、白僵蚕等疏风止痒。

分析：本证相当于丘疹脓疱型玫瑰痤疮。

（3）痰瘀互结证：久病气机郁滞，气滞则血瘀，同时水谷精微输布失调，聚液成痰，痰瘀互结而致。

症状：多见于鼻部或口周，在红斑或毛细血管扩张的基础上，随着皮脂腺的增大，可逐步出现纤维化，表现为皮损浸润肥厚，暗红或紫红色，逐渐形成鼻赘。

治法：清热凉血，活血祛瘀。

处方：通窍活血汤、凉血四物汤或桃红四物汤加减。

加减：遇浸润肥厚者，可加丹参、川芎、八月札等活血散结。

分析：本证相当于肥大增生型玫瑰痤疮。

（四）案例分析

闵仲生医案

刘某，女，14岁，2016年7月25日初诊。

主诉：面部红斑、瘙痒半月，加重2日。

现病史：患者半月前因使用网购面膜出现面部潮红，轻度水肿，伴瘙痒，夜间尤甚，随后停止使用面膜，并冷敷治疗，症状未见明显缓解。近两天颜面部水肿加重，遂至我科门诊就治。

刻下症：患者面部中央潮红，自觉有灼热感，轻度脱屑，鼻周、颧部可见明显毛细血管扩张，鼻周、下颌部散在丘疹、脓疱，面部水肿，食纳尚可，夜寐欠安，大便偏干，小便正常。舌红、苔黄腻，脉弦数。

辅助检查：皮肤镜检查示毛囊虫（+）。

西医诊断：玫瑰痤疮。

中医诊断：酒渣鼻（肺胃蕴热证）。

辨证：患者目前为红斑、瘙痒所苦，皆属热，水肿、丘疹、脓疱应从脾胃论治，脾胃升降失和，湿浊中阻，熏蒸头面而外发于肌肤，致使皮肤油腻，故辨证属"肺胃蕴热证"，舌脉皆为佐证。

治法：清泄肺胃积热。

处方：青蒿12g　　知母10g　　生石膏（先煎）15g　　淡竹叶10g
　　　　薏苡仁30g　　茯苓15g　　苍术10g　　　　　　厚朴6g
　　　　冬瓜皮20g　　车前草15g　　生地黄10g　　　　黄芩10g
　　　　苦参10g　　　白僵蚕10g　　蝉蜕6g　　　　　　生甘草6g

共7剂，每日1剂，早晚水煎服。

二诊：患者颜面部水肿明显消退，脱屑减少，瘙痒、灼热感较前减轻，面部潮红、毛细血管扩张未见明显变化，舌红、苔黄腻，脉浮数。予原方去冬瓜皮、大腹皮，加茵陈10g、白茅根30g。共14剂，每日1剂，早晚水煎服。

三诊：患者面部潮红明显改善，鼻周、颧部毛细血管扩张明显消退，偶有瘙痒，余无明显不适。舌红、苔薄黄，脉弦数。予上方14剂继服。

四诊：患者面部红斑消退，鼻周少许毛细血管扩张，余无明显不适，基本治愈。

（五）临证经验

闵教授指出，玫瑰痤疮的日常调护十分重要，饮食宜清淡，忌辛辣烟酒，少饮浓茶、咖啡，多食水果蔬菜，保持大便通畅；避免局部过热、过冷及剧烈的情绪波动等可能引起面部潮红的因素；生活有规律，劳逸结合，避免长时间的日光照射；避免接触有刺激性的物质，如收敛剂、腐蚀剂；应做玫瑰痤疮诱发物日记，记录可能的诱因，以便日后避免接触诱发物；放松心情，进行适当的心理调适，有研究显示，玫瑰痤疮严重影响患者生活质量，并对患者心理造成很大影响，易导致抑郁，故及早开展心理疏导十分必要。

（六）零金碎玉

本病除影响美观外，还常与胃肠道疾病、抑郁症、心血管疾病、偏头痛及自身免疫性疾病等并见。有研究表明，幽门螺杆菌也是导致玫瑰痤疮发病的重要因素之一，玫瑰痤疮可能是幽门螺杆菌感染的肠道外症状，因此纠正胃肠功能障碍对此类患者至关重要，正确的调护可使本病的治疗达到事半功倍的效果。根据闵教授临床经验，以中药治疗具有很好的疗效，在临床诊治时需根据患者病情选择最适方案，从而将疗效最大化，充分发挥出中医药的优势。

（七）专病专方

闵仲生教授治疗胃肠湿热型玫瑰痤疮验方：青蒿12g，知母10g，生石膏（先煎）15g，淡竹叶10g，薏苡仁30g，茯苓15g，苍术10g，厚朴6g，地黄10g，车前草15g。

该方由青蒿鳖甲汤化裁而来，重视脾胃湿热在本病病因病机中的作用，以清泄肺胃积热为主，兼顾滋阴健脾利湿，症见面部潮红、自觉灼热、多发丘疹及脓疱、面部水肿、夜寐欠安、大便偏干、舌红苔黄腻、脉弦数滑等。

（八）问诊路径

玫瑰痤疮的问诊主要包括问病史、问皮损、问自觉症状、问情绪、问饮食、问睡眠、问二便等方面。

（1）问病史：是否曾使用特殊外用药，如类固醇激素软膏，有无化妆品过敏史。

（2）问皮损：有无持续性红斑、脓疱、脱屑等。

（3）问自觉症状：有无阵发性潮红、灼热、瘙痒、蚁行感等。

（4）问情绪：有无情绪易激动或低落，是否有抑郁倾向。

（5）问饮食：是否嗜食辛辣刺激之品。

（6）问睡眠：有无失眠多梦，或难以入睡、易醒等。

（7）问二便：有无大便干结、小便黄赤等。